Börner/Moll
Voller Energie statt
chronisch erschöpft

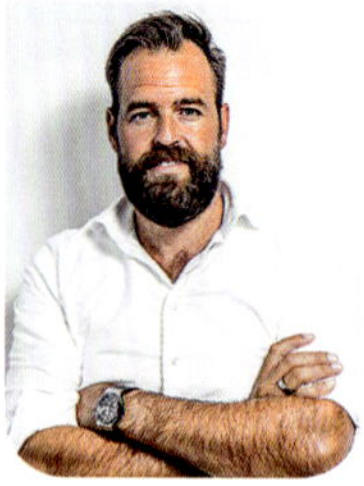 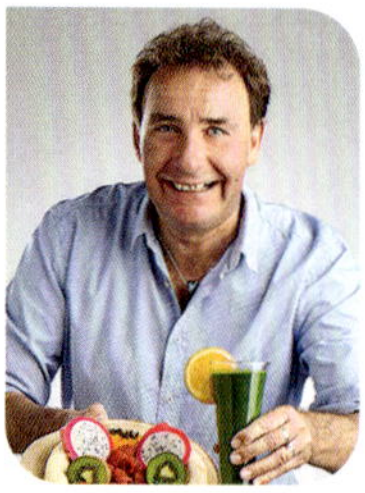

Benjamin Börner ist studierter Heilpraktiker und Osteopath, Experte für biologische Medizin sowie Spezialist für Zellregeneration und Entgiftungsverfahren. Seinen persönlichen Zugang zur Alternativmedizin fand er bereits in jungen Jahren: Auf dem Weg, professionell Tennis zu spielen, kam eine schwere Erkrankung dazwischen, die durch eine akute Schwermetall-Vergiftung ausgelöst wurde. Durch viele Fort- und Ausbildungen, z.B. in bioenergetischer Funktionsdiagnostik, Metallentgiftung und Mitochondrienmedizin, verfeinert und aktualisiert er fortlaufend sein Wissen. Zusammen mit seiner Ehefrau Ines betreibt er als Inhaber und medizinischer Leiter seit 2009 in Tübingen eines der führenden und größten Zentren für integrative Medizin (»Börner Lebenswerk«). Hier hat er im Laufe der Jahre vielen tausenden Patienten zu einem gesünderen, vitaleren und besseren Leben verhelfen können.

Ralf Moll ist Ernährungswissenschaftler und ausgewiesener Fastenexperte. Nach seinem Studium sammelte er Erfahrungen in einer Fachklinik in Villingen, bevor er sich 1996 mit seinem eigenen Fastenzentrum Birkhalde in Sulz am Neckar im Schwarzwald selbstständig machte. Er ist Begründer des Typ-Fastens, des typgerechten Intervallfastens und des Onlinefastens. Sein profundes Wissen gibt er auf bundesweiten Erlebnisvorträgen und beim Fastenwandern im Schwarzwald, in der Toskana und auf La Palma weiter. Im Rahmen seiner Fastenseminare hat er mittlerweile vielen tausenden Teilnehmern geholfen, zu regenerieren, Gewicht zu verlieren und fitter und energiegeladener zu leben.

Benjamin Börner
Ralf Moll

Voller Energie statt chronisch erschöpft

Das 5-Wochen-Programm: Ernährung, Entgiftung, Entspannung

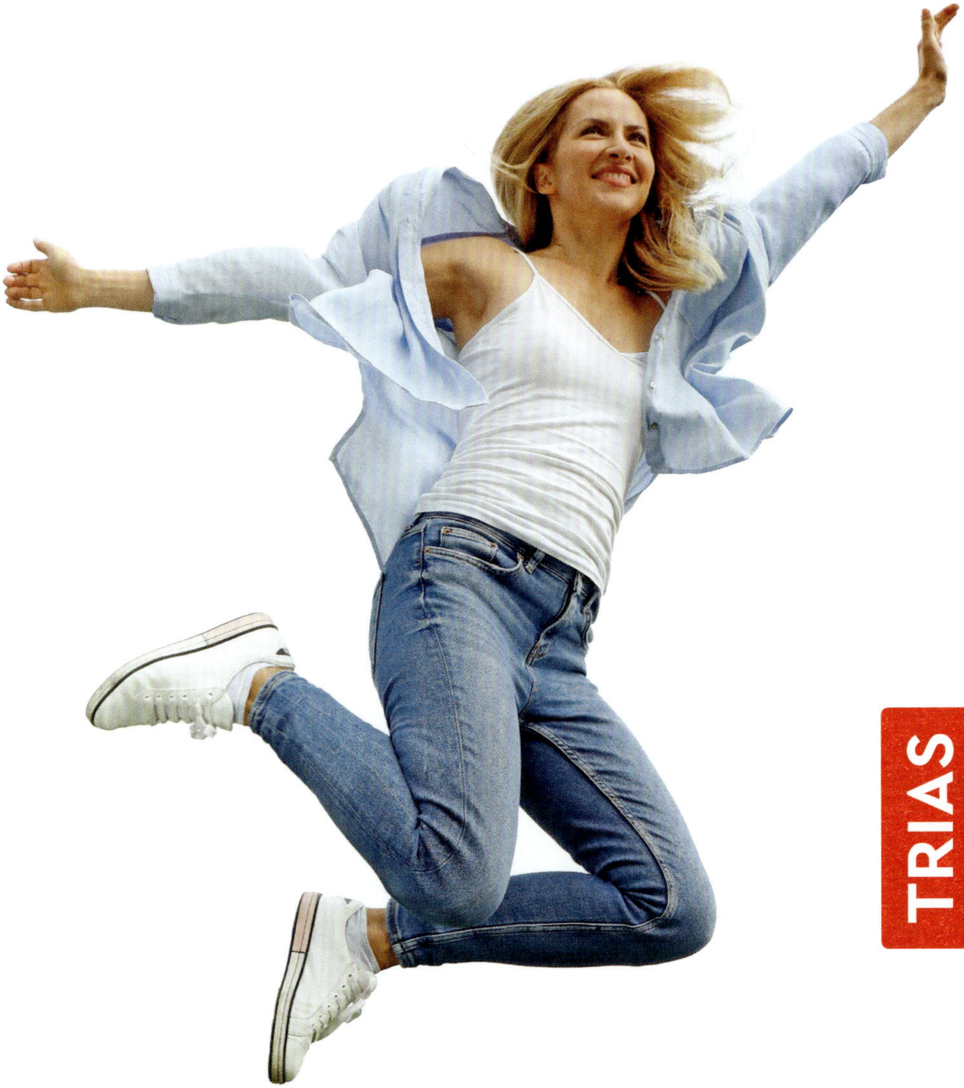

TRIAS

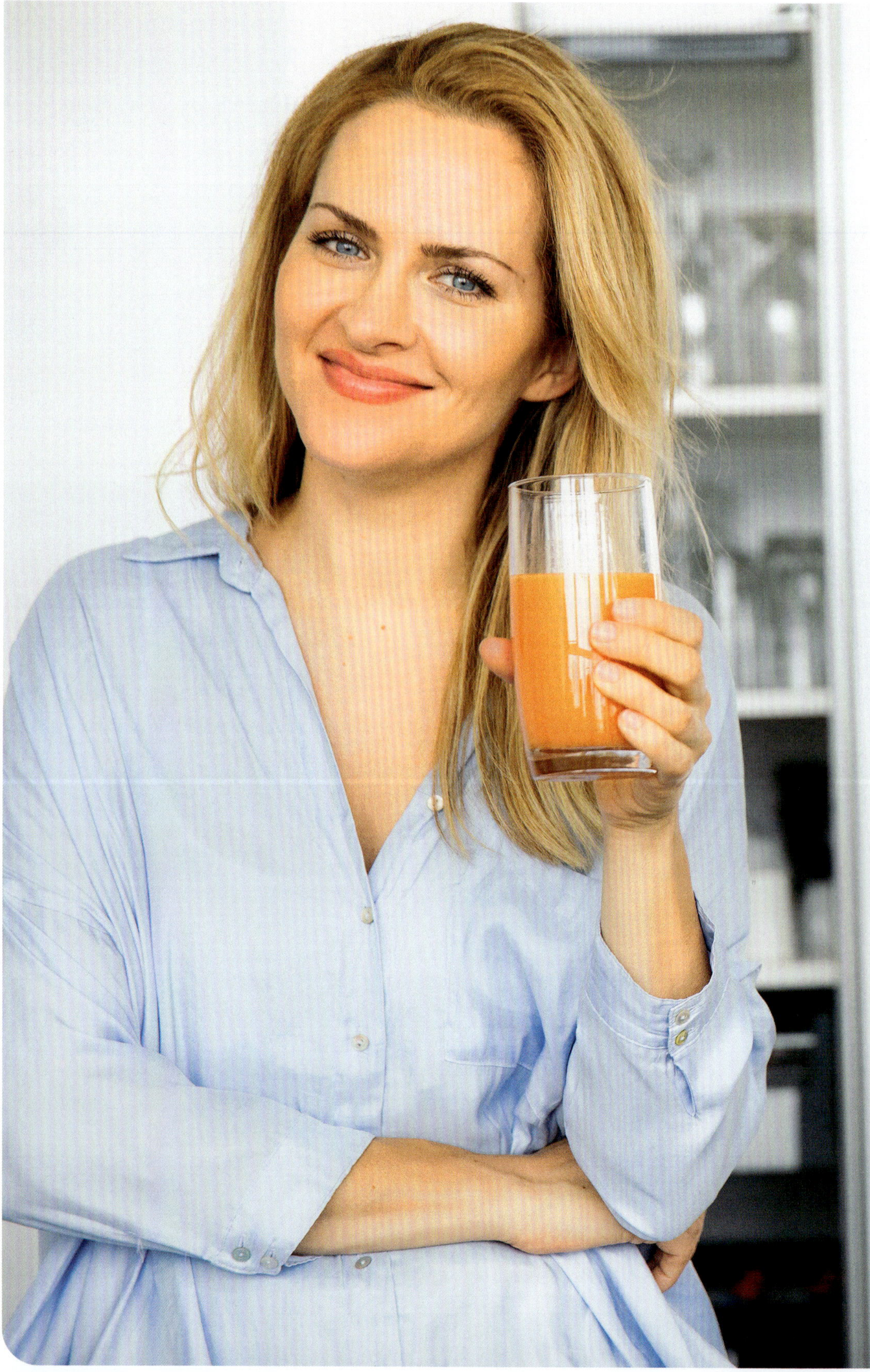

9 Energie – einmal rundum betrachtet

10 Erschöpft? Ursachen finden, neue Kräfte wecken

22 Kraftwerk Zelle – die Quelle unserer Energie

28 Symptome des gestörten Energiehaushalts

32 Die richtige Ernährung – Futter für die Zellen

50 Energieräuber erkennen und beheben

79 Das Programm: Neustart in 5 Wochen

80 Woche 1: Die Fastenwoche

88 Woche 2: Die Powerfood-Woche

104 Woche 3: Die Antistress-Woche

112 Woche 4: Die Entgiftungswoche

118 Woche 5: Die Glückswoche

125 Die Rezepte: Energie direkt aus der Küche

126 Frühstück – volle Power für den Tag

138 Mittagessen – schnelle Pflanzenpower

152 Abendessen – satt mit Basenkost

160 Hilfe aus der Naturheilkunde

Exkurse

16 Selbsttest: Wo liegt mein persönliches Risiko?

38 Von Food-Helden und Food-Bösewichten

48 Präbiotika und Probiotika: Gutes für den Darm

94 Süßes, Blutzucker und Insulin

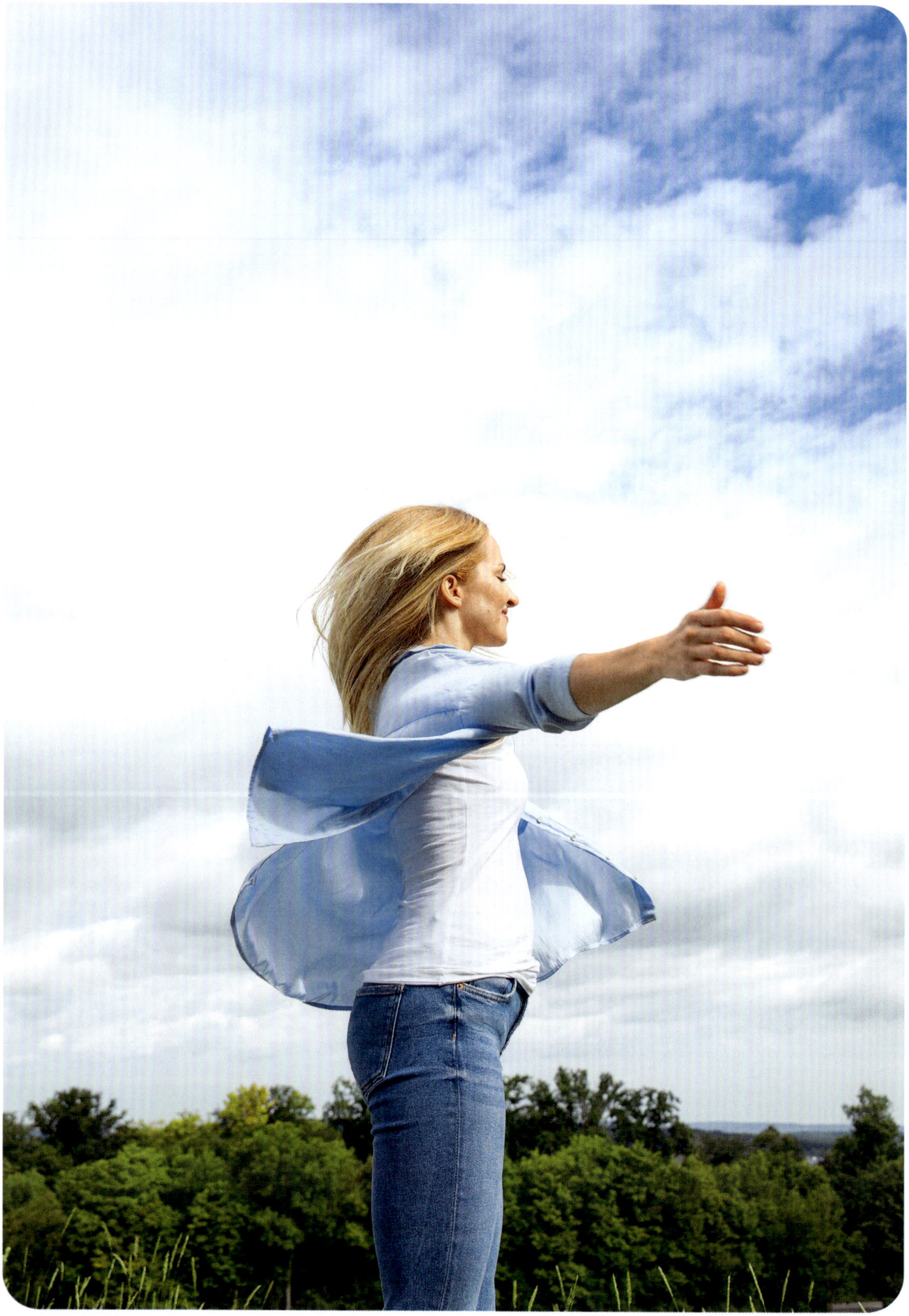

Unsere Energie-Garantie

Bei unserer Arbeit als Heilpraktiker und Fastenleiter begegnen uns immer mehr Menschen, die unter Energielosigkeit und Erschöpfung leiden. Im Rahmen unserer Behandlungen konnten wir aber auch die Erfahrung machen, wie dankbar Menschen sind, die ihre Energiereserven wieder auftanken und ihr Energie-Potenzial wieder voll ausschöpfen können. Sie erleben Glücksgefühle pur!

Mit diesem Buch zeigen wir Ihnen detailliert und ganz praktisch, wie Sie Ihre Energie wiedererlangen und aus dem Erschöpfungszustand herauskommen können. Unser naturheilkundliches Behandlungskonzept umfasst die intensive Reinigung des Körpers, das Aufspüren und Eliminieren von Schadstoffen, die Sanierung des Darms und die Umstellung der Ernährung. Das alles zusammen bewirkt eine Neuausrichtung des gesamten Stoffwechsels. Auf diese Weise werden die Energiekraftwerke in den Körperzellen wieder fit und leistungsfähig gemacht. Denn genau hier, im kleinsten Winkel unseres Stoffwechsels, entstehen Lebenskraft und Vitalität. Zur Förderung der individuellen Selbstregulation können zusätzlich hochwertige biologische Präparate wie Nahrungsergänzungsmittel zum Einsatz kommen.

Wir erläutern die Hintergründe der Energielosigkeit und zeigen natürlich, wie Sie wieder herauskommen – leicht verständlich und basierend auf dem aktuellen Stand der Wissenschaft. Wetten, dass Sie sofort Lust bekommen, loszulegen? Starten Sie jetzt mit unserem 5-Wochen-Programm für zu Hause: mit wertvollen Infos, praktischen Tipps und über 50 köstlichen Energiebooster-Rezepten!

Wir wünschen Ihnen eine spannende Lektüre, viele Erkenntnisse, Spaß bei der Umsetzung und ganz viel neue Energie!

Ralf Moll und Benjamin Börner

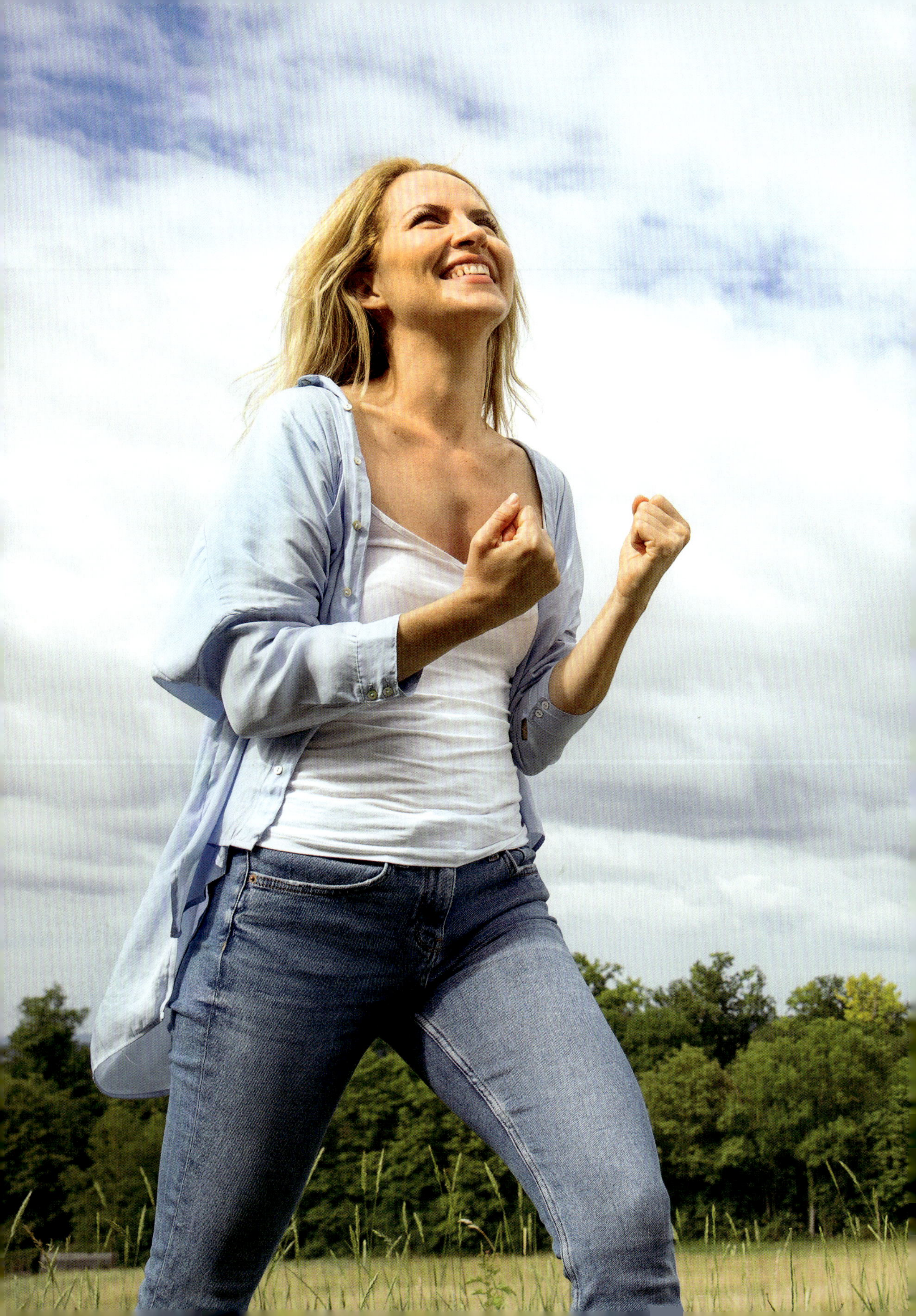

Energie – einmal rundum betrachtet

Erfahren Sie alles Wichtige über den Energiestoffwechsel, die Ursachen und Symptome Ihrer Energielosigkeit und die besten Strategien für mehr Power und Wohlbefinden.

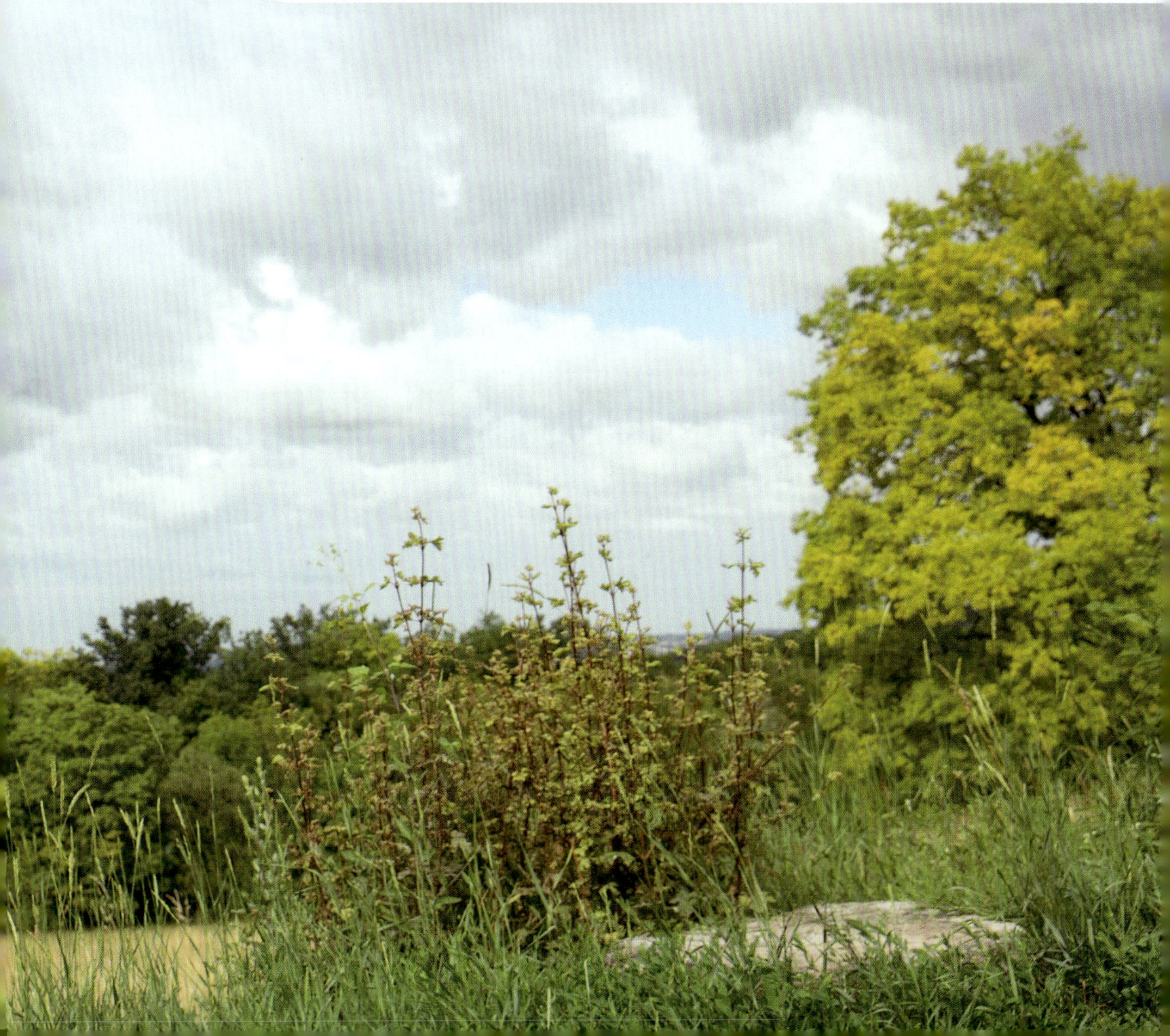

Erschöpft? Ursachen finden, neue Kräfte wecken

Viele Menschen leiden unter chronischer Erschöpfung, Energiemangel und Antriebslosigkeit – ein Zustand, der nicht normal ist. Man kann etwas dagegen tun.

Sicher kennen Sie das auch: Man fühlt sich müde und erschöpft, obwohl man genug geschlafen hat. Immer wieder zwickt der Rücken, Kopfschmerzen und Konzentrationsstörungen, Stimmungsschwankungen bis hin zu Niedergeschlagenheit sind ständige Begleiter geworden. Bei vielen kommen Gewichtsprobleme dazu. Fakt ist jedenfalls: Statt die Aufgaben des Alltags mit Lust und guter Laune in Angriff zu nehmen, schafft man es so gerade eben, sich durch den Tag zu schleppen. Es plagt das typische Gefühl, einfach nicht genug Energie zu haben. Gerne schieben wir es dann auf eine vorübergehende Überforderung, hoffen auf Urlaub oder Veränderungen (»Wenn die Kinder erst aus dem Haus sind ...«). Wir glauben, dass dieser Zustand irgendwie normal ist angesichts unserer modernen Zeit mit andauernder Reizüberflutung, zunehmender Digitalisierung, dem permanenten Wandel und dem immer hektischeren Alltag. Völlig falsch: Chronische Erschöpfung ist nicht normal! Sie ist ein ernstzunehmendes Alarmsignal unseres Körpers. Wahrscheinlich ist schon länger etwas nicht in Ordnung und die Regulationsmechanismen auf zellulärer Ebene sind gestört – mit dem Ergebnis, dass aus dem Kraftpaket Mensch ein schlappes Bündel geworden ist.

Erschöpfung ist kein Normalzustand

Normal und gesund ist, wenn wir unsere alltäglichen Aufgaben mit Freude und voller Tatendrang erledigen, wenn wir uns energiegeladen und belastbar fühlen. Normal ist auch, dass wir nach einem anstrengenden Tag in einen durchgehenden, erholsamen Schlaf fallen und am Morgen frisch und ausgeruht aufwachen. Chronische Erschöpfung hingegen signalisiert, dass etwas aus dem Ruder gelaufen ist. Wir tun gut daran, diesem Problem unverzüglich auf den Grund zu gehen. Einer chronischen Erschöpfungssymptomatik liegt in der Regel ein ganzes Bündel von Belastungen zu Grunde. Deshalb sollte eine Behandlung ebenso vielschichtig und auf allen Ebenen erfolgen, um Wirkung zu zeigen und die Energie wieder zum Fließen zu bringen. Wir sprechen bei diesem Ansatz vom 360-Grad-Konzept.

360-Grad-Konzept: Das Problem von allen Seiten angehen

In aller Regel gibt es nicht nur eine Therapieform, ein Medikament oder ein Nahrungsergänzungsmittel, das alle Probleme lösen kann und zu einer tiefgreifenden und dauerhaften Veränderung führt. Nur verschiedene Maßnahmen gemeinsam bringen die Energie wieder zum Schwingen – so wie es auch nur das Gesamtorchester schafft und nicht der einzelne Solist mit seinem Instrument. Mit diesem Buch leiten wir Sie an, sich selbst zu behandeln und in den Bereichen, in denen es nötig ist, an speziellen Stellschrauben zu drehen, damit Sie bald wieder Ihr volles Energiepotenzial ausschöpfen können.

Vorsicht Eisberg: Die Gefahr liegt unter der Oberfläche

Denken Sie einmal an einen Eisberg. Bekanntlich ist ja nur ein Bruchteil des riesigen Gebildes sichtbar – nämlich der Teil, der aus dem Wasser ragt. In unserem Fall sind das die uns bekannten Symptome des Erschöpfungssyndroms – wie Müdigkeit, chronische Muskelverspannungen und Kopfschmerzen oder auch wiederkehrende Infektionen der Atemwege, der Harnblase, Hauterkrankungen oder ein Reizdarm. Weitere typische Begleiter sind Schlafstörungen, innere Unruhe, Muskelzucken oder Zittern, Kälte- und Fröstelgefühl, Druck im Kopf und dauerhafte Anzeichen einer leichten, beginnenden Grippe. Doch was spielt sich unter der Oberfläche ab? Hier finden wir den weit größeren Teil, in dem die verborgenen Ursachen unserer Leiden zu finden sind. Und genau hier setzt unser ganzheitliches Rundum-Vorgehen an.

Situationen in der Vergangenheit: Der Körper vergisst nichts

Manche dieser Ursachen des chronischen Erschöpfungszustands können bereits weit zurückliegen. Vielleicht kam es in der Vergangenheit zu einem Schleudertrauma durch einen Unfall. Das kann zu einem dauerhaft instabilen Kopfgelenk, immer wieder aufflammenden Hirnstammentzündungen und verminderter Durchblutung des Kleinhirns führen. Mögliche Langzeitfolgen sind Schwindel, Gangunsicherheit oder Tinnitus. Auch problematische Zahnbehandlungen in der Jugend können langfristige Folgen haben. Bei über 70 Prozent der Patienten führt das Entfernen der Weisheitszähne (wegen angeblichen Platzmangels) zu Störfeldern, die über die Gesichts- und Hirnnerven fortwährend Entzündungen ins Gehirn schicken. Bei anderen Personen liegt die Ursache vielleicht in dauerhaften Belastungen durch Schadstoffe wie Quecksilber aus alten Amalgamfüllungen, Aluminium, Blei, Cadmium oder Arsen. Aber auch bestimmte Impfstoffe und Röntgenkontraststoffe können zu zellulären Funktionseinbußen führen, vor allem im Gehirn und Nervensystem. Auch durch eine unausgewogene, nicht optimale Ernährungsweise kann es zu Entzündungen der Darmschleimhaut und einer Schwächung des Immunsystems kommen. Und nicht zuletzt können mentale Faktoren belastend wirken – wie ein hoher Arbeitsdruck oder unterschwellige Konflikte im Freundes- und Familienkreis.

Unser 360-Grad-Ansatz zielt darauf ab, all diese Belastungen an die Oberfläche zu holen, sie zu ergründen, zu bewerten und anschließend in ein umfassendes Behandlungskonzept zu integrieren. Wir befassen uns mit sämtlichen Altlasten, um den Weg frei zu machen für Reorganisation und Selbstheilung des Körpers. Das Entscheidende ist, den Organismus von allem Hemmenden zu befreien und Mängel zu beheben. Mit dem medizinischen, fachübergreifenden Hintergrundwissen dieses Buches und etwas Forschergeist können Sie unter die Wasseroberfläche tauchen und für sich selbst neue Wege beschreiten und Ihre Stärke und Lebensfreude zurückgewinnen.

Anna B.

Kopfschmerzen in der 360-Grad-Therapie

» *Anna B., 43, Vorstandsassistentin, kommt in die Praxis von Benjamin Börner. Sie klagt über chronische Kopfschmerzen, die sie als dumpfen Druck beschreibt, der vom Nacken her aufsteigt und sich zu einem pochenden Schmerz an den Schläfen und hinter den Augen steigert. Außerdem fühlt sie sich wie vernebelt. Sämtliche Schmerzmittel wie Paracetamol, Diclofenac und Ibuprofen bewirken inzwischen keine ausreichende Linderung mehr. Ihr Hausarzt verschreibt eine Kombination aus Fangopackungen und Physiotherapie mit Manueller Therapie, was nur zu einer kurzfristigen Besserung führt. Sie liebt ihren Job, der jedoch mit einer hohen Arbeitsbelastung einhergeht und häufig zu Überstunden und Wochenendarbeit führt.*

Die Diagnose:
Die eingehende Untersuchung ergibt tiefsitzende Muskelverspannungen im Schulter- und Nackenbereich, ausgelöst durch die Kombination einer überwiegend sitzenden Tätigkeit mit hohem Bildschirmanteil und hoher Arbeitsbelastung. Chronischer Stress führt über die Aktivierung der Hypothalamus-Hypophysen-Nebennierenrinden-Achse zur vermehrten Freisetzung des Stresshormons Cortisol.

Die Therapie:
In einer osteopathischen Sitzung löst Benjamin Börner die Blockaden des oberen Kopfgelenks und bearbeitet Kiefergelenk und Halsfaszien. Das führt zur Entspannung des gesamten Organismus. Der Nervus vagus wird wieder funktionsfähig und der Cortisolüberschuss kann sich auf ein normales Niveau einpendeln. Noch während der Sitzung verschwinden Kopfschmerzen und Benommenheit. Als Sofortmaßnahmen soll Anna B. zwei bis drei Bewegungseinheiten von jeweils 45 Minuten pro Woche absolvieren, möglichst an der frischen Luft. Empfohlen werden Waldspaziergänge mit schnellerem Tempo, um den Muskelstoffwechsel anzuregen. Zur Entgiftung trinkt Anna B. mindestens zwei Liter stilles Mineralwasser. Darüber hinaus geht sie zwei Mal pro Woche in die Sauna. Die Ernäh-

rung wird auf pflanzenbasierte mineralstoffreiche, basische Kost umgestellt. Um innerlich zur Ruhe zu kommen, haben sich Meditation, Yoga, Tai-Chi und Qigong bewährt. Gegen den chronischen Stress verordnet der Heilpraktiker Anna B. ein Nahrungsergänzungsmittel mit 5-HTP (eine Vorstufe von Serotonin und Gegenspieler des Stresshormons Cortisol) sowie Magnesium in einer abendlichen Gabe von 600 mg und Phosphatidylcholin zur Wiederherstellung der Hirnzell-Membranen. Da aufgrund des chronischen Überschusses an Stresshormonen eine Entzündung des Darms wahrscheinlich ist, soll Anna B. zwei bis drei Monate zusätzlich eine Darmtherapie mit Prä- und Probiotika, Omega-3-Fettsäuren und einem Vitamin-Mineralstoff-Komplexmittel durchführen.

Die osteopathische Behandlung hilft der Patientin unmittelbar und nach zwei Wochen mit unterschiedlichen Behandlungsmaßnahmen fühlt sich Anna B. wieder leistungsfähiger und gelassener.

Bei der Nachuntersuchung stellt sich heraus, dass alle körperlichen Parameter wieder in der Norm sind und sich die Patientin wieder vollständig vital und belastbar fühlt.

Der Ursachen-Kreis des 360-Grad-Konzeptes

Welche Ursachen haben die typischen Erschöpfungssymptome und wie kann ich diese Belastungen dauerhaft beheben? Im Folgenden werden die zwölf häufigsten Faktoren (typische Problemfelder) vorgestellt, aus denen alle Erschöpfungszustände resultieren. Bei den meisten Menschen liegen die Belastungsschwerpunkte in einem Kreissegment, weitere Faktoren aus den anderen Bereichen können jedoch erschwerend hinzukommen. Je genauer man die Ursachen kennt, desto gezielter kann man dagegen angehen.

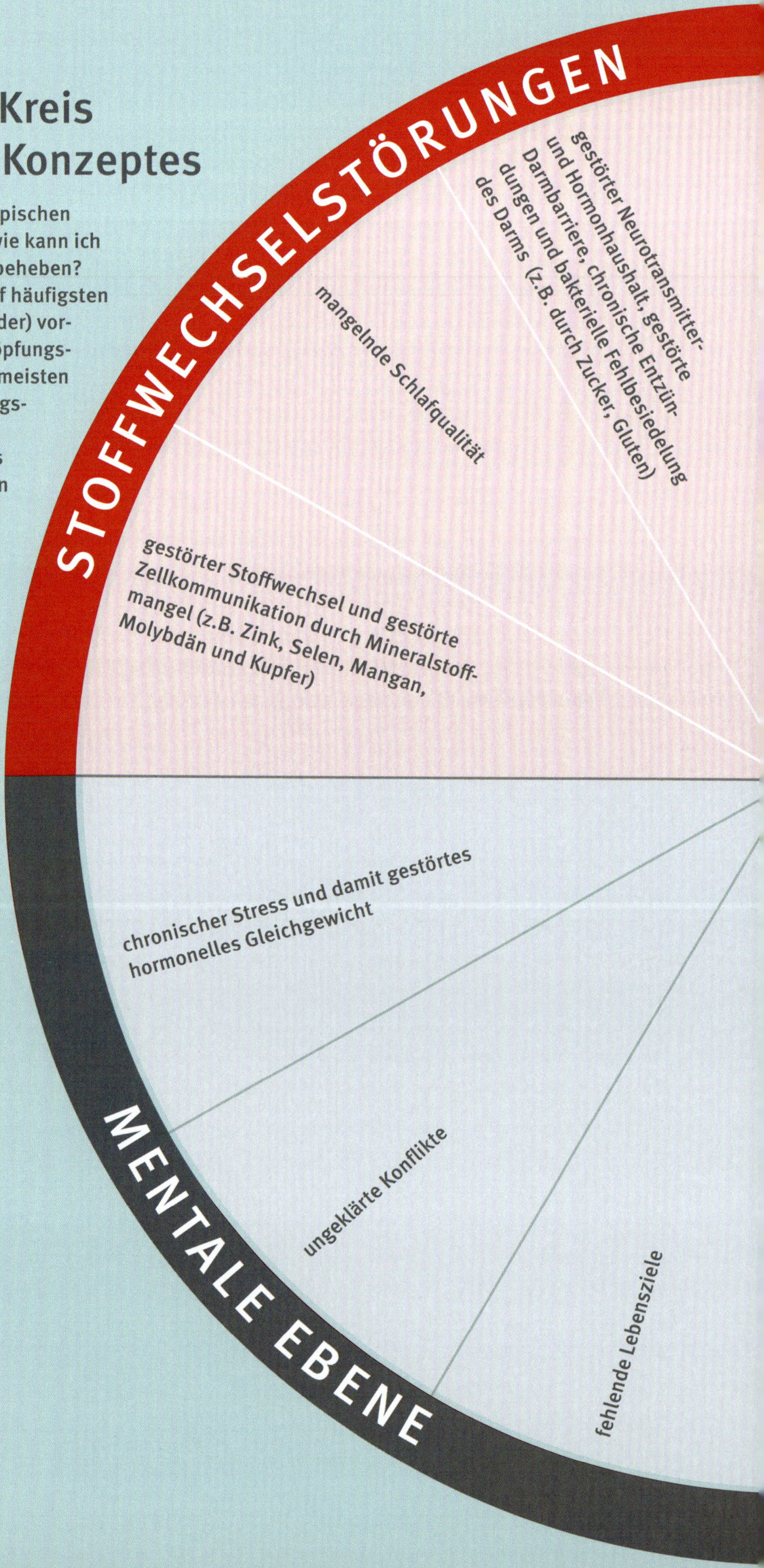

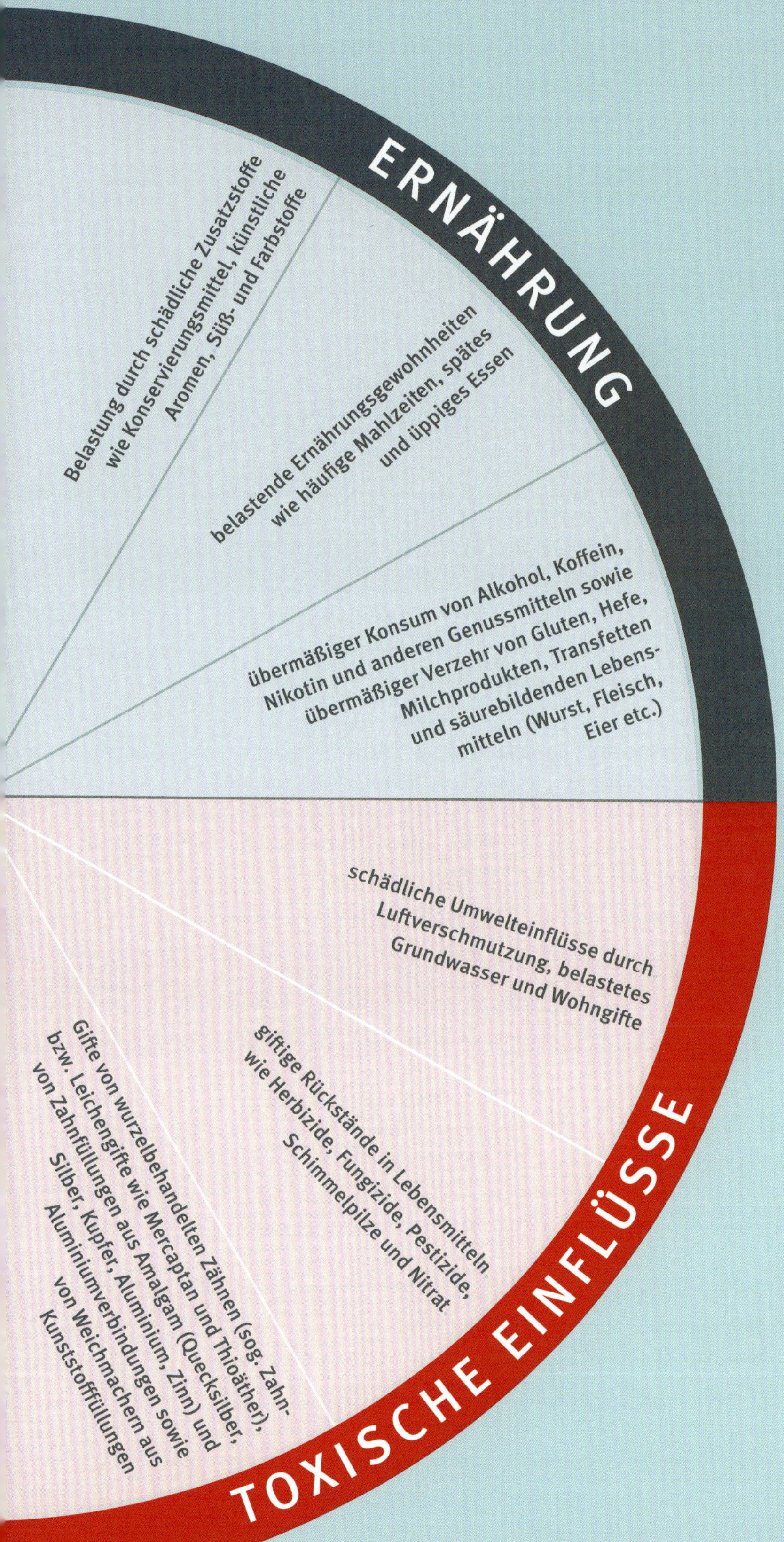
ERNÄHRUNG
Belastung durch schädliche Zusatzstoffe
wie Konservierungsmittel, künstliche
Aromen, Süß- und Farbstoffe
belastende Ernährungsgewohnheiten
wie häufige Mahlzeiten, spätes
und üppiges Essen
übermäßiger Konsum von Alkohol, Koffein,
Nikotin und anderen Genussmitteln sowie
übermäßiger Verzehr von Gluten, Hefe,
Milchprodukten, Transfetten
und säurebildenden Lebens-
mitteln (Wurst, Fleisch,
Eier etc.)
TOXISCHE EINFLÜSSE
schädliche Umwelteinflüsse durch
Luftverschmutzung, belastetes
Grundwasser und Wohngifte
giftige Rückstände in Lebensmitteln
wie Herbizide, Fungizide, Pestizide,
Schimmelpilze und Nitrat
Gifte von wurzelbehandelten Zähnen (sog. Zahn-
bzw. Leichengifte wie Mercaptan und Thioäther),
von Zahnfüllungen aus Amalgam (Quecksilber,
Silber, Kupfer, Aluminium, Zinn) und
Aluminiumverbindungen sowie
von Weichmachern aus
Kunststofffüllungen

Selbsttest: Wo liegt mein persönliches Risiko?

Sie leiden unter typischen Erschöpfungssymptomen und möchten genauer erfahren, wo die Gründe liegen könnten? Finden Sie es ganz einfach und schnell heraus!

Dieser Test baut auf unserem Ursachenkreis auf. Durch die Beantwortung der zwanzig Fragen wird klar, in welchem Kreissegment Ihre größten Belastungen liegen und was Sie selbst tun können, um gezielt gegenzusteuern. Im Kapitel »Energieräuber erkennen und beheben« (Seite 50) werden die größten Krankmacher noch genauer beleuchtet.

Wie zutreffend sind die folgenden Aussagen?

Toxische Einflüsse

Ich lebe in einer Großstadt und/oder an einer vielbefahrenen Straße.

- ☐ Trifft zu
- ☐ Trifft zum Teil zu
- ☐ Trifft nicht zu

In meinem Gebiss befinden sich wurzelbehandelte Zähne und/oder Amalgam- und Goldfüllungen.

- ☐ Trifft zu
- ☐ Trifft zum Teil zu
- ☐ Trifft nicht zu

Ich bin Raucher.

- ☐ Trifft zu
- ☐ Trifft zum Teil zu
- ☐ Trifft nicht zu

Ich trinke regelmäßig alkoholische Getränke.

- ☐ Trifft zu
- ☐ Trifft zum Teil zu
- ☐ Trifft nicht zu

Ich nehme regelmäßig Schmerzmittel, Magensäureblocker, Cholesterinsenker oder Medikamente gegen Bluthochdruck.

- ☐ Trifft zu
- ☐ Trifft zum Teil zu
- ☐ Trifft nicht zu

Ernährung

Ich esse häufig Fertiggerichte wie bspw. Tiefkühlpizza.

- ☐ Trifft zu
- ☐ Trifft zum Teil zu
- ☐ Trifft nicht zu

Ich komme häufig erst am Abend dazu, eine ausgiebige Mahlzeit zu mir zu nehmen.
- ☐ Trifft zu
- ☐ Trifft zum Teil zu
- ☐ Trifft nicht zu

Ich kaufe vorwiegend Lebensmittel aus konventioneller Erzeugung (nicht bio).
- ☐ Trifft zu
- ☐ Trifft zum Teil zu
- ☐ Trifft nicht zu

Ich esse zwischendurch häufig mal etwas Süßes, wie Gummibären, Kekse, Kuchen, Schokolade und Eis.
- ☐ Trifft zu
- ☐ Trifft zum Teil zu
- ☐ Trifft nicht zu

Fleisch und Wurstwaren gehören für mich zu meiner alltäglichen Ernährung dazu.
- ☐ Trifft zu
- ☐ Trifft zum Teil zu
- ☐ Trifft nicht zu

Stoffwechselstörungen

Ich fühle mich häufig ausgepowert und müde.
- ☐ Trifft zu
- ☐ Trifft zum Teil zu
- ☐ Trifft nicht zu

Ich würde gern regelmäßig Sport treiben, schaffe es aber nicht.
- ☐ Trifft zu
- ☐ Trifft zum Teil zu
- ☐ Trifft nicht zu

Ich leide unter einer Allergie und/oder an einer Autoimmunerkrankung.
- ☐ Trifft zu
- ☐ Trifft zum Teil zu
- ☐ Trifft nicht zu

Ich leide unter Schlafstörungen und/oder fühle mich morgens oft wie gerädert.
- ☐ Trifft zu
- ☐ Trifft zum Teil zu
- ☐ Trifft nicht zu

Ich leide regelmäßig unter Verstopfung oder Durchfall oder unregelmäßigem Stuhlgang.
- ☐ Trifft zu
- ☐ Trifft zum Teil zu
- ☐ Trifft nicht zu

Mentale Ebene

In meinem privaten und/oder beruflichen Umfeld herrscht ein hohes Stresslevel.
- ☐ Trifft zu
- ☐ Trifft zum Teil zu
- ☐ Trifft nicht zu

In meinem privaten und/oder beruflichen Umfeld belasten mich ungeklärte Konflikte.
- ☐ Trifft zu
- ☐ Trifft zum Teil zu
- ☐ Trifft nicht zu

Es fällt mir schwer, Ziele für mich zu definieren und diese konsequent zu verfolgen.
- ☐ Trifft zu
- ☐ Trifft zum Teil zu
- ☐ Trifft nicht zu

Ich leide unter Stimmungsschwankungen und/oder Ängsten.
- ☐ Trifft zu
- ☐ Trifft zum Teil zu
- ☐ Trifft nicht zu

Mich belasten traumatische Erlebnisse wie ein Todesfall, Jobverlust oder eine Trennung.
- ☐ Trifft zu
- ☐ Trifft zum Teil zu
- ☐ Trifft nicht zu

Die Auflösung

Für jedes Kreuz bei »Trifft zu« notieren Sie sich bitte zwei Punkte. Für jedes »Trifft zum Teil zu« einen Punkt und für jedes »Trifft nicht zu« null Punkte. Addieren Sie die Werte zunächst getrennt für die vier Kreissegmente. Anschließend addieren Sie alle Werte zu einer Gesamtpunktzahl. In dem Segment, in dem Sie die meisten Punkte gesammelt haben, liegen Ihre Problembereiche. Pro Segment sind maximal zehn Punkte möglich. Sechs und mehr Punkte pro Segment weisen darauf hin, dass eine hohe Belastung vorliegt. In der Auflösung erfahren Sie, welche Maßnahmen Ihnen helfen können, die Belastungen zu reduzieren. Unabhängig von den vier Kreissegmenten gilt: Je höher die Gesamtpunktzahl, desto größer die Gesamtbelastung. Sollten Sie mehr als 20 von 40 möglichen Punkten erzielt haben, leiden Sie unter einer überdurchschnittlichen Belastung.

Das können Sie tun!

Kreissegment: Toxische Einflüsse

Leider sind wir alle heutzutage belastenden Umwelteinflüssen ausgesetzt. Niemand kann sich zu hundert Prozent davor schützen. Doch es gibt Unterschiede. Wer auf dem Land lebt, hat es in der Regel mit einer geringeren Feinstaubbelastung zu tun als ein Großstädter. Auch beim Wohnklima gibt es große Unterschiede: Giftige Ausdünstungen aus Möbeln und Baustoffen, Schimmelsporen oder belastetes Leitungswasser – all das hängt von der individuellen Wohnsituation ab. Hinzu kommen persönliche Risiken wie die regelmäßige Einnahme von Medikamenten oder die individuelle Situation der Zähne als eines der größten Probleme.

- Sorgen Sie für ein Gegengewicht zu den Belastungen durch toxische Stoffe. Stärken Sie Ihr Immunsystem, indem Sie unser 5-Wochen-Programm absolvieren. Sorgen Sie am Wochenende und im Urlaub für Luftveränderung, indem Sie sich in der Natur aufhalten, ans Meer oder in die Berge reisen.
- Sollten Sie den Verdacht hegen, dass Sie (z. B. nach einem Umzug, der Anschaffung neuer Möbel oder Renovierungsarbeiten) durch Wohngifte belastet sind, wenden Sie sich an die Verbraucherzentrale in Ihrer Region. Dort wird man Ihnen spezialisierte Prüfinstitute nennen. Mit Hilfe eines sogenannten Lymphozyten-Transformations-Tests (LTT) kann man genau analysieren, was Ursache der Vergiftung ist.
- Falls Sie wurzelbehandelte Zähne oder Amalgamfüllungen haben, lassen Sie sich Ihr Gebiss sanieren. Besonders bedenklich ist es, wenn darin mehrere Metalle verarbeitet wurden, zum Beispiel Gold und Amalgam. Wählen Sie einen spezialisierten Zahnmediziner und sorgen Sie für die Ausleitung der frei werdenden Gifte (mehr dazu im Kapitel »Energieräuber erkennen und beheben«, Seite 50). Achtung: Alles unter Schutzmaßnahmen mit Kofferdam und Sauerstoffanlage.
- Geben Sie das Rauchen auf. Im Rauch einer Zigarette befinden sich neben dem Nikotin ca. 4800 Chemikalien, davon sind 250 giftig und 90 krebserregend. Dazu zählen Arsen, Benzol, Blei, Cadmium, Formaldehyd und Nitrosamine. Rauchen bedeutet, freiwillig giftige Substanzen zu inhalieren, die sonst nur in Batterien, Rattengift oder Putzmitteln verwendet werden. Eine Auswahl seriöser Anbieter zur Raucherentwöhnung haben das Deutschen Krebsforschungszentrum und die Bundeszentrale für gesundheitliche

Aufklärung zusammengestellt: www.anbieter-raucherberatung.de.
- Vermeiden Sie übermäßigen Konsum von Genussmitteln wie Alkohol, Koffein und Zucker.

Kreissegment: Ernährung

Die gute Nachricht: Auf dieses Kreissegment haben Sie den größten Einfluss. Nutzen Sie die Chance! Welche Lebensmittel Sie einkaufen und konsumieren, liegt einzig in Ihrer Hand. Auch belastende Ernährungsgewohnheiten wie spätes, üppiges Essen sowie den Umgang mit Genussmitteln (Alkohol, Koffein, Nikotin, Zucker) können Sie durch Verhaltensänderungen positiv beeinflussen. Leicht ist das nicht, aber wenn Sie nachvollziehen können, wie viel Sinn das macht, wird es einfacher. Sie können es schaffen!

- Studieren Sie die Zutatenliste auf Lebensmittelverpackungen. Je kürzer die Liste, desto besser! Meiden Sie schädliche Zusatzstoffe wie Konservierungsmittel, künstliche Aromen, Süß- und Farbstoffe.
- Bevorzugen Sie Obst und Gemüse aus ökologischer Erzeugung (bio). Konventionelle Äpfel zum Beispiel werden bis zu 16 Mal gespritzt, bevor sie geerntet werden.
- Meiden Sie Nahrungsmittel bzw. Inhaltsstoffe, die zu chronischen Entzündungen führen können – allen voran Zucker, Gluten, Hefe, Milchprodukte und Transfette.
- Wer sich gesund ernähren möchte, kommt nicht drum herum, frisch zu kochen. Wie leicht das ist, zeigen unsere Rezepte.
- Geben Sie belastende Ernährungsgewohnheiten auf, wie spätes, üppiges Essen.
- Achten Sie auf regelmäßige Esspausen und snacken Sie nicht zwischendurch.
- Reduzieren Sie den Konsum von Fleisch- und Wurstwaren.
- Absolvieren Sie unser 5-Wochen-Programm.

Kreissegment: Stoffwechselstörungen

Ist der Zellstoffwechsel gestört, kommt unser Energiehaushalt aus dem Gleichgewicht. Eine häufige Ursache sind chronische Entzündungen. Ob und bei wem diese auftreten, ist oftmals eine Frage der Stabilität des Darms (empfindliche Darmschleimhaut, durchlässiger Darm). Gezielte Blutanalysen oder mikroökologische Stuhluntersuchungen können Aufschluss geben.

- Führen Sie das 5-Wochen-Programm aus diesem Buch durch (siehe »Das Programm, Seite 79«). So bewirken Sie eine spürbare Regeneration Ihres Zellstoffwechsels. Sobald die Zellleistungsstörungen behoben sind, kommt die Energie zurück.
- Verbessern Sie Ihre Schlafqualität durch regelmäßige Bewegung. Optimal sind drei Ausdauersporteinheiten pro Woche von jeweils 30 bis 45 Minuten, zum Beispiel Radfahren, Joggen, Walken oder Schwimmen. Positiver Nebeneffekt: Schutz vor Herz-Kreislauf-Erkrankungen und ein leistungsfähigeres Immunsystem.
- Unregelmäßiger Stuhlgang und Verdauungsprobleme sind ernstzunehmende Alarmzeichen, denen Sie unbedingt auf den Grund gehen sollten. Eine Stuhlanalyse gibt Aufschluss; sprechen Sie mit Ihrem Arzt.
- Lassen Sie durch gezielte Blutanalysen prüfen, ob bei Ihnen individuelle Nahrungsmittelunverträglichkeiten vorliegen.

Kreissegment: Mentale Ebene

Wie belastbar wir im Alltag sind, hängt nicht nur mit der Ernährung und möglichen Umweltbelastungen zusammen. Unser seelisches Gleichgewicht spielt ebenfalls eine wichtige Rolle. Chronischer Stress, ungeklärte Konflikte, traumatische Erlebnisse und fehlende

Perspektiven gehören zu den Krankmachern auf mentaler Ebene.

- Ein gewisses Maß an Stress ist normal. Wichtig ist, dass ein Ausgleich stattfindet. Auf Phasen starker Anspannung sollte immer auch eine Zeit der Entspannung folgen. Dieses Gleichgewicht wird auch als Work-Life-Balance bezeichnet. Schaffen Sie sich Freiräume, wo immer Sie können.
- Wo Menschen zusammen leben und arbeiten, entstehen Konflikte. Ein klärendes Gespräch im richtigen Moment kann Wunder wirken. Vor allem, solange sich die Fronten nicht verhärtet haben. Ungeklärte Konflikte hingegen vergiften die Atmosphäre und binden Energie, die an anderer Stelle fehlt. Geben Sie sich einen Ruck und thematisieren Sie schwelende Konflikte.
- Perspektivlosigkeit, Unschlüssigkeit und Zweifel sind Energieräuber. Versuchen Sie, klare Ziele zu definieren – sowohl kurzfristig zu erreichende als auch langfristige Lebensziele. Sobald Sie Ihr Denken fokussieren und auf klar definierte Ziele richten, wird genau die Energie frei, die Sie benötigen.
- Wer sein Leben selbst in die Hand nimmt, muss häufig Entscheidungen treffen. Das kostet viel Energie. Gehen Sie Schritt für Schritt vor, um sich nicht zu überfordern.

Und jetzt? Wie geht es weiter?

Nun haben Sie sicher schon eine konkrete Vorstellung Ihres individuellen Belastungsmusters. In den nächsten Kapiteln werden Sie noch mehr über besondere Symptome (siehe Seite 28) und Auslöser (siehe »Energieräuber erkennen und beheben«, Seite 50) erfahren. Dann beginnt unser 5-Wochen-Programm für Zuhause. Betrachten Sie diese Zeit als Chance, als Startschuss für einen grundlegenden Wandel. Möglicherweise haben Sie schon einige Therapieformen ausprobiert, jedoch mit mäßigem oder unbefriedigendem Erfolg. Dann ist jetzt der Zeitpunkt gekommen, die bisherigen Grenzen zu sprengen und aktiv zu werden. Sie spüren, dass die Zeit reif ist, und betrachten dieses Buch als Türöffner für einen grundlegenden Neuanfang.

Die Energietreppe: Step by Step zu einem neuen Ich

Stellen Sie sich vor, Sie stehen vor einer langen, steilen Treppe. Die unterste Stufe symbolisiert die totale Erschöpfung. Wer dort steht, ist müde, lustlos und resigniert. Aber irgendetwas ist dort oben. Auf der obersten Stufe ist alles anders: Wer dort angekommen ist, fühlt sich großartig, energiegeladen, voller Schwung und Elan. Der Alltag ist ein Vergnügen, kann mühelos bewältigt werden, und das alles noch mit einer guten Portion Gelassenheit. Natürlich gibt es viele Zwischenstufen. In der Mitte etwa ist die Leistungsfähigkeit tagsüber wieder voll da, aber abends ist die Erschöpfung zurück und eine gewisse Trägheit stellt sich ein. In dieser Phase gibt es mal gute, mal schlechte Tage. Aber je höher Sie auf der Treppe klettern, umso stabiler wird Ihr Zustand. Umso leichter fallen Ihnen Ihre Aufgaben, umso energiegeladener und zufriedener werden Sie. Wo stehen Sie momentan? Wo möchten Sie hin? Dass das nicht alles von heute auf morgen geht, ist klar. Haben Sie also ein bisschen Geduld und denken Sie immer nur an den nächsten Schritt. Mit jeder einzelnen Stufe steigt Ihr Energiepegel an. Sie werden sich schon bald nicht mehr wiedererkennen. Sie haben ja Ihr Ziel klar vor Augen. Sie wissen, wohin es gehen soll – nämlich ganz nach oben!

Platz für Ihre Notizen

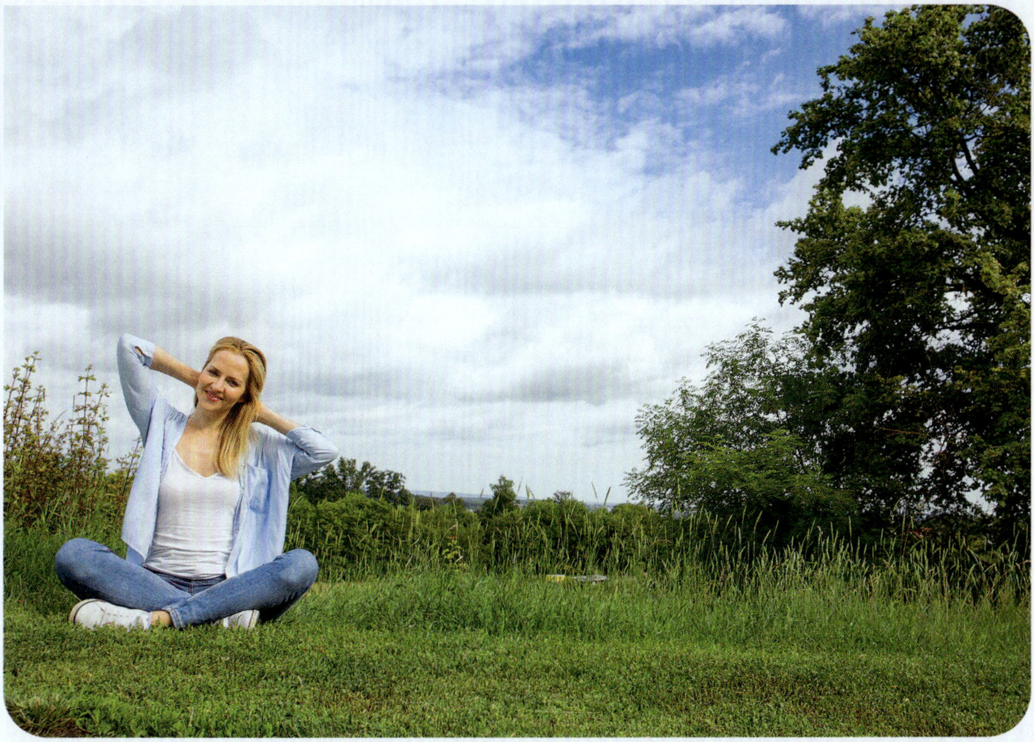

Kraftwerk Zelle – die Quelle unserer Energie

Wie viele Menschen kennen Sie, die vor Kraft nur so strotzen, die auf die Frage »Wie fühlst du dich?« antworten: »Topfit, ich schaffe alles locker und leicht!«?

Vermutlich nicht sehr viele. Wesentlich häufiger begegnen wir Menschen, die gestresst sind, die sich ausgepowert und müde fühlen und die sich gerade noch so über Wasser zu halten scheinen. Menschen, die immer energiegeladen sind, finden wir selten. Woran liegt das?

Energie: Was die Welt am Laufen hält

Bevor wir uns mit der Antwort auf diese Frage befassen, zunächst einmal etwas Grundsätzliches: Alles, was lebt, braucht Energie. Vom Grashalm bis zum Baum, von der Mücke bis zum Elefanten: Alle benötigen Nahrung für ihr Wachstum, fürs Überleben und die Fortpflanzung. Selbst kleinste Lebensformen wie Bakterien können ohne Energie nicht existieren. Sie ist der Dreh- und Angelpunkt unseres Daseins! Doch woher stammt all diese Energie? Ganz einfach: von der Sonne! Vor Millionen von Jahren nahmen Pflanzen das Sonnenlicht auf und nutzten es, um aus Wasser und Kohlendioxid (CO_2) eigene Substanz aufzubauen, also zu wachsen. Und Pflanzen bilden wiederum den Hauptbestandteil tierischer und menschlicher Nahrung.

Photosynthese: Wie aus Licht Nahrung wird

Genial: Pflanzen stellen ihre Nahrung selbst her, und zwar mit Hilfe des Sonnenlichts. Dieser für alles Leben auf der Erde extrem bedeutende Vorgang nennt sich Photosynthese. Dem grünen Pflanzenfarbstoff Chlorophyll kommt dabei eine zentrale Rolle zu, denn er wird benötigt, um die Lichtenergie in organische Energie umzuwandeln. Mit Hilfe des Sonnenlichts bildet jede Pflanze – ob Grashalm oder Eiche – den universellen Energieträger Adenosintriphosphat (kurz: ATP). Im zweiten lichtunabhängigen Teil der Photosynthese wird Kohlendioxid nun mit Hilfe von ATP in Traubenzucker (Glukose) umgewandelt. Dieser Zucker dient der Pflanze anschließend als Nahrung. Sie wächst und gedeiht, bildet Früchte, Wurzeln, Blätter und Samen. Dies ist auch zu unserem Nutzen, denn wir ernähren uns ja direkt oder indirekt (falls wir Fleisch von Tieren essen) von Pflanzen.

Verblüffend ähnlich: Hämoglobin und Chlorophyll

Hämoglobin (der Stoff, der unserem Blut die rote Farbe verleiht) und Chlorophyll (der Stoff, der bei Pflanzen für die grüne Farbe sorgt) sind fast identisch. Lediglich im Zentrum der jeweiligen Moleküle befindet sich ein unterschiedliches Atom. Während beim Pflanzenfarbstoff Chlorophyll dort ein Magnesiumatom sitzt, befindet sich im Zentrum des Blutfarbstoffs Hämoglobin ein Eisenatom. Während das Magnesium der Pflanze ermöglicht, Sonnenlicht zu absorbieren und in Energie umzuwandeln, bindet das Eisenatom den Sauerstoff und sorgt auf diese Weise für dessen Transport in alle Zellen unseres gesamten Körpers.

Chlorophyll: Sonnenlicht zum Essen

Im Chlorophyll ist die Energie des Sonnenlichts gespeichert. Deshalb sind grüne Pflanzenteile auch besonders wichtig für eine gesunde Ernährung. Das Blattgrün hat nämlich einen positiven Effekt auf die Bildung roter Blutkörperchen. Es unterstützt den Sauerstofftransport und trägt auf diese Weise zur Bildung neuer Blutzellen und zur Reinigung des Blutes bei. Darüber hinaus stellt Chlorophyll aus grüner Pflanzennahrung die Versorgung mit Magnesium und Eisen sicher. Seine entgiftende und ausleitende Wirkung kann bei Belastung mit Umweltgiften genutzt werden.

Mitochondrien: Energiemotoren des Körpers

Jetzt steigen wir noch etwas tiefer ein und gehen der Frage nach, wie wir Menschen aus Nahrung eigentlich Energie gewinnen. Der menschliche Körper beherbergt eine unvorstellbar große Zahl von Zellen, nämlich etwa 70 Billionen. Je nach Zelltyp erfüllen sie unterschiedliche Aufgaben. Eine Leberzelle übernimmt andere Aufgaben als eine Blutzelle, Hirnzelle oder Muskelzelle. Doch alle haben etwas gemeinsam: Sie benötigen Energie. Hauptbrennstoff aller Zellen ist ATP. Leider verfügt unser Körper nicht über ATP-Tanks, aus denen er sich etwas abzapfen kann, wenn er Nachschub braucht. ATP muss unaufhörlich gebildet werden, unser ganzes Leben lang. Und wo wird dieser Brennstoff gebildet? In den Mitochondrien! Das sind winzig kleine Kraftwerke, die sich in (fast)

Gutes Futter für die Mitochondrien

Unsere Zellen freuen sich über abwechslungsreiche Pflanzenkost mit hohem Chlorophyllanteil. Beim Einkauf der Lebensmittel unbedingt auf Bioqualität achten. Hier ein paar Beispiele:

- frische Kräuter wie Petersilie, Schnittlauch, Basilikum, Liebstöckel und Kerbel
- grüne Salate wie Endivie, Feldsalat, Lollo Bionda, Batavia, Kopfsalat und Rucola
- Gurken wie Schlangengurken, Minigurken und Schmorgurken
- Gemüse wie Grünkohl, Spinat, Brokkoli, Lauch, Erbsen, Stangensellerie

all unseren Körperzellen befinden. In ihnen wird all die Energie gebildet, die unser Organismus zum Leben benötigt. Das Faszinierende: Je nach Typ enthalten unsere Zellen tausende von Mitochondrien. In den besonders aktiven Muskelzellen stecken bis zu 1500, in Gehirnzellen sogar bis zu 5000. Und jetzt wird es noch detaillierter: Innerhalb der Mitochondrien findet der Prozess der sogenannten Atmungskette statt, bei der mit Hilfe von Sauerstoff Energie gewonnen wird.

Jede Zelle ist eigenständig: Dezentrale Energieversorgung

Viele Menschen heizen sauber und umweltfreundlich mit Gas. Ein Netzwerk aus Leitungen versorgt jeden Haushalt. Sobald Energie benötigt wird, schaltet sich der Gasbrenner ein und erzeugt Wärme. Ganz ähnlich verhält es sich mit unseren Körperzellen. Unser Stoffwechsel sorgt dafür, dass für jede Zelle Brennstoff in Form von Fett oder Kohlenhydraten zur Verfügung steht. Sobald die Zelle Energie benötigt, schalten sich die Mitochondrien ein und erzeugen diese direkt vor Ort. Das Geniale: Jede Zelle ist autark. Das macht eine effektive Steuerung der Energie möglich. Ob im Muskel oder im Gehirn: Die Energie ist immer sofort verfügbar. Hauptbaumaterial für ATP sind Zucker und Fettsäuren aus der Nahrung. Doch für einen reibungslosen Ablauf der 100.000 verschiedenen Stoffwechselvorgänge werden weitere wichtige Hilfsstoffe benötigt: Mineralstoffe, Vitamine und besondere sekundäre Pflanzenstoffe.

Mitochondrien: Evolution der Kraftwerke

Kaum vorstellbar, aber Mitochondrien waren ursprünglich Bakterien. Im Laufe der Evolution wurden sie zu sogenannten Zellorganellen, also inneren Bestandteilen der Körperzellen. Bis heute sind sie jedoch in vielerlei Hinsicht autark geblieben: Sie haben eine eigene DNA, um sich zu reproduzieren, können Proteine herstellen und liefern Energie in Form von ATP. Doch die starke Spezialisierung hat die Mitochondrien abhängig gemacht. Sie brauchen die Körperzelle, um zu überleben. Mitochondrien regeln die Signalübertragung zwischen den Zellen, die Zelldifferenzierung, das Zellwachstum und den Zelltod. Mitochondrien können unterschiedliche Gestalt annehmen, je nachdem wo sie sich befinden. In Leberzellen enthalten sie zum Beispiel ein Enzym, das zur Entgiftung von Alkohol benötigt wird. Ein gesunder Zellstoffwechsel ist also die Grundvoraussetzung für Gesundheit und Fitness.

Mitochondrien, freie Radikale und oxidativer Stress

So weit, so gut. Doch wieso fahren diese Kraftwerke manchmal runter, wodurch der Mensch müde und energielos wird? Während der Produktion von ATP entstehen sogenannte freie Radikale. Das sind aggressive Sauerstoffmoleküle, die Schäden in der Zellstruktur anrichten können, wenn sie nicht neutralisiert werden. Gesunde Mitochondrien produzieren Enzyme, die genau diese Aufgabe übernehmen – quasi unsere Zellpolizei, die herumstreunende Randalierer – die freien Radikale – dingfest macht, bevor sie ihr Unwesen treiben können. Diese Enzyme sind nur ausreichend vorhanden, wenn Mitochondrien ihre volle Leistungsfähigkeit entfalten können. Außerdem muss die Zellpolizei optimal mit Hilfsmitteln – sogenannten Antioxidanzien – ausgestattet sein, um ihren

Job gut zu machen. Antioxidanzien sind Schutzstoffe aus der Nahrung – etwa Betacarotin, Vitamin C und E, Selen, Zink, Magnesium, Q10, Polyphenole und Glutathion. Mehr dazu erfahren Sie im Kapitel »Die richtige Ernährung« (Seite 32).

Dies sind die Hauptursachen für die Entstehung von freien Radikalen:

- Rauchen
- Alkoholkonsum
- dauerhafte Überforderung
- chronische Entzündungen
- chronische Darmstörungen
- zu viel Sonne

Durch oxidativen Stress schaltet die Zelle auf Notzustand

Wenn die Zelle aber zu viele freie Radikale produziert oder die notwendigen Schutzstoffe aus der Nahrung fehlen, verliert die Polizeitruppe die Kontrolle. Es entsteht oxidativer Stress. Dann nehmen die freien Radikale überhand. Aus Selbstschutz schaltet die Zelle sich dann selbst ab. Sie schaltet sozusagen auf »Notstrom«. In diesem Zustand sinkt die Energiegewinnung aus ATP fast um den Faktor 20. Ist nur eine Zelle betroffen, merken wir davon natürlich nichts. Aber je mehr Zellen aus ihrem Hochleistungsmodus in den Notmodus geschaltet haben, desto erschöpfter der Mensch. Zellen, die besonders viele Mitochondrien enthalten, wie in Gehirn, Herz oder Netzhaut, reagieren als Erstes auf eine Fehlfunktion.

Muskelzellen: Besonders hungrig nach Energie

Mitochondrien sorgen für Energie, indem sie sämtliche Nährstoffe in ihre kleinsten Bestandteile zerlegen. Weil dazu Sauerstoff benötigt wird, spricht man von Verbrennung. Dieser Vorgang findet überall in unserem Organismus statt. Denn Mitochondrien befinden sich in allen unseren Zellen (einzige

Die Schlacht in der Zelle: Oxidativer und nitrosativer Stress

Oxidativer Stress in der Zelle herrscht, wenn mehr freie Radikale entstehen, als abgebaut werden können. Solche Sauerstoffradikale werden in einem gesunden Organismus sofort unschädlich gemacht. Doch diese Selbstschutzmechanismen können durch Störfaktoren blockiert werden. Nitrosativer Stress ist eine besonders aggressive Form von Zellstress. Hier sind freie Stickstoffmoleküle im Spiel. Sie sind noch langlebiger, verteilen sich schneller und bilden sich bei allen entzündlichen Prozessen. Da reaktive Sauerstoffverbindungen unter anderem viel Eisen »verbrauchen«, fehlt dieser Mineralstoff bei der Enzymsynthese, was wiederum die Atmungskette in den Mitochondrien stört. Wird die Zerstörungswut der freien Radikale nicht gebremst, sind die Folgen vielfältig. Zuerst bilden sich unterschwellige, sogenannte stille Entzündungen. Langfristig kann es zu schweren Erkrankungen wie Diabetes, Darmerkrankungen, Arteriosklerose, Rheuma, Krebs, Alzheimer und Parkinson kommen. Aber keine Angst: Mit einem gesunden Lebensstil können Sie gegensteuern!

Ausnahme: die roten Blutkörperchen). Ob im Herzen, in den Nieren, im Gehirn oder in den Knochen, Milliarden von Mitochondrien sorgen für Energie, indem sie ATP herstellen. Das gilt ganz besonders für die Muskulatur! Warum sind Mitochondrien gerade hier so reichlich vorhanden? Weil Muskeln für die Bewegung verantwortlich sind und Bewegung ein hohes Maß an Energie verbraucht. Hunderte bis tausende von Mitochondrien können sich in einer einzigen gut trainierten Muskelzelle befinden und bei Belastung sehr große Mengen an ATP bereitstellen.

Bewegung treibt die Mitochondrien an

Dieses Phänomen eröffnet eine fantastische Möglichkeit: Wir alle sind selbst in der Lage, die Leistungsfähigkeit unserer Mitochondrien zu steigern. Ganz einfach, indem wir unsere Muskeln trainieren. Insbesondere Ausdauersportarten führen nämlich zu einer Vermehrung der Mitochondrien. Marathonläufer zum Beispiel haben 2–3-mal so viele Mitochondrien in ihren Muskelzellen wie Untrainierte. Zusammengefasst gilt: Mehr Bewegung = mehr Muskelmasse = mehr Mitochondrien = mehr Lebensenergie!
Eine Steigerung der Muskelmasse hat noch einen weiteren positiven Nebeneffekt: Der Grundumsatz steigt. Das ist der Energiebedarf für die reine Erhaltung der Lebensfunktionen, zum Beispiel Körpertemperatur, Atmung und Kreislauf. Die Folge des erhöhten Grundumsatzes: Wir können essen, ohne zuzunehmen. Oder aber wir können Übergewicht abbauen, da unser Organismus auch in Ruhe mehr Kalorien verbrennt. Selbst wenn wir schlafen, verbrennt ein Kilo Muskulatur ganz nebenbei 2,5 Kilo Fett im Jahr! Wie wunderbar: Durch regelmäßiges Ausdauertraining erhöht sich der Anteil der Zellkraftwerke in unseren Muskeln.

Fazit: Schlappe Mitochondrien, schlapper Mensch

Zurück zu unserer ursprünglichen Frage: Warum begegnen uns so selten Menschen, die vor Energie nur so sprühen? Nach unserem kleinen Ausflug in die Welt der Körperzellen wissen wir nun, dass Energie von einer gigantischen Anzahl winzig kleiner Kraftwerke in den Zellen abhängt. Die Antwort liegt auf der Hand: Bei tiefer Erschöpfung, andauernder Schlafstörung und vielen chronischen Erkrankungen liegt eine gestörte Funktion der Mitochondrien vor. Ein Problem, von dem heute sehr viele Menschen betroffen sind.

Genial: Unser Körper repariert sich selbst

Während wir schlafen, regeneriert unser Organismus. Warum? Erstens, weil wir ruhen, und zweitens, weil unser Stoffwechsel nicht mit der Verdauung beschäftigt ist. So steht mehr Energie für Reparaturaufgaben zur Verfügung. Und diese Reparaturen sind unbedingt nötig – genau wie bei einem Auto, das wir einmal jährlich zur Inspektion bringen. Nur, dass unser Körper diese Inspektion selbst vornimmt. Jede Nacht. Findet er Mängel, behebt er sie. Das Geniale daran: Dieser Effekt lässt sich erheblich steigern, indem wir die nächtliche Fastenphase verlängern. Das geht ganz einfach: Möglichst früh am Abend die letzte Mahlzeit einnehmen und das Frühstück später in den Vormittag verschieben. Noch effektiver ist eine ganze Fastenwoche wie in unserem 5-Wochen-Programm (siehe »Das Programm«, Seite 79) genau beschrieben.

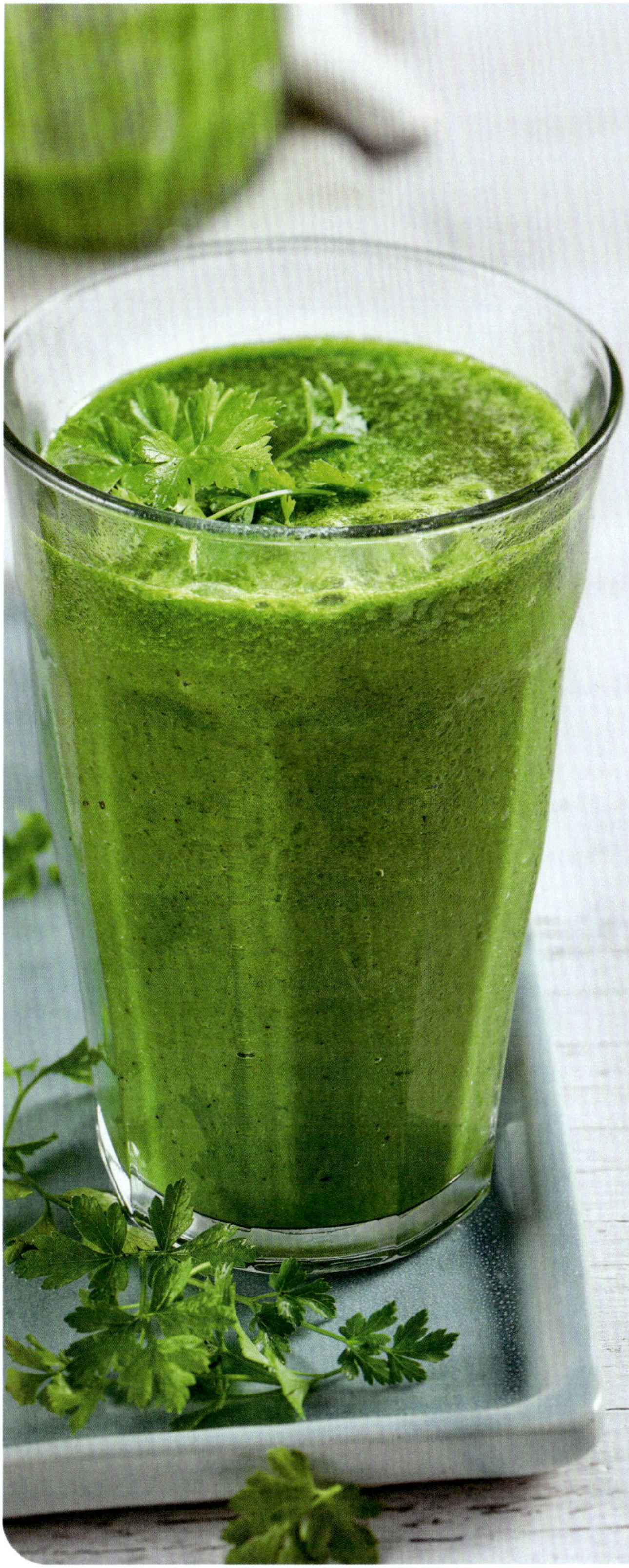

Popeyes Powersmoothie

Für 1 großes Glas
ca. 10 Min.

½ großes Bund glatte Petersilie • 1 Handvoll Baby-Blattspinat • ½ Kiwi • 100 ml Kokoswasser • Wasser

● Petersilie und Spinat waschen, Kiwi schälen, mit dem Kokoswasser in ein Gefäß geben. Mit dem Stab oder im Standmixer zu einem geschmeidigen Smoothie verarbeiten. Dabei so viel Wasser zugeben, dass die gewünschte Konsistenz erreicht ist.

Tipp Petersilie enthält reichlich Chlorophyll – einen der wichtigsten Powerstoffe für die Zellen. Das Kraut ist preisgünstig und überall erhältlich und gilt als wunderbarer Geschmacksgeber in zahlreichen Gerichten.

Symptome des gestörten Energiehaushalts

Ist der Energiestoffwechsel gestört oder bereits geschädigt, leidet auch die Energieversorgung der Zellen und Organe. In der Folge kann es zu einer Vielzahl von Symptomen kommen.

Wer die Signale des Körpers richtig deutet, kann rechtzeitig eingreifen und so verhindern, dass es zu ernsthaften Erkrankungen kommt.

Die typischen Symptome eines gestörten Energiehaushalts sind:

- Müdigkeit, chronische Erschöpfung bis zum Burnout
- Schlafstörungen, Stress-Symptome, Kopfschmerzen oder Migräne
- Allergien, Hauterkrankungen wie Neurodermitis, Schuppenflechte
- Darmprobleme wie Fehlbesiedelung des Darmes, entzündliche Darmerkrankungen
- Übergewicht, Diabetes mellitus Typ 2
- Befindlichkeitsstörungen wie Stimmungsschwankungen und Depressionen, Konzentrationsprobleme, Hirnnebel

Im Folgenden werden die einzelnen Symptome konkreter erläutert.

Chronische Erschöpfung/ Burnout

Burnout bedeutet »ausgebrannt sein«. Die Energie ist verbraucht, die Leistung geht runter – oftmals ein schleichender Prozess, den Betroffene zunächst gar nicht wahrnehmen. Laut Umfragen leidet bis zu einem Drittel der arbeitenden Bevölkerung unter diesem Phänomen. Das Problem: Chronische Erschöpfung hat sich als gesellschaftliches Phänomen bereits so manifestiert, dass wir es als normal empfinden, wenn wir darunter leiden. Die Ursache: Ob als Mutter/ Vater, Hausfrau/-mann, im Job und beim Freizeitsport – das Streben nach Perfektion ist allgegenwärtig. Wir haben den Anspruch verinnerlicht, stets 100 Prozent zu geben. Dieser Unsinn hat fatale Folgen. Mal ehrlich: Fahren Sie Ihr Auto permanent mit Vollgas? Drehen Sie den Lautstärkeregler Ihrer Musikanlage grundsätzlich bis zum Anschlag? Laufen Sie auf Ihrer Joggingrunde vom ersten bis zum letzten Meter so schnell Sie können? Natürlich nicht! Und das ist auch gut so. Sie schonen Ihr Auto, Ihre Ohren und Ihren Körper, indem Sie die Leistung moderat dosieren.

Genau so sollten wir es auch bei der Arbeit und in der Freizeit machen. Außerdem sollten wir Energiereserven für besondere Anlässe oder Notfälle einplanen. Wer im Alltag schon stets am Limit ist, knickt spätestens in Ausnahmesituationen ein. Aber vor allem: Wir sollten uns auf gar keinen Fall damit abfinden, dass wir uns häufig energielos und ausgepowert fühlen. Unser Ziel ist es, nach einer erholsamen Nacht ausgeruht und voller Tatendrang in den Tag zu starten, unsere Aufgaben mit Freude zu bewältigen und am Abend glücklich und zufrieden in die Entspannungsphase zu wechseln, für die genug Energie zur Verfügung steht, um sie mit Freunden und Familie zu genießen.

Schlafstörungen/Stress-Symptome

Regeneration nimmt eine zentrale Stellung in unserem Energiehaushalt ein. Ist doch klar: Wer Leistung bringt, braucht auch Erholungsphasen. Die entscheidendste ist der nächtliche Schlaf. Alle wichtigen Regenerations- und Reparaturaufgaben erledigt unser Organismus während der Nacht. Ist es nicht phantastisch, dass das alles vollautomatisch funktioniert? Stellen Sie sich mal vor, Sie müssten vor dem Schlafengehen einen genauen Plan dafür erstellen, was in der kommenden Nacht alles zu tun ist, welche Organe ins Spiel kommen, welche Hormone ausgeschüttet werden sollen, welche Nervenverbindungen und Gefäßsysteme geprüft und repariert werden müssen und so weiter. Nachts passiert unfassbar viel Wichtiges in unserem Körper bzw. unserem Stoffwechsel, von dem wir nur sehr wenig mitbekommen. Unsere Aufgabe dabei: Die Voraussetzungen für erholsamen Schlaf schaffen (mehr dazu in Woche 3 unseres Programms, Seite 79). Schlafstörungen sind ein erstes Symptom dafür, dass die Energiebilanz aus dem Ruder läuft. Bevor Sie Medikamente nehmen, die für eine fragwürdige Schlafqualität sorgen und dabei unseren Stoffwechsel belasten, gehen Sie lieber dem Problem auf den Grund.

Allergien/Hauterkrankungen

Bei Allergien handelt es sich um eine Überreaktion unseres Immunsystems. Harmlose Blütenpollen oder winzige Hausstaubpartikel zum Beispiel werden als gefährliche Eindringlinge eingestuft und mit aller Kraft bekämpft. Gewöhnliche Lebensmittel wie Milch, Nüsse oder Getreide lösen heftige körperliche Reaktionen aus, weil das Immunsystem überempfindlich auf darin enthaltene, an sich unschädliche Eiweißstoffe reagiert. Etwa ein Drittel der deutschen Bevölkerung leidet unter Allergien, und es werden von Jahr zu Jahr mehr. Man kann also von einer Volkskrankheit sprechen. Warum ist das so?

Mediziner haben zahlreiche Theorien dazu entwickelt. Hier zwei der wichtigsten:

- Umweltverschmutzung-Hypothese: Allergene wie Birkenpollen lagern sich zum Beispiel an Dieselrußpartikel an und geraten so in tiefere Lungenabschnitte.
- Dreck- und Urwaldhypothese: Durch zunehmende Hygienestandards ist unser Immunsystem unterfordert, beginnt sich quasi zu langweilen und reagiert dann überempfindlich auf harmlose Substanzen wie z. B. Hausstaub.

Darmprobleme

Unser Verdauungssystem hat die größte Kontaktfläche mit der Außenwelt, viel größer als die Haut. Alles, was wir essen und trinken, kommt mit den Schleimhäuten in Magen und Darm in Kontakt. Der Darm muss »entscheiden«, welche Stoffe als Energieträger in die Zellen dürfen und welche nicht, weil sie uns belasten oder sogar giftig sind. Ist die Barrierefunktion des Darms gestört, spricht man vom »Leaky-Gut-Syndrom«, was so viel bedeutet wie »durchlässiger Darm«. Bakterien, Pilze und Toxine gelangen so in den Blutkreislauf. Die Folge: Früher oder später werden wir krank. Die Symptome können sehr unterschiedlich sein. Sie reichen von Magenbeschwerden wie Druckgefühle und Übelkeit über Darmstörungen wie Blähungen und Durchfälle bis zu krampfartigen Schmerzen im gesamten Verdauungssystem. Aber auch Hauterkrankungen, Rheuma, Asthma, chronische Erschöpfung, Migräne und Stimmungsschwankungen bis hin zur Depression können auf chronische Störungen in unserem Verdauungssystem zurückgehen.

Eine besondere Stellung nimmt das sogenannte Mikrobiom – die Darmflora – ein. Damit ist die Gesamtheit aller Mikroorganismen (v.a. Bakterien) im Darm gemeint. Diese Gesellschaft aus zirka 100 Billionen Mikroorganismen spielt eine entscheidende Rolle für das Immunsystem und die Art, wie wir Nahrung verwerten (und damit auch für die Entstehung von Übergewicht). Je vielfältiger die Besiedelung unseres Darms, desto besser. Oft sind die Bakterienkulturen durch Antibiotika-Einsatz oder einseitige Ernährung verarmt und geschwächt. Durch Gabe von magensaftresistenten Bakterienstämmen (Probiotika) kann der Bewuchs jedoch auch wieder »aufgefrischt« werden (siehe auch »Präbiotika und Probiotika«, Seite 48).

Übergewicht/Diabetes

Übergewicht hat sich zum größten Gesundheitsrisiko unserer Zeit entwickelt. Der Grund: ein Überangebot an Nahrungsmitteln bei gleichzeitigem Rückgang der körperlichen Aktivität. Die Formel für die Entstehung von Übergewicht ist simpel: Wer mehr Energie in Form von Nahrung aufnimmt, als er durch körperliche Aktivität verbrennt, nimmt zu. Diabetes (als häufige Folgeerkrankung von Übergewicht bzw. Adipositas) ist ebenfalls auf dem Vormarsch.

Befindlichkeitsstörungen/ Stimmungsschwankungen

Ob fröhlich oder traurig, kontaktfreudig oder verschlossen – unser Gemütszustand hat viel mit dem Stoffwechsel zu tun, und die Hormone nehmen dabei eine Schlüsselstellung ein. Wir haben ja bereits gezeigt, wie eng der Energiestoffwechsel und die Hormonbildung miteinander verzahnt sind. Kommen wir nun zu den Symptomen. Häufig »verstecken« sich solche psychischen Störungen nämlich hinter anderen Leiden. Typisch sind Rückenbeschwerden, Kopfschmerzen, Reizbarkeit, Schlafstörungen, Appetitlosigkeit und Nachlassen des sexuellen Interesses. Die Schwierigkeit besteht daher zunächst oft darin, die richtige Diagnose zu stellen.

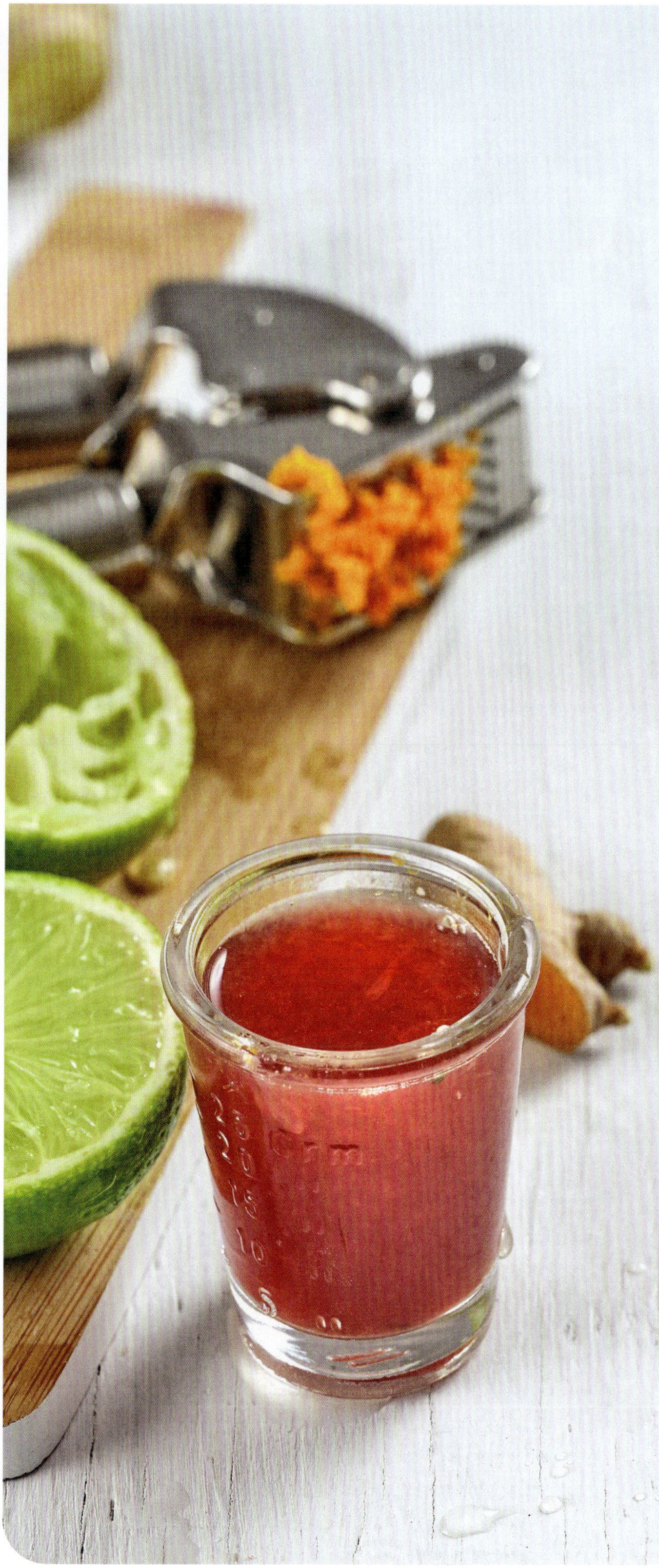

Powershot mit Ingwer und Limette

Für 1 kleines Glas
ca. 10 Min.

2 cm frischer Ingwer • 2 cm Kurkumawurzel • 2 TL Limettensaft • Cranberry- oder schwarzer Johannisbeersaft

- Ingwer und Kurkumawurzel schälen. Stückweise in die Knoblauchpresse geben und vorsichtig drücken, bis der Saft austritt (nicht ganz durchpressen). In einem Schnapsglas auffangen. Es kommen nur wenige Tropfen, die aber sehr intensiv schmecken!

- Limettensaft zugeben, einmal umrühren. Mit rotem Saft auffüllen. Sofort genießen.

Tipp: Ingwer, Kurkuma und Zitrussaft heizen dem Stoffwechsel richtig ein, machen wach und fit. Dieser Shot ist ideal bei einem Durchhänger, wenn man leicht friert oder sich matt fühlt. Trinken Sie ihn einfach mal statt Espresso!

Die richtige Ernährung – Futter für die Zellen

Nahrung ist Energie. Wir nehmen sie in Form von Kalorien zu uns. Doch nicht jedes Essen macht energiegeladen. Schlechte »Nahrung« nährt nicht, sondern macht dick, schlapp und müde.

Dreh- und Angelpunkt der gesamten Energiegewinnung aus der Nahrung ist der sogenannte Citrat-Zyklus mit der anschließenden Atmungskette. Dieser mehrstufige Vorgang führt dazu, dass aus Kohlenhydraten, Fett und Eiweiß auf unterschiedlichem chemischem Weg Energie gewonnen wird. Die Mitochondrien sind dafür verantwortlich, diese Nährstoffe zu »verbrennen« und in ATP umzuwandeln, den Basis-Treibstoff für sämtliche Stoffwechselaktivitäten und jegliche körperliche Aktivität. Man kann sich leicht vorstellen, dass nichts geht, wenn die Mitochondrien beeinträchtigt sind. Wenn sie die zugeführte Nahrung nicht in Energie umsetzen können, hilft es natürlich auch nichts, immer mehr zu essen. Nicht die Zufuhr ist das Problem, sondern die Qualität und die Verwertung der Nahrung.

Wenn wir aus der Erschöpfungsfalle heraus wollen und unsere Zellen mit dem versorgen, was sie optimal arbeiten lässt, gilt nur ein einziges Motto: »Mehr Gutes, weniger Schlechtes.« Etwas genauer bedeutet das: so viel wie möglich frische, abwechslungsreiche Pflanzenkost mit allen wertvollen Nährstoffen (Vitaminen, sekundären Pflanzenstoffen, Mineralstoffen, Spurenelementen und hilfreichen Bakterien), die wir benötigen, so wenig wie möglich industriell verarbeitete, gentechnisch veränderte, belastete Lebensmittel, die unsere Zellen schädigen. Es gibt einen guten Trick, der dabei hilft, sich achtsamer zu ernähren: Stellen Sie sich sich selbst als Kleinkind vor, das Sie füttern sollen. Würden Sie ihm Döner, Pommes, Torte oder Schweinshaxe auftischen? Sicher nicht. Aber warum tun wir uns selbst das eigentlich an?

Unsere Energie-Booster: Neustart für die Zellen

Wir empfehlen Ihnen für den Zeitraum des 5-Wochen-Programms, sich vegan, basisch, gluten- und hefefrei zu ernähren. Im Prinzip ist gegen die meisten natürlichen Produkte, auch hochwertige tierische Lebensmittel, werden sie in Maßen genossen, nichts einzuwenden, aber Sie halten dieses Buch vermutlich in der Hand, weil es Ihnen nicht gut geht. Auf den folgenden Seiten erklären wir, weshalb auf bestimmte Lebensmittel(gruppen) oder Nahrungsinhaltsstoffe verzichtet werden sollte. Gleichzeitig zeigen wir, welche Lebensmittel empfehlenswert sind und gerne gehäuft auf Ihrem Teller landen können.

Powerstoffe: Fitness für die Zellen

Wir haben schon gelernt: Beim Essen heißt es nicht »Viel hilft viel«, sondern das Richtige soll es sein, in der richtigen Menge und zur richtigen Zeit. Dabei kommt es besonders auf einige Powerstoffe an, die eine wichtige Rolle im Energiestoffwechsel der Zellen spielen.

Dazu gehören Chlorophyll, Vitamine vom B-Komplex, Coenzym Q10, Omega-3-Fettsäuren sowie zahlreiche Mineralstoffe und Spurenelemente (z. B. Zink und Magnesium) und sekundäre Pflanzenstoffe.

Wir wollen im Einzelnen auf sie eingehen und erklären, welche Aufgabe sie genau erfüllen und wie man sie auf einfache Art auf den Teller und damit in die Zellen befördert.

Chlorophyll: grüner Blutreiniger

Bis vor wenigen Jahren beschäftigten sich mit Chlorophyll höchstens ein paar Botaniker, doch seit Green Smoothies zum Top-Food-Trend wurden, ist das grüne Pflanzenpigment zum Liebling der Gesundheitsszene aufgerückt. Und das völlig zu Recht, denn es spielt eine extrem wichtige Rolle für die gesamte Nahrungskette. Chlorophyll (eigentlich müsste man Chlorophylle sagen, denn es handelt sich um eine Stoffgruppe) ist nämlich maßgebliche Voraussetzung dafür, dass im Rahmen der Photosynthese aus Sonnenlicht Nährstoffe entstehen. Zur Erinnerung: Chlorophyll und der rote Blutfarbstoff Hämoglobin sind chemisch fast identisch – vielleicht rührt daher die positive Wirkung von Chlorophyll auf das Blut. Aber nicht nur das, es hat noch weitere erstaunliche Wirkungen.

So wirkt Chlorophyll:

- blutbildend, blutreinigend
- ausleitend bei Schwermetallen und Umweltgiften
- entgiftend in Bezug auf Schimmelpilzgifte (Aflatoxine), dadurch leberschützend
- antibakteriell (gut gegen Mund- und Körpergeruch)
- verbessert die Versorgung mit Magnesium und Eisen
- vorbeugend gegen Demenz und Alzheimer

Die besten Chlorophyll-Quellen: Alle natürlichen Lebensmittel, die grün sind, enthalten Chlorophyll. Überall erhältlich für uns sind Blattsalate, Feldsalat, Rucola, grünes Blattgemüse wie Spinat und alle Küchenkräuter, zum Beispiel Petersilie, Schnittlauch, Kresse, Basilikum, Dill, Kerbel und Co. Auch Wildkräuter wie Portulak, Löwenzahn oder Brunnenkresse sind Top-Lieferanten. In sehr hoher Konzentration ist Chlorophyll enthalten in Algen wie Chlorella und Spirulina.

Die optimale Chlorophyll-Ausbeute aus Gemüse und Kräutern erhält man, wenn man das Grünzeug ganz frisch einkauft und entsprechend zügig verzehrt. Je frischer, desto höher der Chlorophyllgehalt und auch der Gehalt an unzähligen weiteren Nährstoffen (wie Folsäure, Carotinoide, Bitterstoffe und Enzyme). Beim Erhitzen geht davon einiges verloren, deshalb sollte man sich neben sanft gedünstetem grünem Gemüse auch häufiger mal einen Smoothie oder einen Salat gönnen. Und natürlich: immer ordentlich frische Kräuter aufs fertige Essen streuen!

B-Vitamine: Assistenten der Energiegewinnung

An der Umwandlung der Nahrung in ATP sind viele Nährstoffe beteiligt. Zu den wichtigsten zählen die acht B-Vitamine, vor allem B_1, B_2 und B_3. Sie sind sogenannte Cofaktoren oder Vorstufen für Enzyme im Energiestoffwechsel. Mangelt es an diesen Vitaminen, kann einfach nicht genug Energie bereitgestellt werden. Die Folge: Wir sind schlapp und müde. Leistungssportler achten ganz genau darauf, denn schon eine nicht ganz optimale Versorgung mit B-Vitaminen kann dafür sorgen, dass sie nicht die beste Leistung bringen. Daher nehmen viele Sportprofis B-Vitamine als Nahrungsergänzungsmittel. Das gilt in abgeschwächter Form natürlich auch für uns Normalos: Mangelt es an einem oder mehreren Vitaminen der B-Gruppe, fehlt es uns schlicht an Energie.

Alle B-Vitamine sind wasserlöslich, die meisten können im Körper nicht oder nur sehr eingeschränkt gespeichert werden. Das heißt: Was aktuell nicht benötigt wird, wird mit dem Urin wieder ausgeschieden. Daraus ergibt sich: B-Vitamine müssen täglich und regelmäßig mit der Nahrung in den Körper geschleust werden. Da sie außerdem hitze- und lichtempfindlich sind, sollte ein Teil der Vitamin-B-Quellen roh verzehrt werden. Doch zum Glück sind B-Vitamine in alltäglichen Lebensmitteln weit verbreitet.

So wirken die B-Vitamine:

- Die Vitamine B_1 (Thiamin), B_2 (Riboflavin) und B_3 (Niacin) befeuern den Kohlenhydratstoffwechsel.
- Die Vitamine B_6 (Pyridoxin), B_7 (Biotin), B_9 (Folsäure) und B_{12} (Cobalamin) sind unerlässlich für den Eiweiß- und Fettstoffwechsel, für die Regeneration der Nerven und für die Herstellung von Botenstoffen.
- Vitamin B_6 macht aus Eiweißbausteinen (Aminosäuren) körpereigene Stoffe und reguliert das Immunsystem.
- Vitamin B_5 (Pantothensäure) ist an der Bildung von Nebennieren-Hormonen beteiligt und wichtig für die Haut.

Die besten Quellen für B-Vitamine: Mit einer abwechslungsreichen, pflanzenbasierten Ernährung kann man den Bedarf gut decken. B-Vitamine finden sich zum Beispiel in Nüssen, Hülsenfrüchten, Pilzen, Kartoffeln, Brokkoli, Bananen und Getreide. Da wir in unserem 5-Wochen-Programm auch auf Gluten verzichten wollen, bieten sich vor allem glutenfreie Getreideflocken wie Hafer (hier auf den Aufdruck »glutenfrei« achten), Buchweizen oder Hirse an. Die besonders hitzeempfindliche Folsäure (B_9) können wir mit Salaten und rohem Gemüse zu uns nehmen. Etwas problematisch ist Vitamin B_{12}, das quasi nur in tierischen Produkten vorkommt. Die einzigen pflanzlichen Quellen sind milchsauer-vergorenes Sauerkraut (es muss aber nicht erhitztes Frischkraut sein!) und Chlorella-Algen. Sie können zwar selbst kein Vitamin B_{12} herstellen, reichern es aber aus ihrer Umgebung an, und zwar in einer für den Menschen verfügbaren Form (im Gegensatz zu Spirulina und AFA-Algen). Langzeit-Veganer müssen Vitamin B_{12} als Nahrungsergänzung zuführen (siehe auch »Nährstoffmangel, Seite 64«).

Roh oder gekocht?

Rohkost ist gesund, doch nicht immer für jeden gut verträglich. Wenn die Mitochondrien in ihrer Funktion eingeschränkt arbeiten, ist auch oft das Verdauungssystem geschwächt. Dann sollte man öfter gegarte, warme Speisen zu sich nehmen. Sie sind wesentlich bekömmlicher, denn durch das Erhitzen wird die Nahrung schon etwas aufgeschlossen. Damit ist kurzes Kochen und sanftes Dünsten gemeint, nicht scharfes Braten oder stundenlanges Schmoren. Auch Menschen, die leicht frieren und oft unter kalten Händen und Füßen leiden, sollten lieber warm essen, vor allem morgens (zum Beispiel Porridge oder Frühstückssuppe). Wichtig ist immer der Ausgleich: Nach den uralten Heilslehren Ayurveda und TCM (Traditionelle Chinesische Medizin) ist der Wechsel zwischen warm und kalt das Beste für den Organismus. Deshalb sind natürlich auch Smoothies oder Salate eine willkommene Abwechslung zu rohen Speisen. Bei Rohkost immer besonders gut kauen und langsam essen – so hilft man dem Körper bei der Verdauung. Auch die Tageszeit spielt eine Rolle, denn laut den asiatischen Heilslehren ist das Verdauungsfeuer um die Mittagszeit am höchsten – dann wird die Rohkost generell am besten vertragen.

Coenzym Q10: Lieferservice in der Zelle

Das Coenzym Q10, auch Ubichinon-10 oder UQ genannt, ist ein Vitaminoid, eine vitaminähnliche Substanz, die ähnliche Aufgaben wie die eigentlichen Vitamine erfüllt. Eine davon ist der Transport von Elektronen in der Zellmembran an den Ort, an dem sie benötigt werden. Das fettlösliche Molekül ist in sämtlichen Körperzellen für die Energiegewinnung unerlässlich, besonders konzentriert findet es sich aber in den Zellen von Lunge, Leber und Herz. In den Organen wird schließlich auch überdurchschnittlich viel Energie benötigt. Weiterhin fängt Coenzym Q10 aggressive Sauerstoffmoleküle (freie Radikale) ab und hat wie die Vitamine A, C und E antioxidative Wirkung. Mit der Unterstützung von Vitamin B_{12} und Folsäure kann der Körper selbst Q10 herstellen, die Produktion lässt jedoch mit zunehmendem Alter nach. Übrigens: Menschen, die regelmäßig Statine (Cholesterinsenker) einnehmen, haben immer einen Mangel an Q10. Denn diese Medikamente blockieren nicht nur die körpereigene Bildung von Cholesterin, sondern auch die des Coenzyms Q10.

So wirkt Q10:

- sorgt für Elektronenübertragung in den Zellmembranen
- antioxidativ, zellschützend
- leberunterstützend
- immunstärkend
- entgiftend
- kann Vitamin E recyceln

Die besten Quellen für Coenzym Q10: Der fettlösliche Stoff ist vor allem in tierischen Lebensmitteln wie Fleisch, Fisch, Ei und Butter vorhanden. Bei den pflanzlichen Lieferanten sind kalt gepresste Pflanzenöle wie Sesamöl, Olivenöl sowie Hülsenfrüchte, Soja und Nüsse zu nennen – Lebensmittel, die in unseren Rezepten häufig eingesetzt werden. 1 TL Sesamöl sorgt für einen kleinen Q10-Schub und schmeckt hervorragend in Reisgerichten, Smoothies oder aromatischen Dressings.

Omega-3-Fettsäuren: Schmiermittel im Zellmotor

Diese mehrfach ungesättigten Fettsäuren nehmen eine Sonderstellung unter den Fetten ein. Zu ihnen zählen Alpha-Linolensäure (ALA), Eicosapentaensäure (EPA) und Docosahexaensäure (DHA). Sie sind quasi das Schmiermittel für den Organismus, sie halten alles elastisch und beweglich, das gilt auch für die Zellmembranen. Omega-3-Fettsäuren dienen Pflanzen in erster Linie als Kälteschutz. Dies gilt vor allem für Algen und Phytoplankton, die beträchtliche Gehalte an Omega-3-Fettsäuren aufweisen können. Durch die Nahrungskette gelangen sie dann in den Organismus von Kaltwasserfischen, denen sie ebenfalls als Schutz vor Kälte dienen. Nur durch diese sehr dünnflüssigen Fette kann sich ein Lachs im eiskalten Wasser der Arktis geschmeidig und kraftvoll bewegen.

ALA, EPA und DHA sind neben ihrer Funktion als Baustein der Zellmembran außerdem für die Bildung von zahlreichen Gewebshormonen notwendig. Als Botenstoffe wirken sie antientzündlich und beeinflussen das Immunsystem positiv. Als Körperbaustoff sind diese fantastischen Fettsäuren für Neugeborene unverzichtbar, denn sie ermöglichen erst die Entwicklung des Gehirns, der Nerven und der Netzhaut. Im Alter sorgen sie für deren Gesunderhaltung.

So wirken Omega-3-Fettsäuren:

- halten die Zellmembran elastisch, machen die Zelle beweglich und flexibel
- zellschützend
- entzündungshemmend
- cholesterinregulierend
- gefäßschützend (Schutz vor Arteriosklerose und Thrombose)
- antirheumatisch

Die besten Quellen für Omega-3-Fettsäuren:
Wie der Name schon sagt, stecken die drei Super-Fettsäuren in extrem fetthaltigen Lebensmitteln. ALA findet sich in hohen Mengen in Leinsamen, Walnüssen, Chiasamen und deren Ölen. Gönnen Sie sich öfter mal eine Extraportion und geben Sie einen Teelöffel Walnuss- oder Leinöl an Ihre Speisen (im Wechsel mit Sesamöl; siehe Q10, Seite 35). Auch grünes Blattgemüse und Pfifferlinge tragen zur Versorgung bei. EPA und DHA kommen in erster Linie in fettem Fisch vor (Lachs, Thunfisch, Makrele, Sprotten, Hering). Da gerade die fetthaltigen Fische Quecksilber anreichern können, sollte man während der 5-Wochen-Kur auf sie verzichten. Danach dürfen sie 1–2-mal pro Woche den Speiseplan bereichern, am besten aus Bio-Zucht oder nachhaltigem Fischfang (MSC-Siegel). Auch Milch und Butter aus Weidetierhaltung weisen einen nennenswerten Gehalt an Omega-3-Fettsäuren auf. Wichtig zu wissen: ALA kann im Körper in gewissem Maß zu EPA und DHA umgewandelt werden. Sicherer ist die Versorgung jedoch, wenn alle drei Fettsäuren regelmäßig in der Nahrung enthalten sind. Besonders hilfreich ist dabei ein Leinöl, das mit EPA und DHA aus Algen angereichert ist. Es bietet beim Fasten und bei veganer Ernährung eine gute Möglichkeit, sich mit diesen wichtigen Fettsäuren zu versorgen.

Mineralstoffe, Aminosäuren und Co.

Neben diesen zentralen Powerstoffen für die Energiegewinnung in der Zelle spielen natürlich viele weitere Substanzen eine wichtige Rolle. Der Stoffwechsel ist ein unglaublich komplexer Vorgang, der von unzähligen Faktoren abhängt. Hier einige Beispiele:

Magnesium: Der Mineralstoff verringert die Ausschüttung von Stresshormonen und dämpft so die Reaktion des Organismus auf Stress. Mit grünem Blattgemüse, Nüssen und Bananen futtern Sie sich ein dickes »Magnesium-Fell« an.

Mangan: Das Spurenelement, das in Getreide, Hülsenfrüchten und Reis vorkommt, schützt die Zellmembran vor aggressiven freien Radikalen.

L-Tryptophan: Die Aminosäure (enthalten in Soja, Hafer und Nüssen) ist ein Vorläufer für das Glückshormon Serotonin und das Schlafhormon Melatonin.

Zink: Das Spurenelement ist ein Schlüssel fürs Immunsystem und hilft gemeinsam mit Antioxidanzien bei der Entgiftung. Symptome eines Zinkmangels sind Erschöpfung, geringe Stressresistenz und Infektanfälligkeit. Nüsse und Haferflocken-Müsli sind eine gute Möglichkeit, sich schon morgens gegen diese Übel zu wappnen.

Mehr Abwechslung, mehr Schutzstoffe – die Vielfalt bringt's!

Nicht ein einzelner Stoff entscheidet darüber, wie fit und belastbar wir sind, sondern das gesamte Orchester der Schutz- und Nährstoffe. Bester Garant für eine rundum gute Versorgung ist eine abwechslungsreiche Pflanzenkost. Dabei sollten Gemüse, Blattsalate und Kräuter die Hauptrolle spielen. Kartoffeln und ausgewählte glutenfreie Getreidesorten helfen uns, satt zu werden. Reifes Obst, Kräuter, Wildkräuter, hochwertige Pflanzenöle, Nüsse, Samen und Hülsenfrüchte sorgen für leckere Abwechslung.
Je bunter gemischt und vielfältiger, desto breiter auch das Spektrum der Schutzstoffe, die wir mit diesen Lebensmitteln abdecken. Das ergibt sich praktisch von selbst, wenn man saisonal und regional einkauft.

Von Food-Helden und Food-Bösewichten

Hier zeigen wir Ihnen eine Liste der Lebensmittel, die guttun, und eine Übersicht der Lebensmittel, die im Überfluss eher schaden und daher weitestgehend gemieden werden sollten.

Food-Helden – mehr davon!

Petersilie:
Das chlorophyllreiche Allerweltskraut ist überall erhältlich und passt zu fast allem: auf dem Salat, dem Brot, in Suppen, Gemüsepfannen, Smoothies.

Kurkuma:
Die Heilpflanze fällt durch ihr leuchtendes Gelb auf und diese natürlichen Farbstoffe sind es auch, die für die Wirkung sorgen. Sie haben antientzündliche Eigenschaften und stabilisieren die Mitochondrien. Kurkuma ist als Pulver pur oder im Curry oder als Wurzel erhältlich.

Apfel:
Die Frucht ist preisgünstig, lecker und regional. Außerdem enthält sie wertvolle sekundäre Pflanzenstoffe, zum Beispiel das Polyphenol Quercetin, das die Neubildung von Mitochondrien unterstützt, und OPC (Oligomere Proanthocyanidine), antioxidative Powerstoffe. Sie gelten als noch wirksamer als Vitamin C, sitzen allerdings vornehmlich in der Schale. Also bio kaufen und mitessen!

Beerenfrüchte:
Sie punkten durch einen hohen Gehalt an Anthocyanen. Diese blauroten Pflanzenfarbstoffe schützen die Mitochondrien und nähren die Darmflora. Im Sommer, wenn heimische Himbeeren, Erdbeeren und Heidelbeeren Saison haben, sollten Sie sich ordentlich daran satt essen.

Artischocke:
Die Distelfrucht enthält viele leberstimulierende Bitterstoffe, darmfreundliche Ballaststoffe und sie kann nur langsam und mit Genuss verzehrt werden. Schließlich müssen wir Blatt für Blatt abzupfen.

Kartoffel:
Die Knolle wirkt im Körper extrem basisch. Dabei sättigt sie gut, ist leicht verdaulich und wunderbar zu kombinieren.

Hafer:
Als glutenfreie Variante ist Hafer ein stärkendes, wertvolles Getreide. Mit seinen speziellen Ballaststoffen reguliert er sogar den Cholesterinspiegel. Als Porridge oder Suppe ein perfekter Einstieg in den Tag.

Wasser:
Der Körper besteht zu 70 Prozent aus Wasser. Jede Körperzelle benötigt Wasser, um ihre biochemischen Aufgaben zu erfüllen. Ohne Wasser geht nichts. Die Entsäuerung über die Niere und die Regeneration der Darmwandzellen benötigt ebenfalls reichlich davon: 2 Liter pro Tag, vor jeder Mahlzeit 1 bis 2 Gläser (ohne Kohlensäure, mineralarm)!

Energieräuber – besser nicht!

Mais:
Ist zwar ein glutenfreies Getreide, aber leider häufig mit dem Gift des Pilzes Fusarium belastet. Außerdem ist Mais schwer verdaulich. Seine Körner sind von Cellulose umgeben. Wir haben nur etwas von den Mais-Nährstoffen, wenn wir die Hülle mit den Zähnen knacken.

Sonnenblumenöl:
Das vermeintlich gesunde Pflanzenöl ist zwar praktisch, weil es hoch erhitzbar ist, seine Fettsäuren-Zusammensetzung ist jedoch sehr ungünstig. Denn es enthält reichlich entzündungsfördernde Omega-6-Fettsäuren, von denen wir ohnehin zu viel verzehren. Achtung: Da Sonnenblumenöl so günstig ist, findet es sich in nahezu allen verarbeiteten Produkten.

Sojasauce:
Das für viele asiatische Gerichte typische Produkt wird mit Hilfe von Aspergillus (einer Schimmelart) fermentiert. Diese Pilzart produziert ein Gift namens Citrinin.

Tütensuppe:
Hier sucht man Vitamine vergebens. Ihr Aroma erhalten sie hingegen durch den Geschmacksverstärker Mononatrium-Glutamat. Der wirkt wie ein Botenstoff im Gehirn und steht im Verdacht, mitverantwortlich für Demenz und Alzheimer zu sein.

Konventionelle Sahne:
Wer schon einmal versucht hat, Biosahne zu schlagen, kennt das Problem: Sie klumpt. Bei konventioneller Sahne ist das nicht so, das Fett ist schön gleichmäßig verteilt. Diese Bequemlichkeit wird aber mit einem hohen Preis bezahlt: Für die Geschmeidigkeit sorgt nämlich der Zusatzstoff Carrageen und der schädigt die Darmschleimhaut. Also lieber Biosahne kaufen und gut schütteln!

Dunkle Schokolade:
Schokoladen mit hohem Kakaoanteil sind eigentlich die gesündere Alternative, da sie weniger Milch und Zucker enthalten, dafür mehr zellschützende Polyphenole aus der Kakaobohne. Leider zählt Kakao aber zu den am stärksten mit Ochratoxinen (Schimmelpilzgiften) belasteten Lebensmitteln.

Laugenbrezeln und -brötchen:
Sie werden in der Regel aus Weizenmehl hergestellt und sind schon deshalb nicht empfehlenswert. Sie haben aber noch einen weiteren Nachteil: Aufgrund der Lauge, die ihnen anhaftet, können diese Gebäckstücke Aluminium aus dem Backblech auslösen. Fragen Sie deshalb Ihren Bäcker, ob er noch solche Bleche verwendet.

Goji-Beere:
Die bei uns als Superfood beliebte Beere mag zwar als Frischware einen hohen Vitamin-C- und Antioxidanziengehalt haben. Zu uns kommt sie allerdings ausschließlich als Trockenfrucht, und zwar in der Regel aus China. Abgesehen von ihrer ungünstigen Klimabilanz fallen Lebensmittel aus China bei offiziellen Kontrollen immer wieder durch überschrittene Pestizidwerte auf. Also stattdessen lieber heimisches Superfood: Sanddorn, Hagebutte oder Aronia!

Bio, saisonal, regional = weniger Gifte, mehr Qualität, mehr Energie

Es versteht sich von selbst, dass die Qualität der Lebensmittel eine wichtige Rolle spielt. Hierbei kommt es nicht nur auf die Frische, sondern auch auf die Herkunft und den Anbau an.

Leider kann auch naturbelassene Nahrung manchmal schädlich sein, und zwar dann, wenn sie verdorben ist. Das gilt insbesondere für Schimmelpilzgifte. Nüsse, Trockenfrüchte, Hülsenfrüchte, Getreide, Kaffee, Tee, Kakao und Gewürze sind davon leider am stärksten betroffen. Hochgiftige Stoffe wie Ochratoxin A, Fusarine und Aflatoxine entstehen bei fehlerhafter Trocknung, Lagerung und Weiterverarbeitung der Ware, vor allem, wenn zu viel Feuchtigkeit vorhanden ist und unsauber gearbeitet wird. Sie sind nieren- und nervenschädigend, zerstören die Mitochondrien und schwächen das Immunsystem. Europaweite Studien haben gezeigt, dass Ochratoxin A im Blut nahezu der gesamten Bevölkerung nachweisbar ist. Die Hauptquellen in unserer Nahrung sind Brot, Kaffee und Bier. Kochen und Erhitzen hilft leider nicht gegen die Übeltäter. Einziger Schutz ist das komplette Meiden.

Vollständig wird das wohl niemandem gelingen, aber um möglichst wenig dieser Gifte aufzunehmen, sollten wir generell auf hochwertige Qualität der Lebensmittel achten. Bio-Produkte sind hier der beste Weg, die Schadstoffe zu minimieren. Die Belastung mit Mykotoxinen (Schimmelpilzgiften) ist bei Bio-Ware deutlich geringer als bei konventionellen Lebensmitteln. Es gibt zwar keine Garantie für absolute Schadstofffreiheit, doch die Bioproduzenten sind zu sorgsamerem Arbeiten gezwungen. Da sie nicht mit Fungiziden (Anti-Pilz-Giften) und Lagerschutzmitteln arbeiten dürfen, müssen sie mehr Wert auf saubere Lagerung und Verarbeitung legen – der beste Weg zur Verhinderung von Schimmel. Wechselnde Fruchtfolgen verhindern darüber hinaus einen Befall mit Schimmel direkt an der Pflanze.

Außerdem hilfreich: bei losen Lebensmitteln genau hinschauen, Verdorbenes wegwerfen, auch mal an den Lebensmitteln riechen. Durch das europäische Schnellwarnsystem wird bereits ein Teil der belasteten Nüsse abgefangen, bevor sie nach Europa importiert werden. In den letzten Jahren sind vor allem Erdnüsse aus Argentinien, China und Ägypten, Pistazien aus dem Iran sowie Haselnüsse generell durch erhöhte Aflatoxingehalte aufgefallen. Kaufen Sie also Bio-Ware und achten Sie auf die Herkunft. Übrigens sind ganze Nüsse deutlich weniger und seltener belastet als gemahlene Ware, nusshaltige Kekse, dragierte oder gewürzte Nüsse. Selbst knacken macht Spaß, man isst weniger, hat keine unerwünschten Zusätze wie Salz, Zucker und Öl und man kann Exemplare mit dunklen Stellen oder muffigem Geruch einfach aussortieren!

Nicht nur bezüglich Schimmelbefall, sondern auch bei anderen Qualitätskriterien schneiden Bio-Produkte besser ab, z. B. bei Pestiziden (Schädlingsbekämpfungsmitteln).

In der konventionellen Landwirtschaft sind in Deutschland 270 verschiedene Pestizide zugelassen. Die klassischen chemischen Pflanzenschutzmittel und Düngemittel sind im Öko- bzw. Bio-Anbau verboten. Um die Pflanzen zu schützen, arbeitet man zum Beispiel mit Nützlingen, Pheromonen oder besonderen Anbautechniken. Wenn Pflanzenschutz nötig ist, dürfen kupfer- und schwefelhaltige Mittel in geringem Umfang eingesetzt werden. Grundsätzlich ist der gesamte Bio-Landbau mit seinen Strukturen darauf ausgerichtet, den Einsatz chemischer Substanzen überflüssig zu machen. Doch Bio ist nicht gleich Bio. Die höchsten Anforderungen gelten bei den klassischen Öko-Verbänden wie Demeter, Bioland oder Naturland. Die Art des Anbaus macht sich natürlich bei den Lebensmitteln bemerkbar: Bio-Obst und -Gemüse ist deutlich weniger mit Pestiziden belastet als konventionelles.

Außerdem ist bei Bio-Lebensmitteln der Einsatz von Gentechnik verboten. Studien zeigen auch eine geringere Nitratbelastung. Und natürlich spielt die Belastung der Umwelt eine wichtige Rolle: Bio-Landbau schützt Boden, Luft und Wasser vor dem Eintrag ungewollter Stoffe. Was heißt das für uns: Gerade während des 5-wöchigen Entlastungsprogramms stehen die Zeichen auf Entgiftung. Bioprodukte sind der beste Garant dafür, sich nicht noch weiter zu belasten.

Wer zusätzlich außerdem noch möglichst saisonal und regional einkauft, tut alles für eine optimale Reife, beste Nährstoffversorgung, kurze Transportwege und umweltschonende Nachhaltigkeit.

Verzicht auf tierische Produkte

Tierisches Eiweiß aus Fleisch, Fisch, Eiern und Milchprodukten ist schwer verdaulich – vor allem, wenn das Verdauungssystem schon geschwächt ist. Das kann dazu führen, dass Nahrungsteile quasi unverdaut im Dickdarm ankommen, wo sie dann zersetzt werden. Im Darm befinden sich Säuerungskeime und Fäulniskeime. Bei einem guten Verhältnis beider zueinander herrscht ein leicht saures Milieu (pH-Wert um 6–7). Sind die Fäulniskeime übermäßig aktiv, verändert sich das Milieu auf ungünstige Weise und es entstehen krankmachende Abbauprodukte, sogenannte Endotoxine, die zuerst die Darmschleimhaut und dann wiederum die Leber belasten.

In der Folge kann es dazu kommen, dass die Darmschleimhaut durchlässig wird und Fremdstoffe in den Körper gelangen. Auf 500 Quadratmetern Schleimhautoberfläche führt unser Darm eine ständige Abwehrschlacht. Er entscheidet, was gut ist und in den Körper darf und was besser ausgeschieden werden sollte. Funktioniert diese Barriere nicht mehr richtig, gelangen zu viele nicht vorgesehene Substanzen (erkannt als Antigene) in die Zellen und sorgen dort für Stress. Es kommt zu einer stillen Entzündung mit der Folge einer chronischen Erschöpfung. Die Mitochondrien sind blockiert. Der gestörte Darm kann die Nährstoffe nicht mehr richtig verwerten, Vitalstoffmängel sind eine weitere Konsequenz der geschädigten Darmschleimhaut.

Fleisch, insbesondere Innereien und Schweinefleisch, enthält entzündungsfördernde Arachidonsäure. Eier enthalten Ovoalbumin, ein Allergen, und ebenfalls Arachidonsäure (im Eigelb). In Käse findet sich reichlich Histamin – ein Entzündungsstoff, der das Immunsystem aus dem Gleichgewicht bringt und für Kopfschmerzen sorgen kann. Allergene tragen generell dazu bei, dass die Darmschleimhaut durchlässig wird.

Zusammenfassend kann man sagen: Unsere Zellen atmen auf, wenn wir sie – zumindest eine Zeit lang – vor all diese belastenden Lebensmitteln bzw. enthaltenen Substanzen schützen. Wenn die Mitochondrien wieder befreit arbeiten können, versorgen sie die Zellen auch besser mit Energie.

Weniger Säuren, mehr Basen

Ein weiterer wichtiger Faktor, warum wir für pflanzliche Kost plädieren, ist der Übersäuerungs-Aspekt. Tierisches Eiweiß ist im Stoffwechsel säurebildend. Pflanzenkost hingegen ist überwiegend basisch. Eine Ernährung, die zu viele Säurebildner enthält – neben Fleisch, Milch und Ei sind das Zucker, Alkohol, Kaffee, schwarzer Tee, Fast Food und alle hochverarbeiteten Lebensmittel mit vielen Zusatzstoffen –, führt über kurz oder lang zu einer chronischen Übersäuerung des Gewebes. Auch hier drohen als Folge eine erhöhte Entzündungsbereitschaft und eine mangelhafte Versorgung der Zellen mit Sauerstoff. Basisch wirkt die Pflanzenkost aufgrund der vielen enthaltenen Mineralstoffe. Diese binden Stoffwechselsäuren, die dann ausgeschieden werden können. Das ist vor allem wichtig für das Bindegewebe, das Blut und somit auch letztlich für die Organe. Denn die Zelle ist nur so leistungsfähig wie das Milieu, das sie umgibt. Ist es zu sauer bzw. das Milieu gestört, wird ein Stoffaustausch immer schwieriger. Sind die Säure-Basen-Verhältnisse hingegen ausgeglichen, arbeiten die Zellen effektiver und können auch Nährstoffe wieder besser aufnehmen und dort einsetzen, wo sie benötigt werden.

Säuren-Basen-Einteilung

Basenbildende Lebensmittel = davon gerne viel:

- Kartoffeln und Kartoffelgerichte (Pellkartoffeln, Suppe, Püree, Bratkartoffeln oder Kartoffelsalat)
- Gemüse (Wurzel-, Blatt- und Fruchtgemüse), frisch gepresste Gemüsesäfte
- Salate (Blattsalate, Kopfsalate)
- Frischkräuter und Gewürze
- Nüsse, Samen, Hülsenfrüchte
- Obst im reifen Zustand, frisch gepresste Obstsäfte, Trockenfrüchte (ungeschwefelt)
- vollwertiges Getreide (immer gegart verzehren), Vollkornnudeln, Naturreis
- gutes Brot (am besten weizenfrei, z.B. Dinkel- oder Roggensauerteigbrot)
- Sojaprodukte ohne Zusatzstoffe (Tofu, Sojajoghurt, Sojadrink)
- pflanzliche Drinks aus Hafer, Mandeln, Reis etc. (ungesüßt und ohne Zusatzstoffe)

Neutrale Lebensmittel = zur Ergänzung in Maßen:

- Butter, Sahne, saure Sahne, Buttermilch (am besten aus Weidemilch)
- native Pflanzenöle wie Lein-, Walnuss-, Oliven- oder Kokosöl
- Wasser (ohne Kohlensäure)
- säurearmer Kaffee

Säurebildende Lebensmittel = weglassen oder reduzieren:

- Fleisch (Rind, Schwein, Lamm, Geflügel), Wurstwaren, Fisch, Meeresfrüchte
- Eier
- Milch und Milchprodukte (Quark, Käse, Joghurt)
- Fertigprodukte (Konserven, Tiefkühl-Gerichte, Trockenfertiggerichte mit Würzmischungen)
- raffinierte Fette (hoch erhitzte Speiseöle, Margarine)
- Zucker und stark gesüßte Produkte (Süßigkeiten, Backwaren, Limonaden, Colagetränke)
- süßstoffhaltige Lebensmittel und Getränke, Light-Produkte
- Weißmehlprodukte (Weißbrot, Brötchen, weißer Reis, helle Nudeln)

- Fast Food (Burger, Pommes, Currywurst, Döner, etc.)
- säurehaltiger Kaffee, schwarzer Tee, alkoholhaltige Getränke

Das Problem mit dem Gluten

Gluten zählt zu den Stoffen, die von vielen Menschen nicht gut vertragen werden. Deshalb sollte es ebenfalls für den 5-Wochen-Zeitraum gestrichen werden. Das Getreideeiweiß ist so schwer verdaulich, dass häufig Gluten-Bruchstücke, sogenannte Gluten-Peptide, im Darm landen. Eine Ursache dafür kann auch eine durch chronische Übersäuerung geschwächte Magenleistung sein. Im Darm angelangt können die Gluten-Peptide wiederum entzündliche Prozesse auslösen und die Darmschleimhaut (eine wichtige Barriere zwischen Darm und Körperinnerem) schwächen. Bei einer Schädigung der Darmschleimhaut gelangen die unerwünschten Gluten-Bruchstücke in den gesamten Organismus. Besonders ungünstig: Im Gehirn ahmen sie körpereigene Botenstoffe nach und können den sogenannten Hirnnebel auslösen: Verwirrtheit, Konzentrationsstörungen, das Gefühl, keinen klaren Gedanken fassen zu können.

Nicht nur Gluten sorgt für Störungen. Sogenannte Amylase-Trypsin-Inhibitoren (ATI) und Lektine vervollständigen den Reigen der Übeltäter im Brot, besser gesagt in klassischen Getreideprodukten. Diese Proteine, die dem Getreidekorn als natürliche Abwehrstoffe gegen Fraßfeinde dienen, führen im menschlichen Körper zu den gleichen Problemen wie Gluten.

Weizen ist in diesem Zusammenhang das problematischste Getreide, da es zur Ertragssteigerung stark überzüchtet ist. Gluten steckt aber auch in Roggen, Gerste und den sogenannten Urgetreiden (Dinkel bzw. Grünkern, Einkorn, Emmer, Hartweizen, Kamut). Hafer kann Gluten enthalten – mit als »glutenfrei« gekennzeichnetem Hafer ist man jedoch auf der sicheren Seite. Glutenfreie Alternativen sind Buchweizen, Amarant, Quinoa, Reis, Teff oder Hirse.

Brot – ein heikles Thema

Warum tritt das Phänomen, dass Brot nicht vertragen wird, in den letzten Jahren immer gehäufter auf? Die Antwort hat mit der modernen Backkultur (oder eher »Unkultur«) zu tun. Schnelles Abbacken, keine oder nur kurze Gehzeiten des Teiges und besonders ATI-haltig gezüchtete Getreidesorten (um Pestizide zu sparen) sind die Gründe für das gehäufte Auftreten der »Brotunverträglichkeit«. Die gute Nachricht: Nach alter handwerklicher Tradition gebackene Sauerteigbrote mit geringem Weizenanteil und sorgfältiger Teigführung werden auch von glutensensitiven (also empfindlichen) Personen bestens vertragen. Langes Gehen und Ruhen des Teiges löst eine Fermentierung aus, die das Getreide für den Menschen besser verdaulich macht. Es lohnt sich also, gutes, handwerklich erzeugtes Brot beim Bäcker des Vertrauens zu kaufen oder mal selbst zu backen. Sauerteigferment ist im Naturkosthandel erhältlich. In diesem Buch finden Sie außerdem ein Rezept für glutenfreie Chia-Brötchen (Seite 44).

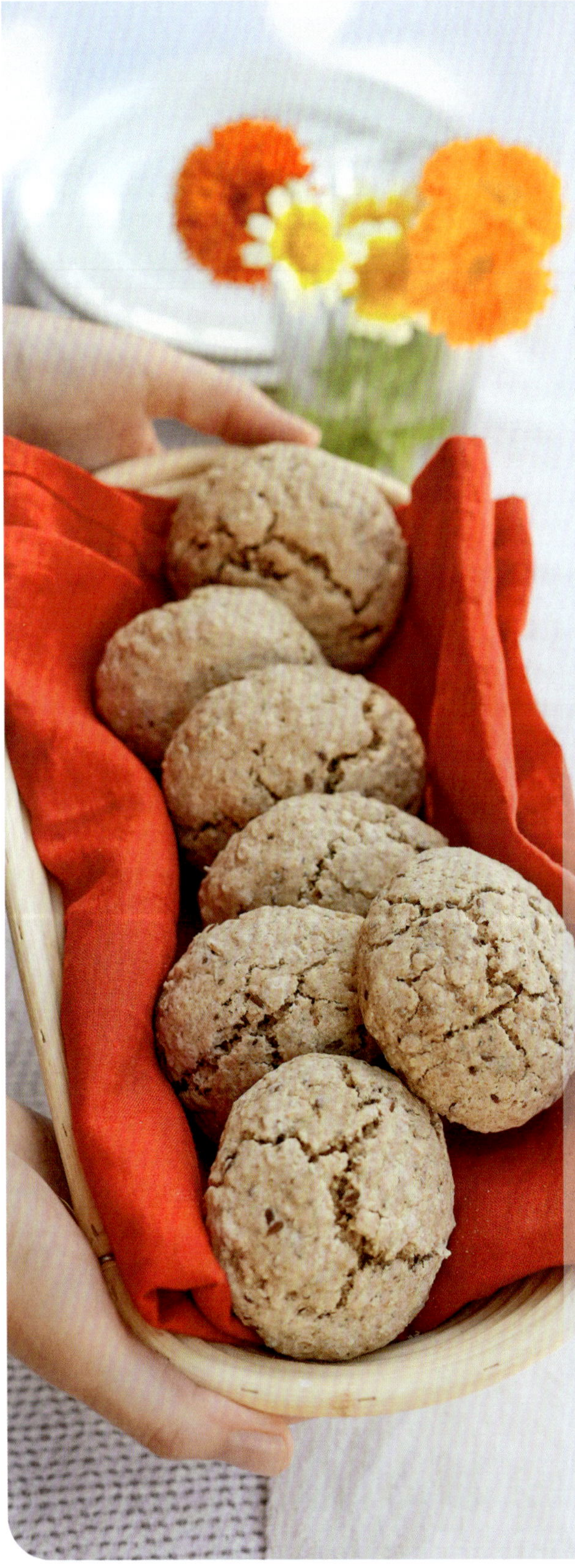

Glutenfreie Chia-Brötchen

Für 8–10 Stück
ca. 20 Min. plus 2 Std. Geh- und Backzeit

½ Würfel oder Päckchen Hefe • 150 g Buchweizenmehl • 2 EL Chiasamen • 100 g Reismehl • 50 g Kartoffelmehl • 100 g feine Haferflocken • 1 Pck. Backpulver • Salz • 1 EL Leinsamen • 1 EL Sonnenblumenkerne • 1–2 EL Olivenöl • Sprudel

- Hefe mit 1 EL Buchweizenmehl mischen, in 5–6 EL lauwarmem Wasser auflösen, gut verrühren und ca. 30 Min. gehen lassen.

- Chiasamen in ein Schälchen geben, mit Wasser gut bedecken und ca. 15 Min. ausquellen lassen, so dass ein Pudding entsteht.

- Mehle, Haferflocken, Backpulver, Salz, Leinsamen und Sonnenblumenkerne in einer Rührschüssel mischen. Vorteig und Chia-Pudding zugeben und unter Zugabe von kohlensäurehaltigem Wasser (Sprudel) und Olivenöl gut verkneten. Nochmals eine Stunde an einem warmen Ort gehen lassen.

- Backofen auf 180 Grad vorheizen. Teig nochmals etwas kneten. Portionsweise abteilen, zunächst zu Kugeln formen, dann etwas flachdrücken und auf ein mit Backpapier ausgelegtes Blech setzen. Auf diese Weise 8–10 Brötchen formen.

- Im Ofen ca. 30 Min. backen. Etwas auskühlen lassen. Lecker mit selbst gemachtem Aufstrich.

Tipp: Für eine süße Variante in einige Brötchen eine Dattel oder Trockenfeige einarbeiten.

Fasten: Die Pause bringt's

Wir haben ausführlich darüber gesprochen, was man essen sollte und was nicht. Wichtig ist jedoch auch, wann und wie oft! Und damit wären wir beim Fasten und seinem »kleinen Bruder«, dem Intervallfasten. Wussten Sie, dass Sie ganz natürlich, ohne große Einschränkungen, die Hälfte Ihres Lebens ohnehin fasten? Nämlich nachts: Ohne Mühe verzichten wir stundenlang auf Nahrung und wachen im besten Fall vollkommen erholt auf. Und zwar, weil wir dem Körper Zeit für wichtige Reparaturaufgaben zur Verfügung stellen. Man kann sich das ungefähr so vorstellen wie im Büroalltag, wenn abends die Putzkolonne alles durchfegt und den Müll entsorgt. Jede einzelne Zelle erstellt im Laufe des Tages eine Art Merkzettel mit allem, was am Ende erledigt werden muss: Zellmembran und deren Antennen (die Rezeptoren) checken, reinigen und reparieren, alte Immunzellen erneuern, verkapselte Entzündungskomplexe aussortieren, Viren- und Bakterienreste entsorgen. Dazu kommt die Zelle aber nur, wenn sie nicht ständig durch Nährstoffe davon abgehalten wird. Beides gleichzeitig geht nicht. Machen Sie also abends frühzeitig Platz für die körpereigene Putzkolonne und verzichten Sie aufs Essen – für möglichst viele Stunden.

Verlängert man die Esspause noch etwas, setzt die Autophagie ein. »Autophagie« kommt aus dem Griechischen und bedeutet in etwa »sich selbst verzehren«. Dieses noch umfassendere Programm findet dann statt, wenn die normale Reinigung abgeschlossen ist. Nun geht es ans Eingemachte. Nach einer entsprechenden langen Nahrungspause (in der Regel sind das 12 Stunden) setzt der Fastenstoffwechsel ein. Der Körper registriert, dass er mit weniger zurechtkommen muss. Und jede Zelle stellt sich darauf ein. Jetzt geschieht etwas Geniales: Die Zellen beginnen zu recyceln! In jeder von ihnen gibt es Unmengen an alten, defekten und degenerierten Bestandteilen. Mithilfe von Enzymen und anderen Stoffen wird dieser Zellmüll, der meist aus Eiweißen besteht, aufgespalten, entsorgt oder umfunktioniert. Besonders beeindruckend: Aus einem Teil der zerlegten Materialien entstehen neue Zellbestandteile. Ein weiterer Teil des aufbereiteten Schrotts kann sogar als Energiequelle genutzt werden. Ist das nicht wunderbar? Dies alles geschieht, während wir friedlich schlummern. Man kann sogar so weit gehen, Autophagie als Verjüngungskur zu bezeichnen.

Öfter einfach mal nichts essen!

Was nachts ganz von selbst abläuft, können Sie noch ausreizen, indem Sie früher zu Abend essen und am nächsten Tag später frühstücken. Dieses Prinzip nennt man Intervallfasten. Das bekannteste Modell heißt 16:8. 16 Stunden wird auf Nahrungszufuhr verzichtet, in den anderen 8 darf man essen. Im Prinzip, was man möchte; besser ist es natürlich, wenn man den Effekt durch basische, pflanzliche Kost noch verstärkt. Doch auch mit etwas kürzeren Intervallen tut man sich schon viel Gutes. Studien haben gezeigt, dass schon bei 12- oder 14-stündiger Nahrungskarenz (Esspause) positive Effekte eintreten. Die Autophagie, die noch über den normalen nächtlichen Regenerationsstoffwechsel hinausgeht, setzt ungefähr nach 12 nahrungsfreien Stunden ein. Wann genau, ist von Mensch zu Mensch unterschiedlich. Durch schwarzen Kaffee, Bewegung und regelmäßiges Fasten können wir den reinigenden Prozess zusätzlich ankurbeln.

Solche Fastenintervalle sollte man möglichst an drei Tagen pro Woche einhalten, um dem

Körper immer wieder die Möglichkeit zur Grundreinigung zu geben. Aber Achtung! Egal, an welches Intervall man sich hält: Ein Glas Wein, ein paar Gummibärchen vor dem Fernseher oder ein Milchkaffee unterbrechen den Fastenzyklus. Tee und Kaffee ohne Milch und Zucker sowie Wasser sind in Ordnung und helfen uns, die Abstinenz zu verlängern. Und das Schöne ist ja: Während der Essensphase darf man wieder genießen!

Zwischendurch Suppe, Smoothies & Co.
Eine andere Möglichkeit des Intervallfastens sind eingeschobene Suppentage, die man sich mit Rezepten aus diesem Buch zusammenstellen kann. Auch Saft- oder Früchtetage zwischendurch bringen die Zellen in Schwung. Wer es organisatorisch schafft und sich dabei wohlfühlt, kann ruhig ein Leben lang zwei solcher Tage pro Woche einplanen. Aber auch schon ein solcher Fastentag pro Woche ist prima! Noch effektiver ist natürlich eine ganze Fastenwoche oder ein 14-tägiger Fastenzyklus. Deshalb beginnen wir unser 5-Wochen-Programm auch mit einer Suppen-Fastenwoche. Man kennt es aus dem Haushalt: Wenn man lange nicht aufgeräumt hat, sind Keller und Dachboden mit Müll verstopft, man muss Kisten und Tüten durchwühlen und alles aussortieren, danach ist eine Grundreinigung fällig. So läuft es auch in der Zelle. Eine Fastenwoche entspricht quasi einem Sperrmülltermin. Danach geht es dann leichter und die normale, regelmäßige Grundreinigung genügt, um alles in Ordnung zu halten.

Intervallfasten und Basen machen fit
Um Ihnen das Fasten – egal in welcher Form – schmackhafter zu machen, wollen wir Ihnen noch ein paar spannende Details verraten, welche positiven Effekte im Körper durch die Esspausen auftreten.

Ständiges Essen hat zur Folge, dass der Blutzuckerspiegel andauernd hoch gehalten wird, nicht absinken kann und auch ständig Insulin (auch »Masthormon« genannt) ausgeschüttet wird. Vor allem die dauernde Kohlenhydratzufuhr in Form von süßen Naschereien blockiert dann den Fettstoffwechsel bzw. den Fettabbau. Es werden nur Kohlenhydrate verbraucht, jedoch kein Fett. Beim Intervallfasten stellt der Körper durch die langen Esspausen wieder auf Fettverbrennung um. Überflüssige Pfunde können endlich schmelzen.

Beim Fasten wird vor allem zuerst das krankmachende Bauchfett abgebaut, das in der Körpermitte und um die Organe herum liegt. Es ist extrem stoffwechselaktiv und sendet ständig Entzündungssignale in den ganzen Körper. Fasten hat einen positiven Effekt auf diese schleichenden, chronischen Prozesse, die ganz heimlich die Zellen stressen und den Menschen müde und kraftlos machen. Esspausen helfen, das entzündliche Störfeuer im Körper zu löschen. Fasten wirkt auf diesem Weg gegen Rheuma, Allergien und andere chronische Entzündungen. Auch der geschwächte Darm, der durch die chronische Entzündung durchlässig geworden ist, profitiert. Sogar der Darmflora nützen die längeren Esspausen. Kommt kein Nahrungsnachschub, werden die guten Darmbakterien angeregt, sich zu vermehren.

Wer zusätzlich basisch isst, entsäuert das Bindegewebe – eine wichtige Voraussetzung für den Abbau von Schadstoffen, Schlacken und damit auch von Körperfett. Durch das Intervall-Fasten kommt der gesamte Stoffwechsel wieder in Gang. Das gilt auch für Nicht-Fastentage: Lange Pausen zwischen den Mahlzeiten und möglichst wenige Mahlzeiten am Tag helfen dem Körper beim Entsäuern und bei der Verdauung.

Chinakohl-Salat mit Orange

Für 1 Person
⏲ ca. 20 Min.

200 g Chinakohl • 1 kleine Orange • ½ rote Zwiebel • 2 EL Pflanzenmilch, z. B. Haferdrink (ungesüßt, ohne Zusatzstoffe) • 1 EL Zitronensaft • 1 EL Sesamöl • Salz • schwarzer Pfeffer aus der Mühle • 1–2 EL Sesamkörner

- Chinakohl putzen und in feine Streifen schneiden. Orange schälen und filetieren. Zwiebel fein hacken.
- Für das Dressing Haferdrink, Zitronensaft, Öl, Salz und Pfeffer verquirlen.
- Vorbereitete Zutaten auf einem Teller anrichten. Dressing darübergeben. Zum Schluss mit Sesamkörnern bestreuen.

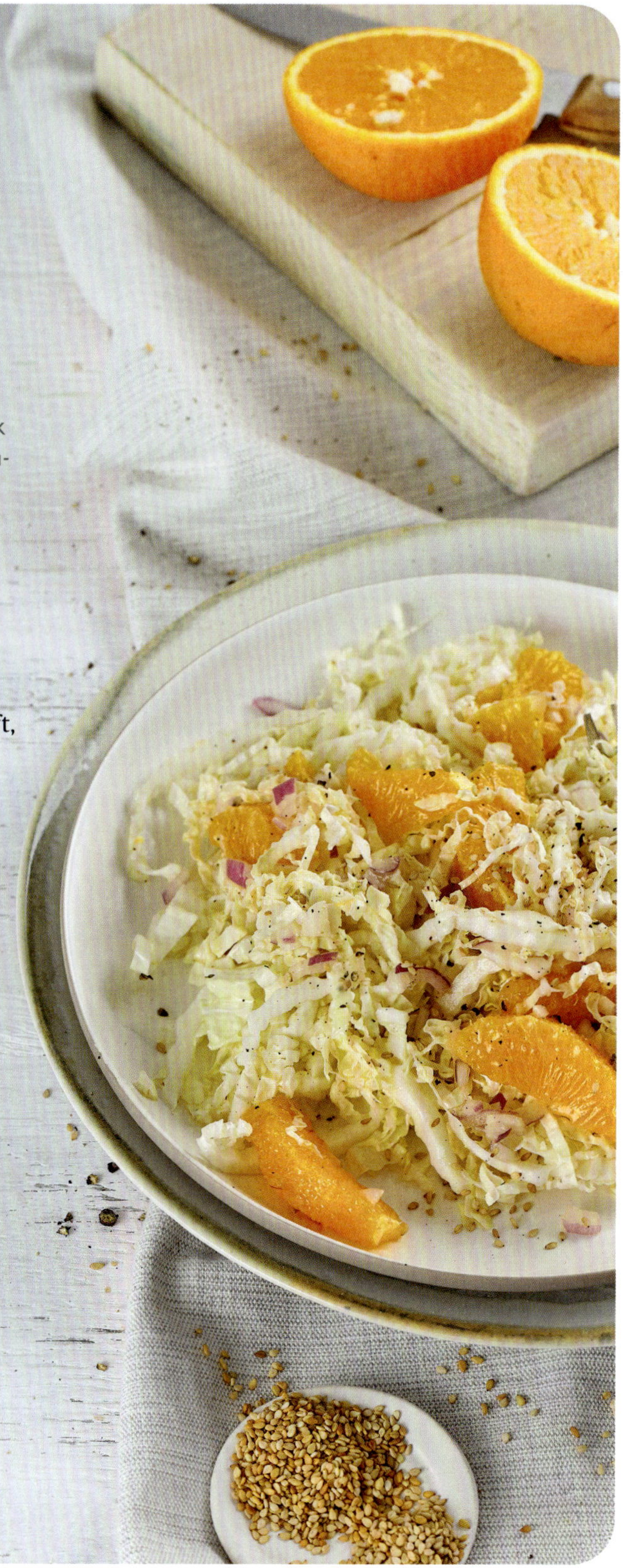

Präbiotika und Probiotika: Gutes für den Darm

Wissenschaftler haben in den letzten Jahren besonderes Augenmerk auf die Bakterienbesiedlung unseres Darms gelegt. Welche enorm wichtige Bedeutung dieses sogenannte Mikrobiom hat, wird immer deutlicher.

Der Darm jedes Menschen wird von sagenhaften 100 Billionen Bakterien besiedelt, von guten und schlechten. Mit unserer Nahrung können wir dazu beitragen, sie ins Gleichgewicht zu bringen und für möglichst große Vielfalt zu sorgen. Je vielfältiger und bunter die Lebensmittelauswahl auf dem Teller, desto vielfältiger auch die Darmflora, die sich etabliert. Sowohl Prä- als auch Probiotika sind gut für die Darmflora. Beide Begriffe leiten sich vom griechischen »biotikos« ab, das so viel bedeutet wie »zum Leben gehörig«.

Probiotika

Unter Probiotika versteht man Lebensmittel, die lebende Mikroorganismen (Bakterien) enthalten, die in den Organismus übergehen. Die besten Effekte erzielt man bei täglichem Verzehr über einige Wochen hinweg. Die enthaltenen Bakterienkulturen gelangen teilweise in den Dickdarm, wo sie sich ansiedeln. Dort verdrängen sie Krankheitserreger, vergären Ballaststoffe und produzieren daraus gesundheitsförderliche Substanzen wie Enzyme, Vitamine und Botenstoffe.

Lebensmittel, die besonders viele Probiotika enthalten, sind fermentierte Milchprodukte wie Naturjoghurt, Kefir oder Sauermilchkäse. Nach dem 5-Wochen-Programm können diese Lebensmittel in Maßen wieder in den Speiseplan eingebaut werden. Es gibt jedoch auch einige vegane Quellen von Probiotika.

Milchsauer vergorenes Gemüse:
Die Säuerung von Gartengemüse wie Gurken, Möhren oder Sellerie ist eine uralte Technik der Haltbarmachung. Mikroorganismen bauen dabei organische Substanzen ab, der pH-Wert sinkt, das saure Milieu entzieht Verderbniserregern die Lebensgrundlage. Ganz nebenbei entstehen schmackhafte Aromen und wertvolle Inhaltsstoffe. Nützliche Milchsäurebakterien vermehren sich. Leider enthalten die meisten eingelegten Gemüseprodukte infolge der Haltbarmachung durch Hitze keine lebenden Kulturen mehr. Lediglich einige Bio-Hersteller (bspw. Voelkel oder Biotta) bieten milchsauer vergorene Gemüsesäfte an, in denen Lebendkulturen erhalten bleiben. Die Alternative: Gemüse selbst einlegen. Anleitungen findet man in Kochbüchern oder im Internet.

Sauerkraut:
Für diese deutsche Spezialität wird Weißkohl durch Zusatz von Milchsäurebakterien fermentiert. Das macht den Kohl besonders bekömmlich. Sauerkraut enthält reichlich probiotische Bakterienkulturen. Achtung: Nur in Frischkraut (aus Reformhaus oder Bioladen) finden sich die wertvollen Bakterien. Bei pasteurisiertem Sauerkraut aus der Dose wurden sie durch die Haltbarmachung abgetötet.

Kanne Brottrunk:
Das Fermentgetränk aus Getreide, Sauerteig, Wasser und Salz stammt ursprünglich aus dem Bäckerhandwerk. In der nicht-pasteurisierten Flüssigkeit sind Milchsäurebakterien in hoher Zahl vorhanden. Darüber hinaus enthält es bioaktive Fermente, säureresistente Hefen und natürliches Vitamin B_{12}. Ralf Moll setzt das Getränk seit 20 Jahren erfolgreich beim Fasten zur Darmsanierung ein.

Präbiotika

Bei den Präbiotika handelt es sich um verschiedene unverdauliche Nahrungsbestandteile (meist Ballaststoffe), die den Probiotika, also den gesunden Darmbakterien, als Futter dienen und auf diese Weise zu deren Vermehrung beitragen. Die erwünschten Bifidus- und Bacteroides-Stämme verarbeiten die Präbiotika durch Fermentation zu kurzkettigen Fettsäuren. Durch diese gewollte Säurebildung sinkt der pH-Wert im Darm und unerwünschte Keime wie Clostridien werden zurückgedrängt. Zu den wichtigsten Präbiotika gehören:

- Galacto-Oligosaccharide aus Hülsenfrüchten wie Bohnen und Linsen sowie Nüssen
- Fructo-Oligosaccharide (Inulin, Oligofructose) aus Schwarzwurzeln, Spargel, Lauch, Artischocken, Chicorée, Kohl, Knoblauch, Zwiebeln und Löwenzahn sowie Hafer
- Schleimstoffe aus Leinsamen, Flohsamen und Chiasamen
- Cellulose in den Randschichten von Getreide (daher stets Vollkorn bevorzugen)
- Beta-Glucane aus Hafer und Gerste
- Pektin aus Beeren, Äpfeln, Birnen, Quitten und Möhren
- Resistente Stärke aus gekochten, abgekühlten Kartoffeln, Nudeln und Reis

Resistente Stärke, einen ganz besonderen Ballaststoff, können Sie in der eigenen Küche produzieren. Sie entsteht in gekochten Kartoffeln, Reis und Nudeln beim Erkalten. Dadurch verändern sich die Stärkemoleküle so, dass unsere Verdauungsenzyme sie nicht mehr spalten können. So wandern sie weiter nach unten in den Dickdarm und dienen dort den »guten« Darmbakterien als Nahrung. Ideal also: Reste von Kartoffeln, Reis oder Nudeln. Auch wenn Sie aus kalten Pellkartoffeln Bratkartoffeln machen, bleibt Ihnen die resistente Stärke erhalten.

Ballaststoffe haben neben ihrer Aufgabe als Bakterienfutter durchaus noch weitere positive Effekte. Studien deuten außerdem darauf hin, dass sie die Verdauung regulieren und das Risiko von Darmkrebs senken. Also lohnt es sich in mehrfacher Hinsicht, täglich auf die Versorgung mit Ballaststoffen zu achten. 40 Gramm sollten es insgesamt pro Tag sein.

Tipp:

Sowohl Prä- als auch Probiotika können nicht nur über natürliche Lebensmittel, sondern auch über Präparate aufgenommen werden. Wer sehr starke Darmprobleme hat, findet unter »Bei Darmfunktionsstörungen und Unverträglichkeiten« (Seite 62) entsprechende Empfehlungen.

Energieräuber erkennen und beheben

In diesem Kapitel wollen wir die wichtigsten »Energieräuber«, also die typischen Krankmacher bzw. Ursachen von Zellleistungsstörungen, vorstellen.

Wir erklären, woher sie kommen, woran man erkennt, ob man betroffen ist und wie man konkret Abhilfe schaffen kann – mit der richtigen Ernährung und Therapie aus der Naturheilkunde.

Die typischen Krankmacher sind:

- chronische Schwermetallbelastung
- chronische Belastung mit Giftstoffen
- Darmfunktionsstörungen
- Nahrungsmittelunverträglichkeiten
- Nährstoffmangel
- Stress
- Elektrosmog

Wichtiger Hinweis: Alle in diesem Kapitel gegebenen Empfehlungen zur Einnahme von Präparaten resultieren aus der langjährigen Erfahrung mit tausenden von behandelten Patienten. Sie können jedoch keine betreute Therapie und andere ärztliche Maßnahmen ersetzen. Stimmen Sie die Einnahme von homöopathischen Mitteln, Nahrungsergänzungsmitteln und pflanzlichen Präparaten mit Ihrem Arzt, Heilpraktiker oder Alternativmediziner ab. Legen Sie ihm die entsprechenden Informationen vor und setzen Sie sie individuell mit ihrem Therapeuten um. Schwangeren und Stillenden raten wir von Therapien auf eigene Faust dringend ab, ebenso Personen mit bekannten Organerkrankungen oder psychischen Erkrankungen.

Krankmacher chronische Schwermetallbelastung

Laut Weltgesundheitsorganisation (World Health Organization, WHO) gehören die Schwermetalle Arsen, Blei, Cadmium und Quecksilber zu den zehn für den Menschen giftigsten Stoffen. Doch wie kommen derart gesundheitsschädliche Substanzen in unseren Organismus? Schwermetalle gelangen bei fast allen Verbrennungs- und vielen industriellen Produktionsprozessen als Feinstaub und Gas in die Atmosphäre. Vor allem die Kohleverstromung, die Herstellung und Verarbeitung von Metallen sowie der Abrieb von Bremsen und Reifen im Straßenverkehr sorgen für eine unablässige Emission dieser Schwermetalle. Einmal in die Umwelt gelangt, reichern sich all diese Materialien in Gewässern, Böden, Pflanzen und Tieren an – und auf diesem Wege auch im Menschen.

Das Problem: Schon geringe Mengen von Schwermetallen im Körper sind schädlich, verursachen jedoch zunächst keine Beschwerden. So können sie sich über einen längeren Zeitraum anreichern, bis schließlich chronische gesundheitliche Probleme auftreten. Diese reichen von zunächst diffusen Symptomen wie allgemeiner Erschöpfung über Allergien, Leberfunktionsstörungen und Verdauungsproblemen bis hin zu psychischen Störungen. Schulmedizinische Diagnoseverfahren laufen oftmals ins Leere, weil eine Schwermetallbelastung nicht in Betracht gezogen wird. Betroffene haben daher häufig einen langen Leidensweg hinter sich, bevor die Ursache ihrer Beschwerden erkannt wird. Wie bei den meisten Umweltgiften sind in der Regel mehrere Schadstoffe im Spiel. Im Fall von Schwermetallen kann dies zu sehr toxischen Wechselwirkungen führen.

Schadstoffe (wie auch Schwermetalle) sind überall. Wir können uns diesen Belastungen nicht vollständig entziehen. Aber die gute Nachricht lautet: Wir können uns schützen, und ein gesunder Organismus ist sehr widerstandsfähig, kann Schadstoffe unschädlich machen und aus dem Körper ausleiten – vor allem, wenn die Mitochondrien gut arbeiten, denn die Kraftwerke unserer Zellen tragen maßgeblich dazu bei, dass die Entgiftung funktioniert.

Diese Maßnahmen, sich vor chronischer Schwermetallbelastung zu schützen, sind am wirkungsvollsten:

- Die Zellen gegen den Dauerbeschuss durch freie Radikale schützen (nicht rauchen, pflanzenbasierte Ernährung, Fastenzeiten einplanen)
- Den Stoffwechsel und das Lymphsystem anregen und regelmäßig entgiften
- Nahrungsmittel meiden, in denen sich Schwermetalle anreichern (zum Beispiel große Fische, Meeresfrüchte, Innereien)
- Medikamente auf den Gehalt von Schwermetallen prüfen und durch biologische Alternativen ersetzen. Bei Impfungen unbedingt die Notwendigkeit prüfen, da manche Impfstoffe geringe Mengen von Schwermetallmischungen enthalten.
- Metalle aus dem Mundraum bzw. Gebiss entfernen. Hier geht es nicht nur um Amalgam, sondern auch um Goldlegierungen sowie Titanimplantate.

Bin ich betroffen?

Die langjährige Praxiserfahrung zeigt, dass die Belastung mit bestimmten Schwermetallen häufig zu spezifischen Symptomen führt. Eine genaue Analyse kann jedoch nur über spezielle Blut-, Urin- und Haaruntersuchungen erfolgen.

Typische Anzeichen sind:

- Allergien und/oder Autoimmunerkrankungen
- Atemwegsbeschwerden
- Bluthochdruck
- Muskel- und Gelenkschmerzen
- Gleichgewichtsstörungen
- Haarausfall, Hautausschlag, Nagelveränderungen
- Herzrhythmusstörungen
- Hyperaktivität, Lese-, Schreibschwäche

- Infektanfälligkeit
- Magen-Darm-Beschwerden
- neurodegenerative Erkrankungen wie Multiple Sklerose, Parkinson, Amyotrophe Lateralsklerose (ALS), Alzheimer und andere Demenzformen
- psychische Störungen wie Stimmungsschwankungen, Depressionen und Angstzustände

Was kann ich tun?

Es gibt diverse Maßnahmen, um chronischer Schwermetallbelastung vorzubeugen oder diese zu behandeln. Die Therapiemethoden reichen von medizinischer Behandlung über Ernährung bis hin zu Mitteln aus der Naturheilkunde. Im Folgenden erläutern wir alle Maßnahmen genauer.

Zahnsanierung

In der Zahnmedizin ist es Standard, Zähne mit Metallen zu versorgen. Leider steht dabei vor allem die Haltbarkeit im Vordergrund. Daher werden noch immer potenziell schädliche Materialien wie Quecksilber- und Goldlegierungen verwendet. Durch mechanische Einwirkung beim Kauen und chemische Prozesse, die durch den Speichel und Nahrungsbestandteile wie Säuren ausgelöst werden, gelangen winzige Spuren der Metalle in unseren Stoffwechsel. Als positiv geladene Metallionen gehen sie mit roten Blutkörperchen, Nervenzellen, Enzymen, Proteinen und vielen anderen Schlüsselsubstanzen unseres Stoffwechsels Verbindungen ein und beeinträchtigen deren Funktion. Als dauerhafte Lösung kommt nur eine Zahnsanierung in Frage, bei der sämtliche Metalle fachgerecht und schonend aus dem Mundraum entfernt werden – ein komplexer Behandlungsablauf, der ausschließlich von spezialisierten Zahnmedizinern durchgeführt werden sollte.

Chelat-Therapie

Weisen Analysen auf eine erhöhte Schwermetallbelastung des Körpers hin und liegen Störungen des Nervensystems vor, wird eine Chelat-Therapie durchgeführt. Chelate sind sogenannte Komplexbildner und werden in spezialisierten integrativmedizinisch arbeitenden Praxen per Infusion verabreicht. Sie zeichnen sich durch eine starke Bindungsfähigkeit aus, so dass die Schwermetalle quasi »eingefangen« und mit dem Urin ausgeschieden werden können (man spricht von Ausleitung). Die Praxis zeigt, dass es sich hierbei um die wirksamste Methode bei akuten und chronifizierten Symptomen einer Schwermetallbelastung handelt.

Haut und Haar checken

Die Haut ist Spiegel der Seele, sagt man. Veränderungen an der Haut, Finger- und Fußnägeln sowie den Haaren sind auf jeden Fall ein Anzeichen dafür, dass etwas nicht stimmt. Reizungen, Flecken, Knötchen oder Juckreiz der Haut, Verfärbungen der Nägel sowie Ausfall und Dünnerwerden der Haare können auf Entzündungen, Herz-Kreislauf-Probleme, Diabetes oder Lebererkrankungen hinweisen, aber eben auch Anzeichen einer chronischen Schwermetallbelastung sein. Bei derartigen Veränderungen sollten Sie einen naturheilkundlich arbeitenden Arzt oder Heilpraktiker konsultieren.

Schwermetalle in Lebensmitteln meiden

Obst und Gemüse sollte man vor dem Verzehr immer gründlich abspülen, bei Salaten und Kohlsorten die äußeren Blätter entfernen. Eher gering mit Cadmium und Blei belastet sind mediterrane Gemüse wie Tomaten, Paprika, Auberginen und Zucchini sowie Gurken, Bohnen, Kürbis und Kartoffeln. Wegen der enthaltenen Polyphenole haben Fenchel, Artischocken, Ingwer, Bärlauch, Zwiebeln, Knoblauch, Sellerie und Koriander sogar entgiftende Wirkung.

Bei Fleisch finden sich vor allem in Innereien wie Leber und Nieren – den Entgiftungsorganen – erhöhte Schwermetallwerte. Sie kommen naturgemäß am stärksten mit den Umweltgiften in Berührung. Leider sind auch unsere Meere belastet. Schwermetalle reichern sich in Fischen, Muscheln und Algen an. Besonders betroffen sind große Fische, die am Ende der Nahrungskette stehen, und fetthaltige wie Lachs, Thunfisch und Makrelen, weil ihr Fettgewebe ein dankbarer Speicher für die Gifte ist. Da die Fettfische wichtig für die Versorgung mit Omega-3-Fettsäuren sind, sollte man sie nicht ganz vom Speiseplan streichen, aber in Maßen genießen (1–2-mal pro Woche). Fische und Meeresfrüchte aus Aquakultur weisen in der Regel eher niedrige Belastung auf. Hier sollte man wegen der Nachhaltigkeit am besten Bio-Ware wählen oder alternativ Fisch aus Wildfang mit dem MSC-Nachhaltigkeitssiegel kaufen. Bei schweren Symptomen im Bereich des Kopfes, wie Schwindel, Migräne und Gedächtnisstörungen, sowie allen entzündlichen und neurodegenerativen Erkrankungen sollte auf Fisch besser komplett verzichtet werden.

Vorsicht bei Konserven

Meiden Sie weitestgehend Lebensmittel aus unbeschichteten Weißblechdosen. Spuren von Schwermetallen, vor allem Zinn, können aus dem Dosenmaterial in die Lebensmittel und anschließend in den menschlichen Stoffwechsel gelangen. Dies gilt insbesondere für säurereiche Produkte wie geschälte Tomaten oder Ananas aus nicht beschichteten Weißblechdosen. Diese Dosen erkennen Sie daran, dass sie innen nicht weiß sind. Im Vergleich zu vollbeschichteten Dosen ist in unbeschichteten Konservendosen der Zinngehalt bis zu 20-mal höher. In angebrochenen Dosen steigt der Zinngehalt infolge der Sauerstoffeinwirkung drastisch an und verdreifacht sich zum Teil nach wenigen Tagen.

Hilfe aus der Naturheilkunde

Unter dieser Rubrik haben wir Substanzen zusammengefasst, die als Bestandteil der orthomolekularen Medizin (Nahrungsergänzung mit wichtigen Wirkstoffen) gelten. Die Empfehlungen resultieren aus jahrelanger Praxiserfahrung. Wenn Sie bei der Verwendung unsicher sind, lassen Sie sich von Ihrem Therapeuten (Arzt oder Heilpraktiker) oder in der Apotheke beraten. Im Folgenden werden die Mittel benannt, im Anhang finden Sie ganz konkrete Dosierungsempfehlungen:

- schadstoffbindende Präparate (wie Huminsäure, Silizium oder Aminosäuren)
- Membrantherapeutika (wie Phosphatidylcholin, Alpha-Lipon-Säure, Coenzym Q10)
- Mittel zur Unterstützung verschiedener Organe (Leber-, Gallen-, Nieren-, Lymphtherapeutika)
- Basenmittel
- Antioxidanzien

Ergänzende Maßnahmen

- Leberwickel: Anwendung wie in Woche 1 des Programms beschrieben.
- Bäder: entgiftende und entsäuernde Fuß- oder Vollbäder mit entsprechendem Basensalz (aus dem Drogeriemarkt). Bei Fußbädern (1 EL) mindestens 90 Minuten, bei Vollbädern (3 EL) 60 Minuten Badezeit einhalten.

- Sauna/Infrarot: 1–2-mal pro Woche saunieren ist eine sehr gute Unterstützung des Entgiftungsprozesses, der hier über die Haut läuft. Nebenbei trainiert man den natürlichen Säureschutzmantel der Haut. Infrarotkabinen haben den Vorteil, dass die entstehende zentrale Temperaturerhöhung von innen heraus und nicht über die Umgebungsluft entsteht.
- Darmschleimhaut regenerieren: Siehe die Maßnahmen in der Fastenwoche unseres Programms.

Krankmacher chronische Vergiftung

Neben den Schwermetallen müssen sich unser Stoffwechsel und unser Immunsystem mit weiteren Schadstoffen auseinandersetzen, die in unserem Wohnumfeld und in vielen Produkten des Alltags zu finden sind.

Einige dieser Gifte werden im Stoffwechsel nicht abgebaut und reichern sich zum Beispiel im Fettgewebe oder in der Knochensubstanz an. Es gibt für alle diese Stoffe zwar Grenzwerte, jedoch wird bei Grenzwerten für einzelne Schadstoffe nicht berücksichtigt, dass wir von vielen Seiten her mit »geringen« Schadstoffkonzentrationen belastet werden. Welche gesundheitlichen Auswirkungen solch ein Schadstoffmix verursacht, ist weitgehend unerforscht.

Wir erläutern die problematischsten Substanzen und zeigen Ihnen, wie Sie sich davor schützen.

Schimmel: Viele Menschen sind sich der Gefahren durch Schimmel bewusst. Schimmelpilze, die an feuchten Wänden wuchern, können zum Beispiel Allergien und Asthma hervorrufen. Schimmel entsteht in schlecht belüfteten Räumen mit hoher Luftfeuchtigkeit. Häufig sind Badezimmer, Schlafzimmer und Kellerräume betroffen.

Formaldehyd: Der Konservierungsstoff gilt als krebserregend, er kann als Klebstoffbestandteil in Holzwerkstoffen, Bodenbelägen, Möbeln und Dämmstoffen enthalten sein. Darüber hinaus findet sich Formaldehyd in Desinfektionsmitteln, Kosmetikartikeln und Textilien. Es ist überdies in Tabakrauch und in der Abluft brennender Kerzen nachweisbar.

Polyzyklische aromatische Kohlenwasserstoffe (PAK): Sie entstehen bei jeder Verbrennung von organischem Material wie Holz, Kohle, Öl, Diesel oder Tabak. Auch Produkte wie Fahrradhandgriffe, Reifen oder Plastikspielzeug können mit PAK belastet sein.

Bei Nahrungsergänzungsmitteln genau hinschauen

In Produkten aus Meeresalgen, Ölsaaten, Mineralerden (wie Kieselerde) sowie ayurvedischen Produkten werden regelmäßig erhöhte Schwermetallgehalte (vor allem von Arsen und Blei) nachgewiesen. Tipp: Das Siegel »Heavy Metal Controlled« des Bundesverbands der Industrie- und Handelsunternehmen für Arzneimittel, Reformwaren, Nahrungsergänzungsmittel und kosmetische Mittel e.V. (BDIH) kennzeichnet Nahrungsergänzungsmittel, die auf Schwermetalle geprüft wurden. Eine entsprechende Produktliste ist unter http://www.ayurveda-bdih.de/produkte.htm abrufbar.

Diese Stoffgruppe ist gesundheitsschädlich, sogar krebserregend. Geräucherte, gegrillte oder stark gebratene Lebensmittel sollten daher gemieden werden.

Pyrethroide: Diese Insektizide, die auf die kleinen Tierchen als Nervengift wirken, sind zum Beispiel in Teppichen (und anderen Wohntextilien) nachweisbar, die gegen Mottenfraß ausgerüstet wurden. Die Toxizität beim Menschen ist gering, akute Vergiftungen treten selten auf.

Lösemittel: In Farben und Lasuren finden sich Lösemittel, die über die Atmung das zentrale Nervensystem angreifen können.

Diethylhexylphthalat (DEHP): Der Weichmacher, der spröde Kunststoffe biegsam und nutzbar macht, findet sich häufig im Haushalt, in Farben und in kosmetischen Produkten. In Tierversuchen konnte nachgewiesen werden, dass DEHP Hoden und Leber schädigt.

Pflanzenschutzmittel: Dazu gehören Pestizide (gegen Schädlinge), Fungizide (gegen Pilze) und Herbizide (gegen Unkraut), die wir in Spuren über den Verzehr von Obst, Gemüse, Fleisch und Fisch aufnehmen.

Parabene: Diese Stoffe werden Kosmetika als Konservierungsstoffe zugesetzt. Das Problem: Sie ähneln in ihrer chemischen Struktur dem weiblichen Sexualhormon Östrogen. Sie werden über die Haut aufgenommen und im Bindegewebe eingelagert und beeinflussen den Hormonhaushalt. Untersuchungen belegen, dass Parabene heute bei jedem Menschen nachgewiesen werden können. Bei Frauen ist die Konzentration aufgrund der häufigeren Verwendung von Kosmetikprodukten erheblich höher. Da Parabene auch in Brustkrebstumoren nachgewiesen werden können und Östrogene an der Entstehung von Brustkrebs beteiligt sind, ist Vorsicht geboten.

Bin ich betroffen?

Die meisten Wohngifte führen zu chronischer Müdigkeit, Übelkeit, tränenden Augen, Schwächegefühl und Kopfschmerzen. Selbst Depressionen gehören in das Krankheitsbild.

Weitere typische Symptome sind:

- innere Unruhe und Überdrehtheit
- Schwindelgefühle und Benommenheit (Hirnnebel, Brain Fog); das Gefühl, neben sich zu stehen
- Stimmungsschwankungen von impulsartiger Aggressivität und Reizbarkeit bis hin zu Lethargie und Teilnahmslosigkeit
- Konzentrations- und Wortfindungsstörungen
- Hautreaktionen wie Tränensäcke und Schwellungen im Gesicht, Neurodermitis und Schuppenflechte

Was kann ich tun?

Neben naturheilkundlichen bzw. homöopathischen Präparaten ist vor allem die richtige Wahl von Kosmetikprodukten wichtig. Darüber hinaus hilft es, das Wohnumfeld genauer unter die Lupe zu nehmen.

Hilfe aus der Naturheilkunde

Gegen chronische Vergiftung werden die gleichen Präparate und Maßnahmen empfohlen wie bei der Schwermetallbelastung (siehe »Hilfe aus der Naturheilkunde«, Seite 160).

Lebensmittel aus biologischer Erzeugung bevorzugen
Die Belastung mit Pflanzenschutzmitteln wie Pestiziden, Fungiziden und Herbiziden ist in Bioprodukten (gegenüber konventionellen Lebensmitteln) nachweislich geringer. Bei der Erzeugung von Lebensmitteln tierischen Ursprungs bestehen zudem strengere Regeln für den Einsatz von Medikamenten wie Antibiotika.

Natürliche Kosmetikprodukte wählen
Zur Erinnerung: Die Haut ist unser größtes Organ. Eine der wichtigsten Aufgaben ist die Entgiftung! Unsere Haut sollte daher nicht mit toxischen Stoffen in Berührung kommen – insbesondere, wenn es große Flächen betrifft, wie bei dem Gebrauch von Körperlotionen. Das Problem: Die meisten handelsüblichen Kosmetikprodukte wie Feuchtigkeitscreme, Bodylotion, Sonnencreme und Make-up enthalten schädliche Substanzen wie beispielsweise Parabene oder auch Silikone, Aluminiumverbindungen, Mineralöle und diverse Nanopartikel, die über die Haut in das lymphatische System übergehen und dort zu chronischen Immunreaktionen und Entzündungen führen können. Bei jeglichen Körperpflegeprodukten sollte man also kritisch die Inhaltsstoffe prüfen, am besten Naturprodukte ohne Konservierungsstoffe im Bioladen oder Reformhaus kaufen oder Naturkosmetik einfach selbst herstellen.

Verzicht auf Raumduft
Studien belegen, dass Duft- und Aromastoffe zu Allergien und Gesundheitsstörungen führen können. Das Umweltbundesamt empfiehlt daher, die Konzentration vermeidbarer Luftinhaltsstoffe in Innenräumen so gering wie möglich zu halten. Dazu gehört auch der Gebrauch von Duftsprays, Duftöllampen und (Duft-)Kerzen. Verdächtigen Gerüchen im Wohnraum sollte man lieber auf den Grund gehen, statt sie durch fragwürdige Duftquellen zu überdecken.

Haus und Wohnumfeld checken
Falls Sie den Verdacht haben, dass Ihre gesundheitlichen Beschwerden durch Wohngifte hervorgerufen werden, sollten Sie sich folgende Fragen stellen:

- Haben Sie in der letzten Zeit neue Möbel, neue Teppiche oder Ähnliches angeschafft?
- Wurden in der letzten Zeit neue technische Geräte wie Telefonanlagen, Computer oder TV-Geräte in Betrieb genommen?
- Haben Sie kürzlich Ihre Wohnung renoviert?
- Haben sich Veränderungen in Ihrem Schlafzimmer ergeben, z. B. ein neues Bett, eine neue Matratze, Vorhänge oder Bodenbeläge)?
- Verbessern sich die auftretenden Beschwerden bei längerer Abwesenheit, zum Beispiel im Urlaub?

Verdichten sich die Hinweise auf Schadstoffe in Wohnräumen, sollten Sie einen auf Umweltmedizin spezialisierten Behandler konsultieren. Darüber hinaus kann ein Gutachten durch eine entsprechende Fachfirma Klarheit bringen.

Im Folgenden haben wir einige hilfreiche Tipps, auf welche Kriterien man bei Möbeln und Co. achten sollte.

Augen auf beim Möbelkauf!

Informieren Sie sich vor der Anschaffung neuer Möbel über mögliche Belastungen durch die verwendeten Materialien und achten Sie auf bestimmte Prüfsiegel, die Ihnen beim Kauf Sicherheit geben.

Prüfsiegel für Möbel:

- Das Gütezeichen RAL-RG 430: In Deutschland einzig anerkanntes Gütezeichen für Möbel aller Art. Unabhängige Prüflabors untersuchen neben Haltbarkeit und Stabilität, Farb- und Lichtechtheit und Fertigungsqualität auch Schadstoffgehalte.
- Der Blaue Engel: Das Umweltzeichen wird vom Umweltbundesamt für verschiedene Produkte und Produktgruppen vergeben. Das Siegel kennzeichnet Produkte, die besonders schadstoffarm sind. Die Anforderungen für Möbel sind identisch mit denen des RAL-Gütezeichen für Möbel.
- Goldenes M: Dieses Siegel wird von der Deutschen Gütegemeinschaft Möbel (DGM) vergeben, die sich aus dem RAL-Institut und deutschen Herstellern zusammensetzt. Das Möbelstück muss die gleichen Anforderungen wie beim Blauen Engel erfüllen. Die Qualität des Produkts wird kontinuierlich überwacht.
- ÖkoControl-Siegel: Der Europäische Verband ökologischer Einrichtungshäuser kennzeichnet mit dem Möbel-Siegel schadstoffgeprüfte Möbel. Getestet wird zudem, ob die Produkte aus nachwachsenden Rohstoffen bestehen und aus nachhaltiger Forstwirtschaft stammen. Die Maßstäbe sind strenger als die gesetzlichen Vorschriften. Auch die Entsorgung des Möbels wird berücksichtigt.
- FSC-Siegel: Holz mit dem Siegel des »Forestry Stewardship Council« stammt aus umweltgerechten, sozial verträglichen und ökonomisch bewirtschafteten Wäldern. Der FSC ist eine gemeinnützige und unabhängigen Organisation, die eine nachhaltige Waldwirtschaft fördert.
- PEFC-Siegel: Das Zertifizierungssystem für Papier- und Holzprodukte garantiert ökonomische, ökologische und soziale Standards bei der Waldbewirtschaftung. Die Überprüfung erfolgt stichprobenartig durch unabhängige Zertifizierungsstellen, die den Weg des Holzes von der Produktion bis hin zum Verkauf kontrollieren.

Darauf sollten Sie außerdem achten:

- Holz: Massivholz ist besser als furnierte oder kunststoffbeschichtete Spanplatten.
- Bodenbeläge: Unbehandeltes Holz, Linoleum oder keramische Fliesen bergen ein geringeres Risiko als Laminat- oder Vinylprodukte.
- Beschichtungen: Vorsicht bei Kunststoffbeschichtungen, Klebern und Lacken.
- Teppiche: Auch wenn selbst Naturstoffe mit Insektenschutzmitteln belastet sein können, sollte man dennoch Wohntextilien aus Naturmaterialien wie Wolle, Baumwolle und Seide bevorzugen.
- Renovieren: Arbeiten möglichst im Sommer durchführen, wenn die betroffenen Räume problemlos über einen längeren Zeitraum gelüftet werden können.
- Lüften: Häufiges, kurzes Stoßlüften ist wichtig gegen Schimmelbildung und hilft, Schadstoffe aus dem Wohnbereich zu eliminieren.

Krankmacher Darmfunktionsstörungen

Über den Darm wird unser Organismus mit allen lebenswichtigen Nährstoffen versorgt. Darüber hinaus stellt eine gesunde Darmflora die beste Gesundheitsvorsorge dar, denn die Leistung unseres gesamten Immunsystems wird zu etwa achtzig Prozent durch den Darm beeinflusst. Alles Fremde – ob Mikroorganismen oder chemische Substanzen – wird dem Immunsystem über das sogenannte GALT (»Gut Associated Lymphoid Tissue«, sprich

Darm-assoziiertes lymphatisches Gewebe) vorgestellt. Besteht Gefahr, werden sofort entsprechende Antikörper gebildet und die Information darüber im gesamten Körper weitergegeben. Auf diese Weise lernt unser Immunsystem, krankmachende Substanzen oder Erreger bereits zu beherrschen, bevor sie Schaden anrichten können. Daraus folgt: Jede Schädigung der Darmflora schwächt die Abwehrkräfte. Vereinfacht dargestellt: Unser Darm muss ständig Entscheidungen treffen: Soll ich diese Substanz weiterschleusen oder schnellstens wieder loswerden? Er muss einerseits erwünschte Nahrungsbestandteile ins Blut aufnehmen, andererseits schädliche Stoffe abwehren und neutralisieren. Wie wir unseren Darm dabei unterstützen, lesen Sie auf den folgenden Seiten.

Diese Stoffe können Ihre Darmflora schädigen:

- Antibiotika (siehe unten)
- Antibabypille
- Chlor (z. B. aus Leitungswasser)
- Konservierungsstoffe (z. B. in industriell verarbeiteten Lebensmitteln, Fertigprodukten)
- Medikamente (wie z. B. Cortison, Magensäureblocker und Entzündungshemmer wie ASS, Diclofenac, Ibuprofen)
- Süßstoffe (zum Beispiel in Light- und Diätprodukten)

Bin ich betroffen?

Darmfunktionsstörungen sind weit verbreitet und äußern sich durch vielfältige Symptome. Im Folgenden nennen wir die wichtigsten Symptome:

Antibiotika: Vernichtung im großen Stil

Antibiotika zerstören zwar sinnvollerweise krankmachende Erreger bei bakteriellen Erkrankungen, aber leider auch nützliche Bakterien in unserem Körperinneren.
Bei jedem Antibiotikaeinsatz wird die Darmflora empfindlich gestört. Sobald die Therapie abgeschlossen ist, beginnt die erneute Besiedelung. Leider nutzen auch krankmachende Keime diese Chance und siedeln sich vermehrt an. Andere, nützliche Bakterien wie Bifidus-Stämme oder Laktobazillen werden verdrängt und sterben ab, Entzündungen stellen sich ein. Fäulnisreaktionen und Pilzwachstum nehmen zu, toxische Stoffwechselprodukte entstehen, vor allem Fuselalkohole und biogene Amine wie das für Pseudoallergien und Juckreiz verantwortliche Histamin. Diese Verbindungen gelangen auf dem Blut-Lymph-Weg in den gesamten Stoffwechsel. Eine krankmachende Kaskade entsteht, die Allergien, Entzündungen, Übersäuerung und Immunschwäche zur Folge haben kann. Auslöser ist das Leaky-Gut-Syndrom, ein durchlässig gewordener Darm, der mit Entzündungen an der Darmschleimhaut einhergeht. Die Folgen: Kurzfristig führt diese Störung zu allergischen Reaktionen (wie z. B. Heuschnupfen und Asthma) und langfristig zu einer Erschöpfung des gesamten Abwehrsystems. Wenn dann die auftretenden Symptome auch noch fälschlicherweise erneut mit Antibiotika behandelt werden, wird der geschwächte Darm weiter geschädigt – ein fataler Teufelskreis.

Durchfall: Pro Tag ein bis zwei Toilettengänge mit wohlgeformtem Stuhl zeichnen eine gesunde Verdauung aus. Drei und mehr Geschäfte mit breiigem bis flüssigem Stuhl deuten auf eine Störung hin. Durchfall ist eine Abwehrreaktion des Darms, die dazu dient, Gift- und Schadstoffe auszuscheiden. Die Ursachen können vielfältig sein. Pilzbesiedlung, Antibiotikabelastung, Nahrungsmittelunverträglichkeiten und chronische Entzündungen kommen in Frage.

Ständiger Stuhldrang: Häufig reizen Mikroentzündungen die Peristaltik und der Darm ist viel zu sehr in Bewegung. Es kann zu krampfartigen Beschwerden und Druckschmerzen kommen, die sich nach der Entleerung bessern.

Darmträgheit: Von Verstopfung sprechen wir, wenn der Stuhlgang nur alle paar Tage erfolgt und man sich nur unter Druck entleeren kann. Oft bleibt auch ein Gefühl ungenügender Entleerung zurück. Gründe finden sich meist in einer ungünstigen Zusammensetzung der Darmflora, oft infolge ballaststoffarmer Ernährung. Durch die lange Verweildauer der Schadstoffe im Enddarm kann es zu einer Rückvergiftung kommen.

Blähungen: Bei der bakteriellen Vergärung bestimmter Nahrungsbestandteile werden Kohlendioxid, Methan und Wasserstoff freigesetzt. Ein Großteil dieser Gase wird durch Blutgefäße in der Darmwand aufgenommen und geruchlos über die Lunge ausgeatmet. Der Rest entweicht als Winde über den After, ein völlig normaler Vorgang. Häufen sich Blähungen, kann dies verschiedene Ursachen haben. Nicht selten führen eine gestörte Darmflora oder chronisch entzündliche Darmerkrankungen zu übermäßiger Gasbildung im Darm. Auch ungesunde Nahrungsbestandteile wie Industriezucker (z. B. aus Süßigkeiten) können eine verstärkte Bildung von Fäulnisgasen nach sich ziehen. Sogenanntes Luftschlucken kann eine weitere Ursache für Blähungen darstellen. Diese sogenannte Aerophagie wird häufig durch ungenügendes Kauen, hektische Nahrungsaufnahme oder Sprechen während des Essens verursacht. Auch kohlensäurehaltige Getränke, Kaugummikauen und Rauchen können dazu führen, dass vermehrt Luft über den Magen in den Darm gelangt.

Leaky Gut: So nennt sich die Erkrankung, bei der die Darmschleimhaut undicht wird, so dass Bakterien, Pilzgifte oder unverdaute Nahrungspartikel in den Blutkreislauf gelangen. Dort führen diese Stoffe zu Mikroentzündungen. Gleichzeitig nimmt die Aufnahmefähigkeit der Darmschleimhaut ab, es kommt zur verminderten Aufnahme von Aminosäuren, Vitaminen, Mineralstoffen, Spurenelementen, essenziellen Fettsäuren und Polyphenolen. Die Folge: Zellleistungsstörungen infolge der Unterversorgung der Mitochondrien und ein entsprechender Energieverlust im gesamten Organismus.

Morbus Crohn und Colitis ulcerosa: Diese chronisch entzündlichen Darmerkrankungen gehen meist mit ähnlichen Symptomen einher, was die Abgrenzung erschwert. Typische Anzeichen sind Durchfall, krampfartige Bauchschmerzen, Übelkeit sowie Abgeschlagenheit und Fieber. Die Entzündungswerte im Blut sind erhöht. Zudem kann es durch diese Erkrankungen zu einem Mangel an Elektrolyten, Eisen und Vitaminen kommen.

Was kann ich tun?

Neben dem Verzicht auf schädliche Substanzen (wie Antibiotika, Antibabypille und Co.) oder der Einnahme pflanzlicher Mittel spielt die Ernährung eine große Rolle für eine gesunde Darmflora. Auf alle goldenen Regeln der »darmfreundlichen Ernährung« gehen wir im Folgenden genauer ein.

Verzicht auf Milch

Kuhmilch ist für viele Menschen aus unterschiedlichen Gründen problematisch. Das liegt zum einen am schwer verdaulichen Casein, dem in der Milch enthaltenen Eiweißkomplex. Das Kälbchen, für das die Milch ja eigentlich bestimmt ist, verfügt ebenso wie seine Mutter über vier Mägen und hat keinerlei Probleme mit Casein. Der Mensch mit nur einem Magen tut sich jedoch schwer. Zum anderen enthält die Milch wichtige Immuneiweiße, die die Mutter ihrem Kälbchen weitergeben möchte. Für unser menschliches Immunsystem sind diese sogenannten Beta-Lactoglobuline nicht gedacht. Kein Wunder also, dass bei vielen Menschen das Immunsystem nicht erfreut auf Milch reagiert. Es kommt zu allergischen Symptomen, die meist nicht mit dem Milchkonsum in Zusammenhang gebracht werden, weshalb die wahre Ursache oft lange unentdeckt bleibt. Dritter Punkt: Milchzucker, besser bekannt als Laktose, kann zu Unverträglichkeitsreaktionen führen. Bei den Betroffenen fehlt das für den Milchzuckerabbau notwendige Enzym (Laktase). In jungen Jahren wird Laktase oft noch in ausreichender Menge produziert, später nicht mehr. Bauchschmerzen, Blähungen und Durchfälle sind die Folge. Egal, ob Unverträglichkeit oder Allergie – die Darmschleimhaut leidet immer. Achten Sie auch auf Fertigprodukte, denn sie enthalten häufig Milcheiweiß als technischen Hilfsstoff. Ein weiterer Grund, lieber selbst frisch zu kochen. Während des 5-Wochen-Programms wird auf Milch verzichtet, danach können Sie sie in Maßen wieder genießen. Besser wäre aber, Sie verzichten auch in Zukunft darauf.

Verzicht auf Zucker

Isolierte Kohlenhydrate wie Zucker machen nicht nur dick und träge, sondern wir »füttern« damit auch Hefepilze wie Candida albicans im Darm, was zu Verdauungsstörungen, Pilzinfektionen, Blasenentzündungen und Hautekzemen führen kann. Denken Sie auch an die vielen versteckten Zucker in verarbeiteten Produkten. Verwenden Sie Zucker nach dem 5-Wochen-Programm nur in Maßen, zum Beispiel zum Abschmecken, nicht massenweise als Zutat.

Mit Probiotika und Präbiotika (Ballaststoffen) den Darm stärken

Die Ausstattung der Darmzellen und die Gesundheit des gesamten Darms hängen mit der Zufuhr von Ballaststoffen zusammen. Bei anhaltendem Ballaststoffmangel wird die Darmschleimhaut allmählich beschädigt bzw. zerstört. Sie wird durchlässig und es kommt zu schleichenden Entzündungen.

Laut Erhebungen des Bundesministeriums für Ernährung und Landwirtschaft (Nationale Verzehrsstudie II) enthält die Nahrung der meisten Deutschen zu wenig Ballaststoffe. Bei 75 % der Frauen und 68 % der Männer liegt die Ballaststoffzufuhr unter dem Richtwert von mindestens 30 Gramm pro Tag. Im Schnitt kommen Männer auf 25, Frauen nur auf 23 Gramm Ballaststoffe. Diese Zahlen könnten erklären, warum Darmfunktionsstörungen so verbreitet sind. Ballaststoffe sind unverdauliche, komplexe Kohlenhydrate, die im Darm durch Bakterien gespalten und durch Fermentation in kurzkettige Fettsäuren umgewandelt werden. Diese Fettsäuren

Apfel-Porridge mit Leinöl

Für 1 Person
ca. 15 Min.

2 EL Reisflocken • 2 EL glutenfreie Haferflocken • 200 ml Hafermilch • 1 kleiner rotschaliger Apfel (z. B. Topaz) • Zimt • 1 TL Leinöl

- Reis- und Haferflocken mit der Hafermilch in einen kleinen Topf geben, ca. 5 Min. quellen lassen.

- In der Zwischenzeit Apfel ungeschält auf einer Küchenreibe grob raspeln.

- Getreideflocken zum Kochen bringen und unter Rühren 5 Min. köcheln. Bei Bedarf noch etwas Wasser zugeben.

- In eine Schale füllen, geraspelten Apfel unterheben. Mit Zimt bestäuben, Leinöl darüberträufeln.

Tipp: Dieses Frühstück ist eine Streichelkur für Magen und Darm! Die im Hafer enthaltenen löslichen Ballaststoffe beruhigen. Der Apfel enthält zusätzlich präbiotisch wirkende Pektine, in der Schale stecken wertvolle Antioxidanzien (OPC). Leinöl schließlich wirkt antientzündlich und schützt die Darmschleimhaut.

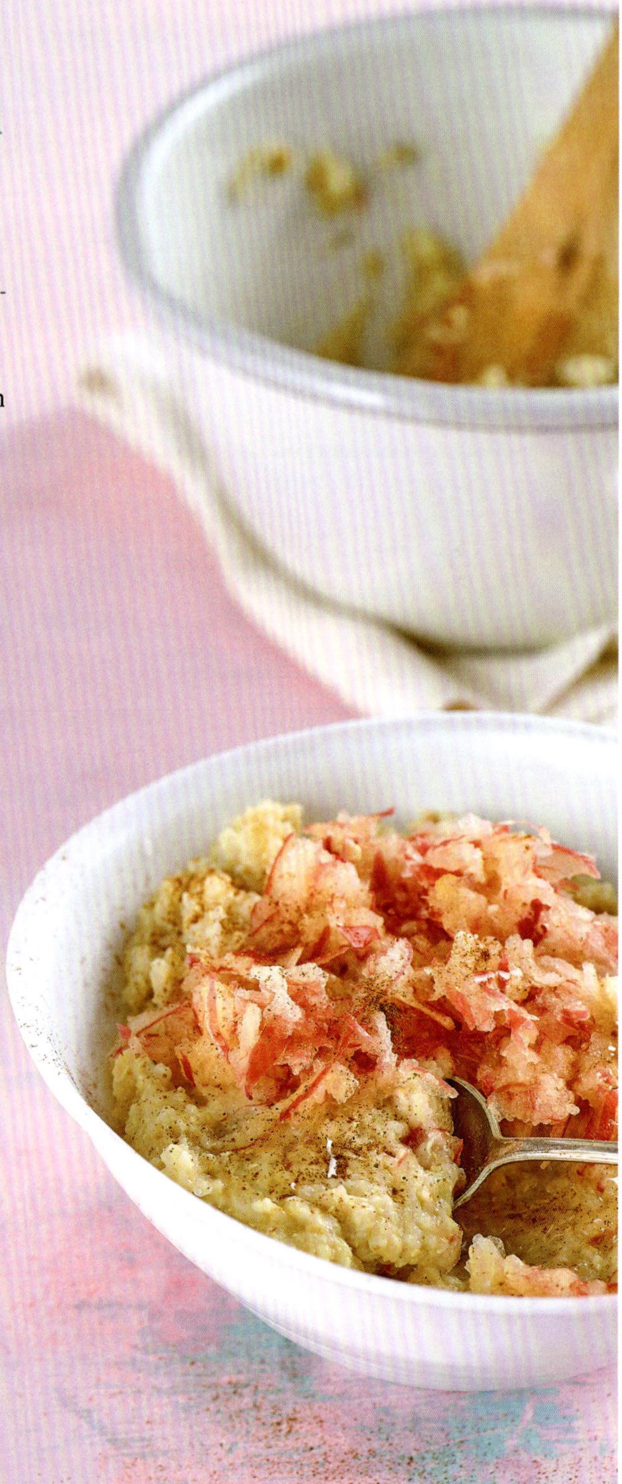

sorgen für die Aufrechterhaltung der Darmbarriere, also einen gesunden Darm. Ballaststoffe kommen nur in pflanzlichen Produkten vor. Reich an Ballaststoffen (Präbiotika) sind Hülsenfrüchte, Vollkorngetreide, Obst und Gemüse. Eine abwechslungsreise, bunte pflanzenbetonte Kost ist die beste Voraussetzung für eine gesunde Darmflora und der beste Schutz des Immunsystems. Der Weg zu einer basischen, ballaststoffreichen Ernährung ist Voraussetzung dafür, Lebensfreude und Leistung wieder zu erlangen.

In welchen Lebensmitteln genau nennenswerte Mengen Pro- und Präbiotika enthalten sind, lesen Sie im Exkurs »Präbiotika und Probiotika« (Seite 48). Probiotika und Präbiotika können jedoch auch als Nahrungsergänzungsmittel (Supplemente) eingenommen werden, genaue Dosierungsanleitungen und Produktnamen finden Sie im Anhang.

Ergänzende Ernährungsmaßnahmen
Kurkuma und Ingwer sowie EPA/DHA-angereichertes Leinöl hilft gegen Entzündungen des Darms. Bauen Sie diese Zutaten also ruhig häufiger mal in Ihren Speiseplan ein.

Hilfe aus der Naturheilkunde
Im Folgenden zählen wir lediglich die gängigen Mittel auf, genaue Anweisungen zu Dosierung und Produkten finden Sie im Anhang.

- Probiotika-Präparate (spezielle Bakterienkulturen)
- Präbiotika-Präparate
- Polyphenole
- Aminosäuren
- Vitamin-Präparate
- Mineralstoff-Präparate

Krankmacher Nahrungsmittelunverträglichkeit

Wenn Menschen sensibel auf bestimmte Nahrungsmittel oder deren Bestandteile reagieren, unterscheidet man zwei unterschiedliche Ursachen. Zum einen kann es sich um eine allergische Reaktion handeln, wie zum Beispiel auf Erdnüsse oder Milch. Das ist dann der Fall, wenn ein bestimmtes Eiweiß eine überschießende Reaktion des Immunsystems auslöst. Zum anderen kann es sich um eine stoffwechselbedingte Reaktion handeln. Häufig liegt es an fehlenden oder defekten Enzymen, wenn Inhaltsstoffe der Nahrung nicht weiter aufgespalten werden können und zu Beschwerden führen. So kommt es zum Beispiel zur Intoleranz gegen Laktose (Milchzucker), Fruktose (Fruchtzucker) oder Histamin. Auf Milch kann man also im schlimmsten Fall doppelt reagieren: Das Milcheiweiß löst dann eine Allergie aus, der Milchzucker eine Unverträglichkeitsreaktion. Auch Nahrungsmittelzusatzstoffe wie Säuerungsmittel, Farbstoffe, Emulgatoren und Konservierungsstoffe können Unverträglichkeitsreaktionen auslösen, die denen einer Allergie ähneln. Mediziner sprechen in diesem Zusammenhang daher von Pseudoallergien.

Sonderfall Zöliakie

Bei dieser auch als Glutenintoleranz bekannten Autoimmunerkrankung reagiert der Organismus auf den Verzehr von glutenhaltigen Speisen mit der Bildung von Antikörpern, die das eigene Darmgewebe schädigen und so zu einer chronischen Entzündung des Dünndarms führen. Bei dieser schweren Krankheit muss vollständig auf Gluten verzichtet werden – eine erhebliche Einschränkung. Das sogenannte Klebereiweiß steckt nämlich in zahlreichen Getreidesorten (v.a. Weizen) und somit in vielen Lebensmitteln wie Brot, Gebäck, Müsli, Nudeln und zahllosen Fertigprodukten. Zum Glück ist Zöliakie sehr selten, hierzulande leidet weniger als ein Prozent der Bevölkerung darunter. Deutlich häufiger tritt die sogenannte Glutensensitivität auf, deren Symptome milder ausfallen, da es dabei nicht zur Produktion von Antikörpern kommt. Betroffene berichten von leichten Verdauungsbeschwerden wie Blähungen, chronischer Müdigkeit, Kopfschmerzen oder Benommenheit. (Zum Thema Gluten und Brot haben wir noch weitere spannende Infos im Kapitel »Die richtige Ernährung«, Seite 32.)

Bin ich betroffen?

Folgende Symptome treten häufig nach dem Verzehr bestimmter Lebensmittel auf und weisen auf eine Unverträglichkeit hin:

- Hautreaktionen wie Juckreiz, Rötungen und Quaddelbildung
- Schwellungen im Gesicht
- heuschnupfenartige Symptome an Nasenschleimhaut und Augen
- Asthma
- Juckreiz und Schwellungen der Mundschleimhaut oder im Rachenraum
- Übelkeit, Erbrechen, Durchfall
- Herzrhythmusstörungen
- innere Unruhe
- Schlafstörungen
- Muskel- und Gelenkschmerzen
- Benommenheit, Schwindel und Kopfschmerzen

Was kann ich tun?

Im ersten Schritt sollte natürlich der Auslöser der Beschwerden identifiziert und gemieden werden. Ist zum Beispiel die Laktose als Ursache der Beschwerden ausgemacht, sollte man Milchprodukte weglassen oder einschränken. Doch die Praxis zeigt, dass Nahrungsmittelunverträglichkeiten häufig als Folge eines bereits geschwächten Immunsystems auftreten. Dann sollte mithilfe eines Arztes geklärt werden, welche Ursachen diese Schwäche hat.

China-Restaurant-Syndrom

Das China-Restaurant-Syndrom wurde erstmals 1968 beschrieben, als ein US-amerikanischer Arzt nach dem Besuch eines chinesischen Restaurants über Symptome wie Mundtrockenheit, Herzklopfen, Kopfschmerzen und Übelkeit berichtete. Als Ursache wurde bald der Zusatzstoff Mononatrium-Glutamat ausgemacht, weshalb die Störung auch als »Glutamat-Unverträglichkeit« bekannt ist. Der Geschmacksverstärker wirkt wie ein Botenstoff im Gehirn und steht im Verdacht, die Nerven zu schädigen und damit mitverantwortlich für Demenz und Alzheimer zu sein. Das ist auch ein Grund dafür, dass fertige Tütensuppen keine Alternative zur selbst gekochten, basischen Gemüsesuppe sind. In dem gefriergetrockneten Pulver sucht man vergebens nach Vitaminen und anderen wertvollen Bestandteilen, dafür enthalten sie reichlich vom Geschmacksverstärker Mononatrium-Glutamat.

Rotationsdiät: Gezieltes Weglassen

Sie haben zum Beispiel das Gefühl, keine Milchprodukte zu vertragen? Machen Sie den Selbstversuch: durch gezieltes Weglassen.

Verzichten Sie für ein paar Tage konsequent auf Milchprodukte. Eine Woche reicht meist aus, dann sollte sich eine Veränderung einstellen. Sind die Magen-Darm-Beschwerden verschwunden oder haben sich deutlich gebessert, ist der Fall klar. Wer ganz sichergehen will, sollte sich die Allergie oder Unverträglichkeit durch eine Blutuntersuchung bei seinem Arzt oder Heilpraktiker bestätigen lassen. Die Rotationsdiät mit Weglassen der wahrscheinlich unverträglichen Lebensmittel hilft beim Aufspüren der Störfaktoren und bei der Wiederherstellung der Darmschleimhaut.

Hilfe aus der Naturheilkunde

Liegen Nahrungsmittelunverträglichkeiten und/oder Allergien vor, ist es wichtig, die Darmschleimhaut zu beruhigen und zu stärken. Eine durchlässige Darmschleimhaut muss wieder »dicht halten«, Entzündungen müssen bekämpft werden. Es gibt eine Reihe pflanzlicher Präparate, die bei Unverträglichkeiten unterstützend helfen können. An dieser Stelle werden nur die Stoffgruppen benannt. Nähere Informationen zu Dosierung und Beispiel-Präparaten finden Sie im Anhang.

- Prä- und Probiotika
- Aminosäuren, Vitamine und Mineralstoffe, Enzyme
- Pflanzliche Entzündungshemmer
- Pflanzenextrakte und Schleimhauttherapeutika

Krankmacher Nährstoffmangel

Nährstoffmangel stellt vor allem für bestimmte Risikogruppen ein Problem dar. Ältere Menschen zum Beispiel ernähren sich oftmals nicht vollwertig, essen zu wenig frisches Obst und Gemüse. Einseitige Ernährung mit Fast Food und Fertigprodukten oder ein erhöhter Nährstoffbedarf in bestimmten Lebenssituationen, wie in der Schwangerschaft und Stillzeit, können ebenfalls zu einem Mangel an bestimmten Nährstoffen führen. So kann es zum Beispiel bei Frauen mit starken Menstruationsblutungen zu einem Mangel am Mineralstoff Eisen kommen. Auch durch bestimmte Ernährungsformen oder Essstörungen kann eine Unterversorgung mit Vitaminen oder Mineralstoffen entstehen.

Doch Nährstoffmangel kann nicht nur durch einen erhöhten Bedarf oder eine unzureichende Zufuhr entstehen, sondern auch durch eine gestörte Aufnahme im Darm, wenn der Körper nicht in der Lage ist, die Substanzen aus den Lebensmitteln zu verwerten. Ein gesunder Organismus mit intaktem Verdauungssystem versorgt sich mit allem, was er braucht. Anders verhält es sich, wenn der Darm geschädigt ist. Ist die Darmflora gestört und die Schleimhaut in Mitleidenschaft gezogen, können nicht mehr alle Nährstoffe aufgenommen werden. Häufig betrifft das wichtige Mikronährstoffe wie B-Vitamine, Aminosäuren, Magnesium, Kalium und Zink. Erschöpfung und Antriebslosigkeit sind die Folgen.

Medikamente als Nährstoffräuber

Die Energieproduktion der Mitochondrien wird durch eine Reihe von Medikamenten empfindlich gestört. Dazu gehören häufig genutzte Arzneimittel wie Säureblocker, Statine (gegen hohe Blutfettwerte), Blutdrucksenker und Antibiotika sowie Präparate aus der Krebstherapie. Menschen, die unter chronischen Erkrankungen leiden und daher dauerhaft solche Präparate einnehmen müssen, sollten ihre Nährstoffversorgung regelmäßig überprüfen. Sollten Sie darauf angewiesen sein, mehrere dieser Medikamentengruppen einzunehmen, so muss ein besonderes Augenmerk auf die Wechselwirkungen gelegt werden. Einige Medikamentengruppen führen zum verstärkten Abbau von Nährstoffen, wie die Tabelle zeigt.

Bin ich betroffen?

Unklare Symptome machen die Diagnose schwierig. Wem bestimmte Nährstoffe fehlen, der muss nicht unbedingt konkrete Symptome zeigen. Oftmals treten zunächst nur allgemeine Beschwerden wie Müdigkeit oder eine höhere Infektanfälligkeit auf. Hält die mangelnde Versorgung über Jahre an, zeigen sich jedoch einige spezifische Symptome, je nach Nährstoff, an dem es fehlt:

- Vitamin-D-Mangel bewirkt oftmals chronische Müdigkeit und depressive Verstimmungen, macht unsere Muskeln müde, die Knochen brüchig und unser Immunsystem schwach.
- Mangel an Folsäure kann Reizbarkeit und Konzentrationsschwäche zur Folge haben. Schwangere und stillende Frauen haben einen erhöhten Bedarf. Da ein Mangel bei Fötus bzw. Säugling zu Fehlentwicklungen führen kann, verordnet der Frauenarzt in der Regel ein Folsäurepräparat. Folsäure ist wichtig für den Abbau von gefäßschädigendem Homocystein. So hat ein Mangel an Folsäure Einfluss auf das Risiko von Durchblutungsstörungen, Herzinfarkt, Schlaganfall, Thrombosen und Embolien.
- Eisenmangel führt häufig zu Kopfschmerzen und Antriebsschwäche. Blässe, Konzentrationsstörungen, Blutdruckschwankungen, Kreislaufstörungen und Enzymschwäche sind weitere Symptome.
- Vitamin-B_{12}-Mangel führt auf Dauer zu Blutarmut (Anämie), was sich in chronischer Müdigkeit und Blässe äußert. Ein Mangel an Vitamin B_{12} zeigt sich lange nicht, hat aber schwerwiegende Folgen: Er führt langfristig zu irreparablen Nervenschäden und krankhaft veränderten Blutkörperchen.
- Magnesiummangel hat zahlreiche Auswirkungen, beispielsweise Müdigkeit, Wadenkrämpfe, Unruhe, Nervosität, Kribbeln oder Taubheitsgefühle in Armen und Beinen. Der Mineralstoff ist einer der wichtigsten Nährstoffe überhaupt, er ist an über 300 Stoffwechselvorgängen beteiligt. Magnesium hilft bei Muskelverspannungen, Faszienproblemen, Migräne, Kopfschmerzen und Sehstörungen. Das Wichtigste: Magnesium wirkt ausgleichend auf das vegetative Nervensystem.

Medikamente können zu Nährstoffmangel führen

Medikament	Mangel an
Antidepressiva	Folsäure, Vitamin B_6 und Vitamin B_{12}
Blutdrucksenker	Magnesium
Cholesterinsenker	Coenzym Q10
Cortisonpräparate	Vitamin D
Orale Kontrazeptiva	Folsäure, Vitamin B_6
Säureblocker	Vitamin B_{12}

- Zinkmangel äußert sich ganz unterschiedlich – von allgemeiner Abwehrschwäche über Hautprobleme und Haarausfall bis hin zu Wundheilungsstörungen. Wie Magnesium ist Zink an weit über 300 verschiedenen wichtigen Stoffwechselvorgängen beteiligt und ist essenziell bei Problemen mit Haut, Schleimhaut und Wundheilung sowie Immunstörungen (wie Allergien oder Autoimmunerkrankungen).

Was kann ich tun?

Am wichtigsten ist es, den Mangel tatsächlich feststellen zu lassen. Wenn Sie vermuten, dass bei Ihnen ein Nährstoffmangel vorliegt, sollten Sie zunächst einen Arzt oder Heilpraktiker aufsuchen, um der Sache auf den Grund zu gehen. Das übliche Blutbild, bei dem lediglich das Serum untersucht wird, reicht hierfür nicht aus. Es kommt darauf an, den Nährstoffgehalt in den Zellen zu erfassen. Erst die sogenannte Vollblutanalyse (eine spezielle Blutanalyse) zeigt, an welchen Mikronährstoffen gegebenenfalls Mangel oder Unterversorgung herrscht. Sobald der Mangel diagnostiziert ist, kann der Therapeut dann gezielt Supplemente verschreiben.

Vitamin B_{12} für Veganer notwendig

Eine ausgewogene, abwechslungsreiche, bewusste vegane Ernährung ist gesund. Die rein pflanzliche Kost bietet viele Vorteile: genügend Ballaststoffe für den Darm, eine Vielzahl entzündungshemmender Substanzen und eine große Menge an Vitaminen und Mineralstoffen. Gleichzeitig ist sie sehr kalorienarm, wenn man sich von den stark verarbeiteten veganen Fertigprodukten fernhält. Veganer sind mit den allermeisten Nährstoffen gut versorgt. Lediglich Vitamin B_{12} bildet eine Ausnahme und darf nicht vergessen werden. Es wird von Mikroorganismen hergestellt, die sich in Tieren, also auch in tierischen Lebensmitteln, befinden. In tierischen Lebensmitteln ist Vitamin B_{12} an Eiweiße gebunden. Von diesen wird es im menschlichen Magen abgetrennt und dort auf einen eigens dafür hergestellten Transporter gesetzt. So gelangt B_{12} in den letzten Dünndarmabschnitt, von wo es ins Körperinnere aufgenommen wird. Ziemlich viele Hürden für so ein kleines Molekül, von dem wir nur winzigste Mengen benötigen! Aber ohne geht es nicht. Ein Vitamin-B_{12}-Mangel zeigt sich lange nicht, führt aber langfristig zu irreparablen Nervenschäden und veränderten Blutkörperchen. Bei Magen- und Darmproblemen ist Vitamin B_{12} immer

Vor dem Mangel kommt die Unterversorgung

Echter Nährstoffmangel war in früheren Jahrhunderten sehr verbreitet. Heute tritt er bei uns selten auf. Doch auch schon eine Unterversorgung, die Vorstufe des Mangels, kann zu Beschwerden führen und vor allem dazu, dass nicht das volle Schutzpotenzial eines Stoffes ausgenutzt werden kann. Beispiel Vitamin D: Ein Mangel verursacht schwere Erkrankungen wie Rachitis und Osteoporose, was selten der Fall ist. Doch Vitamin D schützt vor vielen Zivilisationskrankheiten wie Krebs, Herz-Kreislauf-Erkrankungen oder Demenz. Bei einer Unterversorgung kann Vitamin D nicht seine volle Schutzwirkung entfalten. Bevor es zu eindeutigen Symptomen kommt, kann eine Unterversorgung lange unentdeckt bleiben.

Blaubeer-Smoothie

Für 1 großes Glas
ca. 10 Min.

250 ml Wasser • 150 g Heidelbeeren • 1 EL Mandelmus • ½ Banane • 1 EL Zitronensaft

- Alle Zutaten in einen Standmixer oder ein hohes Gefäß geben und alles zu einem geschmeidigen Smoothie mixen. Nach Belieben mit etwas mehr Zitronensaft abschmecken.

Tipp: Heidelbeeren zählen zu den Früchten mit dem höchsten Gehalt an Antioxidanzien. Auch die restlichen Zutaten liefern Vitamine, Mineralstoffe und wertvolle Fettsäuren. Wer so in den Tag startet, hat wenig Kalorien, aber reichlich gesunde Vitalstoffe auf dem Konto!

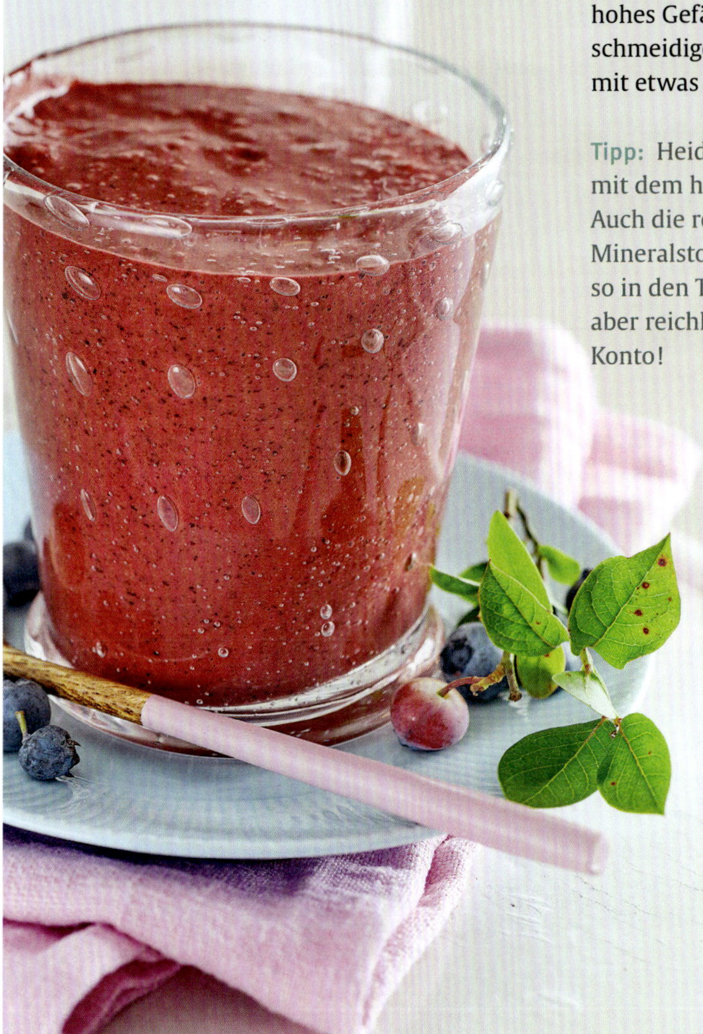

im Auge zu behalten, egal, wie man sich ernährt. Ebenso bei älteren Personen und Menschen, die Magensäure-Blocker einnehmen. Veganer jedoch müssen das Vitamin immer über ein Nahrungsergänzungsmittel zuführen und am besten in regelmäßigen Abständen ihre Blutwerte kontrollieren lassen. Dabei sind zwei Werte relevant: der Gesamt-B_{12}-Wert und das Holo-TC (Holotranscobalamin). So erhalten Sie ein umfassendes Bild Ihrer Vitamin-B_{12}-Speicher.

Tipp: Vitamin-B_{12}-haltige Zahncreme: Eine Studie zeigt, dass es bei Verwendung einer mit Vitamin-B_{12} angereicherten Zahncreme zu einer signifikanten Erhöhung des bioaktiven Vitamin-B_{12}-Anteils im Stoffwechsel kommt. Die Verwendung einer solchen Zahncreme als Ergänzung zu B_{12}-Supplementen stellt für Veganer somit eine gute Möglichkeit dar, einem Mangel an B_{12} vorzubeugen.

Vitamin D mithilfe von Sonne tanken

Vitamin D nehmen wir mit fettreichem Fisch wie Hering und Makrele, Eiern und Milchprodukten zu uns. Das reicht jedoch nicht. Denn nur 10 bis 20 Prozent des Bedarfs decken wir über die Nahrung. Zum Glück können wir das Vitamin durch Sonnenbestrahlung unserer Haut selbst produzieren. Im Sommer also ruhig öfter mal kurz in die Sonne gehen. Da die Sonnenintensität in Herbst und Winter bei uns nicht ausreicht, sind viele Menschen (vor allem ältere und Frauen) von einem Mangel betroffen. Dann ist es empfehlenswert, Vitamin D einzunehmen – etwa in Form von Öl, das besonders gut zu dosieren ist (z. B. über www.fastenshop.de).

Mit Fasten den Darm beruhigen und regenerieren

Zunächst müssen wir einem chronisch entzündeten Darm die Möglichkeit geben, sich zu regenerieren. Wie das geschieht? Ganz einfach: Mit Fasten! Durch den vorübergehenden Nahrungsverzicht kann sich der Darm erholen, Mikroentzündungen abbauen, Giftstoffe ausscheiden und die Schleimhaut neu aufbauen. Das Motto lautet: Heilung durch Ruhigstellung. Denn auch die beste Nahrung verursacht im ersten Schritt Stress für den Darm, weil er sich mit einer körperfremden Substanz auseinandersetzen muss. Erst, wenn der Darm beruhigt ist, kann er das Nährstoffangebot aus den Lebensmitteln wieder voll ausnutzen.

Mitochondrien durch Infusionstherapie aufbauen

In der ganzheitlichen Medizin hat sich die sogenannte Infusionstherapie bewährt. Wichtige Nährstoffe werden dabei unter Umgehung des kranken Darms direkt über die Vene ins Blut und damit in den Stoffwechsel gebracht. Heilung und Aufbau des Darms kann mit dieser Methode in nur vier Wochen erzielt werden. Die Infusionen enthalten B-Vitamine, Aminosäuren, Magnesium, Kalium und Zink – alles Stoffe, die unsere Mitochondrien brauchen.

Krankmacher Stress

Das vegetative Nervensystem steuert autonom (selbstständig) alle lebenswichtigen Prozesse, inklusive Atmung und Herzschlag. Stress wirkt direkt auf dieses System und bewirkt, dass die Hormone Adrenalin und Noradrenalin ausgeschüttet werden. Puls und Muskeltonus erhöhen sich, die Atemfrequenz steigt und die Pupillen weiten sich.

Der sogenannte Sympathikus ist aktiv, also der Teil des Nervensystems, der auf Kampf und Flucht getrimmt ist und Energiereserven abbaut. Das ganze System wird auf Kampf oder Flucht vorbereitet, denn wir reagieren auf Stress noch genau so wie vor Millionen von Jahren. Die Evolution hat uns so auf lebensbedrohliche Situationen vorbereitet – auf die Begegnung mit einem Säbelzahntiger, einem Mammut oder den Kriegern eines feindlichen Stammes. Ist die Gefahr vorüber, wird der Parasympathikus (der für Regeneration verantwortliche Teil des Nervensystems) aktiv. Das ganze Notprogramm wird wieder heruntergefahren, Atmung, Herzschlag und Muskeltonus normalisieren sich.

Ab und zu für ein paar Minuten akuter Stress ist nicht das große Problem. Heute leiden jedoch viele Menschen unter Dauerstress. Stress ist allgegenwärtig. Wir stehen bereits früh morgens im Stau oder stecken in überfüllten U-Bahnen, hetzen den ganzen Tag von Termin zu Termin und nach der Arbeit versuchen wir, den Bedürfnissen unserer Familien gerecht zu werden, was nicht selten ebenfalls in Stress ausartet. Bei Dauerstress wird Cortisol ausgeschüttet, eine Art Langzeitstresshormon. Im Stoffwechsel wirkt Cortisol ebenfalls wie eine Flucht-oder-Kampf-Droge. Häufige Folgen: Muskelverspannungen, Panikattacken, Depressionen, Verdauungsstörungen. Denn unabhängig davon, ob der Stress kurzfristig auftritt oder chronisch ist, die Reaktion unseres Stoffwechsels ist die gleiche: Der Körper schüttet Fibrin, Zytokine, Interleukine und weitere immunaktive Stoffe aus, um

Stress ist Angst ums Überleben

Stress beginnt letztendlich bei jedem im Kopf – in den alltäglichen Gedanken. Stress steht im Prinzip für Angst. Nicht der Stress selbst ruft die körperlichen Reaktionen hervor, sondern die Angst, die auf die stressige Situation folgt. Wenn jemand enormen »Stress im Job« hat, steckt meist die Angst dahinter, den Anforderungen nicht gerecht zu werden. Dahinter wiederum stecken Überlebensängste: die Angst, den Job zu verlieren und die Familie nicht mehr ernähren zu können. Diese Gedankenketten versetzen den Organismus in die sogenannte parasympathische Schockstarre. Der Organismus ist geflutet von Stresshormonen, kann nicht mehr herunterregulieren. Dies kann bis zu Schizophrenie-ähnlichen Zuständen führen. Wenn sich der Parasympathikus – unser Ruhe-Reparatur-System – nicht mehr aktivieren lässt, ist es dem Körper nicht mehr möglich, mit den lebenswichtigen Organen wie Herz und Lunge vernünftig in Interaktion zu treten.

Wenn die Stressantwort des Systems so oft ausgelöst wird, dass es nicht mehr zur Ruhe kommen kann, wird die sogenannte Apoptose ausgelöst, das Suizidprogramm der Zellen. Dabei setzen die Mitochondrien selbst bestimmte Proteine frei, die den Zelltod einleiten. Leichter Stress hingegen ist positiv. Auch Fasten ist zunächst leichter Stress für den Körper, löst aber in der Folge heilsame Regulationsmechanismen aus, wie zum Beispiel die Produktion neuer Mitochondrien, wodurch die Energieproduktion angekurbelt wird.

im Falle einer Verletzung sofort blutstillende und heilende Substanzen parat zu haben. Doch weder kämpfen noch flüchten wir und es treten auch keine Verletzungen auf, wenn uns der Alltagsstress zusetzt. Die dauerhafte Ausschüttung dieser entzündungsfördernden Stoffe führt aber dazu, dass unser Blut dick, klebrig und zäh wird, die Organe durch chronische Entzündungen geschädigt und so in ihrer Leistungsfähigkeit eingeschränkt werden. In der Folge drohen Schlaganfall, Herzinfarkt, Thrombosen, chronische Schmerzen in Muskeln und Gelenken, Migräne, Erschöpfung und Schlafstörungen.

Irgendwann kommt es zu einer Eskalation der Stressreaktion. Die Nebennierenrinde schafft es dann nicht mehr, mit der Produktion von Stresshormonen nachzukommen. Es entsteht ein sogenannter Hypocortisolismus, das heißt, der Organismus bildet nun nicht mehr zu viel, sondern zu wenig Cortisol. Die Folge: Entzündungsvorgänge können nicht mehr ausreichend bekämpft werden, der immunologische Zusammenbruch droht. Viren, Bakterien, Parasiten, Pilze und andere krankmachende Organismen haben nun leichtes Spiel. Es kommt zu weiteren Entzündungsreaktionen in unserem Körper. Die Symptome steigern sich bis zur kompletten Erschöpfung, dem Gefühl, völlig neben sich zu stehen und im Schlaf keine Erholung mehr zu finden. Häufig kommt es zusätzlich zu Allergien, Magen-Darm- und Hauterkrankungen.

Bin ich betroffen?

Zu viel Stress schwächt das gesamte System. Daher können die Symptome sehr unterschiedlich ausfallen. Wie wir reagieren, hängt vom Stresslevel, von der Art des Stresses und von unseren persönlichen Voraussetzungen ab.

Typische Symptome auf körperlicher Ebene sind:

- Herz-Kreislauf-Probleme
- Kopf- und Nackenverspannungen
- Magenschmerzen
- Reizdarm
- Rückenbeschwerden und Schwindel
- Blutdruckstörungen (extrem hohe Spitzen, dann wieder stark abfallende Werte)
- Muskelzucken vor allem im Gesichtsbereich und oberen Extremitäten
- Krampfneigung

Typische Symptome auf seelisch-geistiger Ebene sind:

- Antriebslosigkeit
- Angstzustände
- Panikattacken
- Depressionen
- Müdigkeit
- Reizbarkeit
- Entfremdungsgefühle
- Konzentrationsprobleme
- Schlafstörungen
- Unruhe
- Überforderung
- Gedankenflucht
- Grübelzwang

Was kann ich tun?

Die gute Nachricht: Gegen Stresssymptome kann man auf vielen Ebenen vieles tun.

Resilienz entwickeln

Was genau bedeutet Resilienz? So nennen Psychologen das Immunsystem unserer Psyche. Gemeint ist die Fähigkeit, mit Belastungen wie großem Stress fertigzuwerden. Wie unser körpereigenes Immunsystem benötigt auch die Psyche ein gewisses Training, um in kritischen Lebensphasen gesund zu bleiben. Der Lohn: Wir gewinnen die Erfahrung von »Selbstwirksamkeit«. Damit ist gemeint, dass wir Vertrauen in die eigenen Fähigkeiten entwickeln. Wer sich dieses Vertrauen einmal erkämpft hat, sieht sich nicht als Opfer der Verhältnisse, sondern als »Macher«, als jemand, der sein Schicksal selbst in die Hand nimmt.

Mit den folgenden Maßnahmen können Sie seelisches Immunsystem trainieren.

Kleine Schritte statt großer Sprünge: Definieren Sie realistische Ziele und setzen Sie diese Stück für Stück um. Konsequentes Handeln führt zu einem Bewusstsein von Selbstwirksamkeit und stärkt die mentale Widerstandskraft.

Hilfe nutzen, statt zu scheitern: Um Hilfe zu bitten, ist kein Zeichen von Schwäche, sondern zeigt Mut und Stärke. Außerdem: Die meisten Menschen helfen gern. Entscheidend ist, dass Sie den ersten Schritt tun.

Kontaktpflege statt Alleingang: Pflegen Sie Ihr Netzwerk. Welche Menschen sind Ihnen wichtig? Wann haben Sie diese das letzte Mal gesehen? Nehmen Sie sich vor, jede Woche wenigstens eine Verabredung zu vereinbaren und eine Person zu treffen, die Ihnen guttut.

Eigenverantwortung satt Schuldzuweisung: Jeder ist für seine Emotionen selbst verantwortlich – weder die Umstände noch andere Menschen tragen die Schuld daran. Das ist eine unbequeme Erkenntnis, die jedoch unsere Krisenfähigkeit stärkt.

Lösungsorientierung statt Problemorientierung: Wenn es das nächste Mal kriselt, fragen Sie sich nicht: Warum passiert das immer mir? Stattdessen: Was kann ich tun, um die Situation zu meistern? Was kann ich daraus für die Zukunft lernen? Kann ich auf Lösungen aufbauen, die mir schon in der Vergangenheit geholfen haben?

Hilfe aus der Naturheilkunde

Je nachdem, ob man stressbedingt unter Schlafstörungen, Unruhe und depressiver Stimmung leidet, gibt es verschiedene Wirkstoffe, die man zum Beispiel als Tee, Saft oder Kapseln in der Apotheke oder im Reformhaus beziehen kann. Wir stellen Ihnen hier die Wirkstoffe kurz vor. Konkrete Empfehlungen zur Dosierung finden Sie im Anhang.

- Bei Schlafstörungen/Schlaflosigkeit helfen Melatonin bzw. dessen Vorstufen oder Johanniskraut.
- Bei Unruhe helfen Ashwaganda, Rosenwurz, GABA, Passionsblumenextrakt und Magnesium.
- Bei Antriebslosigkeit/Stimmungsschwankungen helfen Substanzen zur Steigerung von Serotonin und Dopamin.

Krankmacher Elektrosmog

Mit Elektrosmog verhält es sich ähnlich wie mit Radioaktivität: Wir riechen, schmecken, sehen und hören nichts und dennoch ist die Belastung vorhanden. Sie geht von Elektrogeräten, Hochspannungsleitungen und Sendeanlagen für Mobilfunk, Radio und Fernsehen aus und ist heute praktisch allgegenwärtig. Doch auch unser Stoffwechsel nutzt elektrische Energie: Billionen von Körperzellen kommunizieren mittels niederfrequenter elektromagnetischer Signale. Das Problem: Durch die Strahlung von außen werden diese Prozesse gestört. Dieser Stress kann die interzelluläre Kommunikation beeinträchtigen und so zu Störungen in den physiologischen Abläufen führen. Vereinfacht gesagt: Elektrosmog verursacht Chaos in den Zellen und macht auf lange Sicht krank.

Bin ich betroffen?

Zahlreiche Studien deuten auf eine schädliche Auswirkung von elektromagnetischer Strahlung auf das Immunsystem, die Enzymsynthese und das Nervensystem hin. Entsprechend vielfältig können die Symptome ausfallen. Sie reichen von Konzentrationsunfähigkeit, Kopfschmerzen und Schlafstörungen über Schwindel, Tinnitus und Sehstörungen bis hin zu Herz-Kreislauf-Erkrankungen, Krebs und Unfruchtbarkeit. Da die Symptome extrem diffus sind und sich in den seltensten Fällen ein direkter Bezug herstellen lassen kann, empfehlen Naturheilkundler grundsätzlich, Elektrosmog zu minimieren – zumindest im eigenen Umfeld, wo man Einfluss nehmen kann.

Samuel N.

Schlaflos durch Elektrosmog

» *Samuel N., 38 Jahre, leidet nach dem Umzug in eine neue Wohnung unter extremen Schlafstörungen. Zuvor hatte der freie Journalist weder Ein- noch Durchschlafprobleme. Doch seit sechs Monaten fällt das Einschlafen immer schwerer. Samuel wacht zudem mehrmals in der Nacht auf, ist dann unruhig, fühlt sich kribbelig und liegt lange wach. Schließlich wendet er sich an Benjamin Börner. Der vermutet eine Belastung durch Elektrosmog und empfiehlt die Installation eines Netzfreischalters. Da sich leider keine Besserung einstellt, macht der Heilpraktiker einen Hausbesuch. Im Schlafzimmer zeigt sich, dass das Bett mit dem Kopfende an der Wand zur Nachbarwohnung steht. Da Samuel seine Nachbarn bereits kennengelernt hat und guten Kontakt zu dem jungen Paar pflegt, fragt er bei ihnen nach, welches Zimmer an seinen Schlafraum angrenzt. Es handelt sich um die Küche. Hinter der Wand, an der sein Bett steht, befindet sich ein großer Kühlschrank mit Gefriereinheit, daneben ein Mikrowellengerät, das auch in den Nachtstunden häufig benutzt wird, weil beide Nachbarn im Schichtdienst arbeiten. Samuels Kopf befindet sich, während er schläft, also nur wenige Zentimeter von diesen starken elektromagnetischen Feldern entfernt. Nach dieser Erkenntnis stellt er sein Bett auf die gegenüberliegende Seite des Raumes. Schon nach wenigen Tagen bessern sich die massiven Schlafprobleme und normalisieren sich nach zwei Wochen vollständig.* «

Was kann ich tun?

Stromleitungen und die daran angeschlossenen Geräte erzeugen verschieden starke elektrische und magnetische Wechselfelder. Der Unterschied: Elektrische Felder sind auch vorhanden, wenn kein Strom fließt. Anders verhält es sich bei magnetischen Wechselfeldern. Sie entstehen erst, wenn durch die Leitungen und Geräte tatsächlich Strom fließt. Für beide Formen von Energiefeldern gilt: Weniger ist mehr!

Die folgenden 10 einfachen Maßnahmen helfen Ihnen, die Belastung auf ein Minimum zu reduzieren.

- Bevorzugen Sie Geräte, die strahlungsarm, kabelgebunden und gut abgeschirmt sind. Erkundigen Sie sich beim Kauf danach.
- Mobiltelefone sollten möglichst mittels Headset (Kopfhörer und Mikrofon) oder über die Freisprechfunktion betrieben, also nicht direkt am Ohr gehalten werden, denn von Handys geht eine relativ hohe Strahlung aus, und ein Teil dieser Strahlung dringt beim Telefonieren in den Kopf ein.
- Tragen Sie Ihr eingeschaltetes Mobiltelefon möglichst nicht direkt am Körper. Verwahren Sie es stattdessen zum Beispiel in der Handtasche oder Aktentasche.
- Schnurlose DECT-Telefone und -Babyphones sollten so konstruiert sein, dass sie ausschließlich im Bedarfsfall aktiviert werden. Oftmals lässt sich in den Einstellungen ein strahlungsfreier Betrieb im Standby-Modus aktivieren.
- Verzichten Sie möglichst auf Elektrogeräte wie Funkwecker in Schlaf- und Kinderzimmern.
- Lassen Sie sogenannte Netzfreischalter für die Stromkreise in Schlafräumen installieren. So ist gewährleistet, dass nach dem Abschalten aller dort angeschlossenen Verbraucher auch die Netzspannung wegfällt. Sobald zum Beispiel das Licht eingeschaltet wird, fließt der Strom automatisch wieder. Noch besser: Die Sicherungen für die Schlafzimmer nachts komplett ausschalten!
- Wenn möglich, verbinden Sie Ihren Computer sowie Tablet-PC, Handy, Drucker, TV-Geräte etc. nicht über ein WLAN, sondern über ein sogenanntes LAN-Kabel mit dem Internet. Falls ein WLAN benötigt wird, sollte es in der Nacht deaktiviert werden.
- Aktivieren Sie bei allen Geräten (Computer, Handy, Tablet), die Bluetooth-Verbindungen aufbauen, diese Funktion nur, wenn Sie sie auch wirklich benötigen. Häufig sind diese Funktionen werkseitig voreingestellt, obwohl man sie nicht nutzt.
- Als Grundregel gilt: Der Abstand ist dein Freund! Denn die Feldstärke nimmt mit der Entfernung von der Sendequelle ab.
- Smartphones, Tablet-PCs, Computer- und TV-Bildschirme werden heute fast ausschließlich mit stromsparender LED-Technik betrieben, doch das Licht im blauen Wellenlängenbereich stört erwiesenermaßen unseren Schlaf. Etwa zwei Stunden vor dem Schlafengehen sollten Sie auf die Nutzung der genannten Geräte verzichten.

Charlotte S.

Wie die Naturheilkunde bei Schwindel, Erschöpfung und Kraftlosigkeit hilft

» *Charlotte S. kommt im Frühjahr 2020 in die Praxis von Benjamin Börner. Die 46-Jährige arbeitet in leitender Position in einem mittelständischen Unternehmen. Sie ist verheiratet, hat zwei Kinder und liebt sportliche Aktivitäten wie Klettern, Radfahren und Joggen. In der Anamnese berichtet Charlotte, dass sie seit circa sechs Monaten unter bleierner Müdigkeit leidet. Es fällt ihr immer schwerer, morgens aus dem Bett zu kommen. Sie fühlt sich oft wie benebelt, steht neben sich und fragt sich, wie sie den Tag überstehen soll. Vor allem im Job macht ihr der Leistungsabfall zu schaffen. Doch auch das Privatleben leidet und der zuvor so geliebte Sport fällt ihr immer schwerer. Sie leidet außerdem unter einem unerklärlichen Schwindel. Charlotte zieht sich zurück, meidet soziale Kontakte. Obwohl sie den Tag nur mit Mühe übersteht, liegt sie nachts häufig wach und grübelt über ihre Probleme. Als sich neben den Schlafstörungen auch noch Herzprobleme einstellen, konsultiert Charlotte ihren Hausarzt. Die Ergebnisse der schulmedizinischen Diagnostik (Blutdruck, Puls, Großes Blutbild, Belastungs-EKG und normales EKG) ergeben keine Auffälligkeiten. Einzig die Schilddrüsenwerte sind dezent auffällig. Der Hausarzt sieht hier die Ursache für ihre Probleme und verordnet ein Präparat zur Behandlung der Schilddrüsenunterfunktion. Doch Charlottes Symptome bessern sich nicht; im Gegenteil: Es kommen Verdauungsprobleme hinzu. Mal leidet sie unter Verstopfung, mal unter Durchfallattacken. Die Muskeln fühlen sich übersäuert an wie nach einem Marathonlauf, auch die Haut wird mit der Zeit immer unreiner und sie leidet zwischenzeitlich an massivem Haarausfall. Charlotte ist verzweifelt: Offiziell müsste sie kerngesund sein. Doch sie fühlt sich so schlecht wie noch nie! So konsultiert sie B. Börner.*

Der Blick hinter das Offensichtliche: Die integrative Anamnese

Die erste Vermutung des Therapeuten Börner ist, dass es sich bei der Schilddrüsenunterfunktion um eine Folgeerscheinung handelt. Die Symptome deuten auf Zellleistungsschwäche und Enzymmangel hin. Die Selbstregulation des Körpers ist gestört und läuft nur mit großem Energieaufwand ab. Des Weiteren kommt die Energieproduktion in den hormonellen Regelkreisen von Hypothalamus, Hypophyse, Schilddrüse und Nebennierenrinde zum Erliegen. Die Anamnese ergibt, dass sich Charlotte ungefähr sieben Wochen vor dem Beginn der ersten Symptome ihre letzten drei Amalgamfüllungen hat entfernen lassen und dass sie sich noch zwei wurzelbehandelte Zähne in ihrem Kiefer befinden, wovon einer immer wieder beim Kauen wehtut. Es wird eine biophysikalische Ganzkörperfunktionsanalyse durchgeführt – eine schmerzlose Untersuchung, bei der mittels Elektroden Störungen in Organsystemen aufgedeckt werden können, ähnlich einem EKG (Elektrokardiogramm). Dabei zeigt sich, dass Charlottes Organismus stark mit

Fremdtoxinen belastet ist. Außerdem finden sich sogenannte Entzündungsmediatoren, die auf eine chronische Belastung hindeuten. Auch der oben beschriebene hormonelle Regelkreis wird als gestört angezeigt, allerdings mit einem zusätzlichen Hinweis auf die Gebärmutter. Auf Nachfrage erklärt Charlotte, dass sie seit etwa einem Jahr eine Kupferspirale zur Verhütung einsetzt. Um zu begreifen, wie problematisch das ist, muss man wissen, wie die sogenannte Spirale funktioniert: Sie gibt permanent kleine Mengen von Kupferionen ab und löst dadurch eine gewollte, chronische Entzündung aus, worin letztendlich der verhütende Effekt besteht. Dazu ist problematisch, dass Charlotte sich einige Monate nach dem Einsetzen der Spirale die Amalgamfüllungen entfernen ließ, denn durch das Ausbohren ohne entsprechende zahnärztliche Maßnahmen zum Schutz der Mundschleimhaut gelangen Feinstaubpartikel aus Quecksilber, Silber, Kupfer und Zinn in den Organismus. Durch die Kombination von Spirale und Amalgam kommt es zu einer doppelten Belastung durch Metalllegierungen. Die toxische Wirkung der Metalle addiert sich dabei nicht im Stoffwechsel, sondern sie potenziert sich! Das führt auf lange Sicht zu irreversiblen Schäden an der Zellmembran, es gelangen giftige Stoffe ins Zellinnere und schädigen dort die lebenswichtigen Zellkraftwerke. Als Folge ist die Energieversorgung im gesamten Körper empfindlich gestört.

Störfaktoren finden: Die ganzheitliche Labordiagnostik

Um den genauen Grad der Belastung bei Charlotte zu ermitteln, wird ein sogenannter Schwermetallmobilisationstest durchgeführt. Dieser spezielle Test arbeitet mit hochfrequenten Wechselfeldern, um intravenös verabreichte Substanzen in die Zelle hinein- und giftige Stoffe hinauszuschleusen. Parallel dazu wird Charlotte ein Schadstoffbinder (ein sogenannter Chelatbildner) verabreicht. Diese Stoffgruppe ist in der Lage, aggressive Zellmetaboliten und Gifte zu mobilisieren, zu binden und diese über Stuhl und Urin auszuscheiden. Zudem werden die Hormonwerte der Nebenniere mittels eines Speicheltests bestimmt, ein Cortisol-Tagesprofil erstellt sowie ein spezieller, auf weißen Blutkörperchen basierender Nahrungsmittelscreen durchgeführt. Hier werden je nach Wunsch ab 100 Lebensmittel auf systemische Entzündungsreaktionen getestet. Dieser Test ist nicht zu verwechseln mit einem Nahrungsmittelallergietest, bei dem geprüft wird, welche Nahrungsmittel das Immunsystem des Patienten grundsätzlich beschäftigen und schwächen. Aufgrund von Charlottes veränderten Stuhlgewohnheiten wird zusätzlich eine große Mikrobiom-Analyse gemacht. Dabei werden anhand einer Stuhlprobe die bakterielle Besiedelung des Dünn- und Dickdarmes bestimmt und Entzündungszeichen, die Immunleistung des Darms sowie die Verdauungsleistung von Leber und Bauchspeicheldrüse untersucht. Darüber hinaus wird zusätzlich noch die Versorgung mit Mineralstoffen, Vitaminen und Spurenelementen geprüft – und zwar anhand einer intrazellulären Vollblutuntersuchung, die die Nährstoffwerte der Blutzelle (nicht des Blutplasmas) darstellt und somit aussagekräftiger ist.

Osteopathie: Den Menschen wieder gerade rücken

Zu dem ganzheitlichen Untersuchungskonzept von Benjamin Börner gehört außerdem eine umfangreiche neurologische und osteopathische Begutachtung. Hier zeigt sich bei Charlotte eine instabile Halswirbelsäule in dem Bereich, durch den eine für die Hirnstammdurchblutung wichtige Arterie führt. Außerdem liegt bei ihr eine Schädigung des ersten und dritten Halswirbels vor, was darauf hindeutet, dass der Hirnstamm und das Kleinhirn einseitig schlecht durchblutet werden. Im Hirnstamm entspringen wichtige Nerven. In Charlottes Fall kommt dem Nervus vagus eine besondere Bedeutung zu. Dieser gehört zum Parasympathikus, der für Ruhe, Ausgeglichenheit und Entspannung sorgt. Er ist der Gegenspieler zum Sympathikus, der immer aktiv ist, wenn wir Stress haben. Die einseitig geschwächte Durchblutung dieses wichtigen Hirnnervs erklärt, warum Charlotte nicht mehr abschalten und zur Ruhe kommen kann. Ist der Parasympathikus gestört, kommt zum Beispiel auch die Verdauung durcheinander. Sofort nach dieser Feststellung wird eine sanfte manuelle Technik angewendet, wodurch die Fehlstellung der Wirbelkörper behoben wird. Dies führt zu dem unmittelbaren Ergebnis, dass der wochenlange Schwindel wie weggeblasen ist. Als Nebeneffekt ergibt sich zudem eine deutlich verbesserte Sehleistung. Des Weiteren soll Charlotte für die nächste Zeit glutenhaltiges Getreide, Milchprodukte (mit Ausnahme von Butter) und Hefeprodukte vom Speiseplan streichen.

Hormone und Neurotransmitter: Auswertung der Laborergebnisse

Nach zwölf Tagen liegen alle Laborergebnisse vor. Daraus ist abzulesen, dass die Nebennierenfunktion deutlich gestört ist. Im sogenannten Neurotransmitter-Tagesprofil zeigt sich im Morgenwert ein deutlich zu niedriger Wert an Cortisol und Adrenalin. Die Mittags- und Abendwerte zeigen hingegen Cortisol- und Adrenalinspitzen, was die innere Getriebenheit und Unruhe vor allem nachts erklärt, trotz der darüber liegenden bleiernen Müdigkeit. Außerdem findet sich ein Mangel an den Neurotransmittern Serotonin und Dopamin. Serotonin, das Wohlfühl- und Glückshormon, brauchen wir, um uns mental ausgeglichen und stabil zu fühlen. Nachts wird Serotonin in das Schlafhormon Melatonin umgewandelt. Es sorgt für erholsame Tiefschlafphasen. Die Laborwerte bestätigen also die Störung auf der Neurotransmitter- und Hormonachse. Doch wie kommt es zu diesen Störungen? Einerseits durch Stress von außen (Beruf, Familie, Überlastung), andererseits durch chronische Entzündungen, zum Beispiel durch unverträgliche Lebensmittel. Ein weiterer wichtiger Anheizer sind Immunreaktionen gegen Schadstoffe wie Schwermetalle, Pestizide, Fungizide, Herbizide und Weichmacher. Hier zeigt sich bei Charlotte eine Belastung mit Quecksilber, Silber, Nickel und Aluminium. Vor allem Quecksilber und Aluminium schädigen das Nerven- und Hormonsystem. Die Labortests ergeben bei Charlotte auch, dass es infolge der wurzelbehandelten Zähne zu einer erhöhten Belastung mit den Zahngiften

Mercaptan- und Thioäther gekommen ist. Über die Dentinkanälchen gelangen sie permanent in den Organismus. So entsteht ein entzündlicher Grundzustand im gesamten Organismus – man spricht von einer stillen Entzündung. Der Körper reagiert nun mit der vermehrten Ausschüttung des antientzündlichen Hormons Cortisol, und zwar permanent. Doch irgendwann ist das System erschöpft, es kann nicht mehr ausreichend Cortisol zur Verfügung stellen. Dann spricht man von einer sekundären Nebennierenschwäche, die zu dem von Charlotte beschriebenen typischen Tagesverlauf führen: Morgens fehlt Cortisol, sie ist müde und kommt nicht in die Gänge, dafür wird abends zu viel ausgeschüttet, sie kann nicht schlafen und ist unruhig.

Der Wiederaufbau durch Rundumbehandlung

Charlotte wird nun auf der Basis des 360-Grad-Konzeptes behandelt. Anfänglich wird die Produktion von Mitochondrien durch hochfrequente Wechselfelder stimuliert. Parallel werden hochdosierte, an Charlottes Bedürfnisse angepasste Infusionen gegeben, bestehend aus Aminosäuren, Vitaminen und Mineralstoffen sowie spezielle Schwefelverbindungen. Charlotte stellt zudem ihre Ernährung nach den genannten Vorgaben um und nimmt darüber hinaus als Nahrungsergänzungsmittel Zink, Kupfer, Selen, Mangan, Chrom und Jod für den Darm, die Zellmembran und die Enzymsysteme. Des Weiteren bekommt Charlotte ein pflanzliches Mittel gegen Stress verordnet. Es enthält Astragalus, Rosenwurz, American Ginseng und Schisandra und wirkt regulierend bei Überreizung und Erschöpfung. Außerdem wird Charlottes kompletter Neurotransmitterhaushalt durch die Gabe verschiedener Neurotransmittervorstufen (eine Mischung aus Aminosäuren und Vitaminen) neu formiert. Die wurzelbehandelten Zähne werden von einem Experten für biologische Zahnmedizin gezogen und durch Keramikimplantate ersetzt. Auch die Spirale wurde aus der Gebärmutter entfernt.

Das Ergebnis: Die Rückkehr der Lebenskraft

Bereits kurz nach Abschluss der 360-Grad-Behandlung erlebt Charlotte eine deutliche Erholung. Ihre Lebensfreude kehrt zurück, sie treibt wieder regelmäßig Sport und auch ihr sportlicher Ehrgeiz kommt wieder. Nach nur zwölf Wochen des Therapieprogramms ist Charlotte ganz die Alte. Sie hat inzwischen Gefallen daran gefunden, sich gesund zu ernähren und kleine Entgiftungskuren zwischenzuschieben. Bei der Kontrolluntersuchung nach sechs Monaten teilt Charlotte mit, dass sie sich noch nie in ihrem Leben so kraftvoll, vital und ausgeglichen gefühlt hat. Übrigens: Schon nach zehn Wochen konnte das vom Hausarzt verschriebene Schilddrüsenersatzhormon abgesetzt werden.

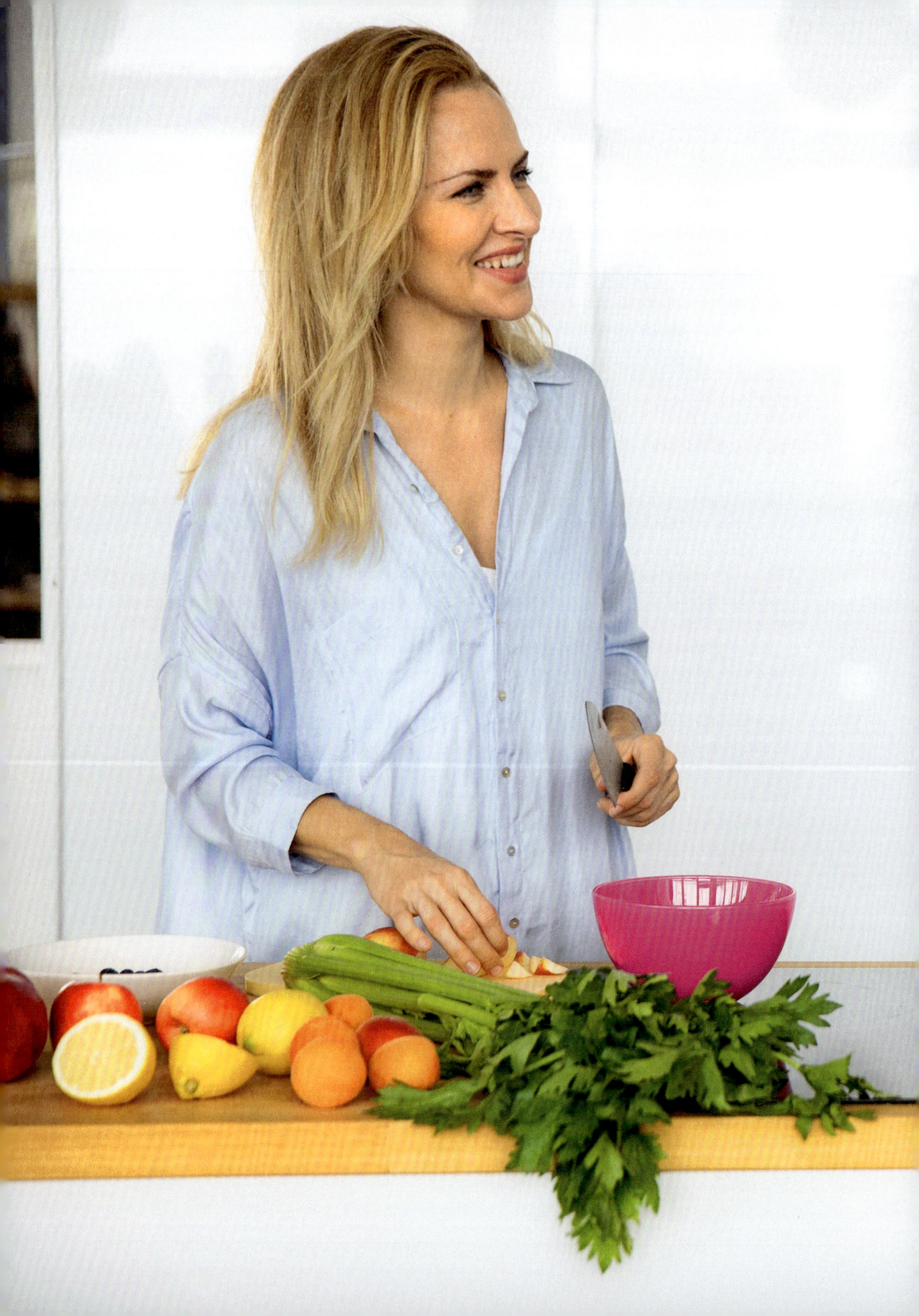

Das Programm: Neustart in 5 Wochen

Von Fasten über Sport bis Entspannung – in den fünf Wochen des Programms ist alles dabei, was Sie brauchen, um wieder rundum energiegeladen zu sein.

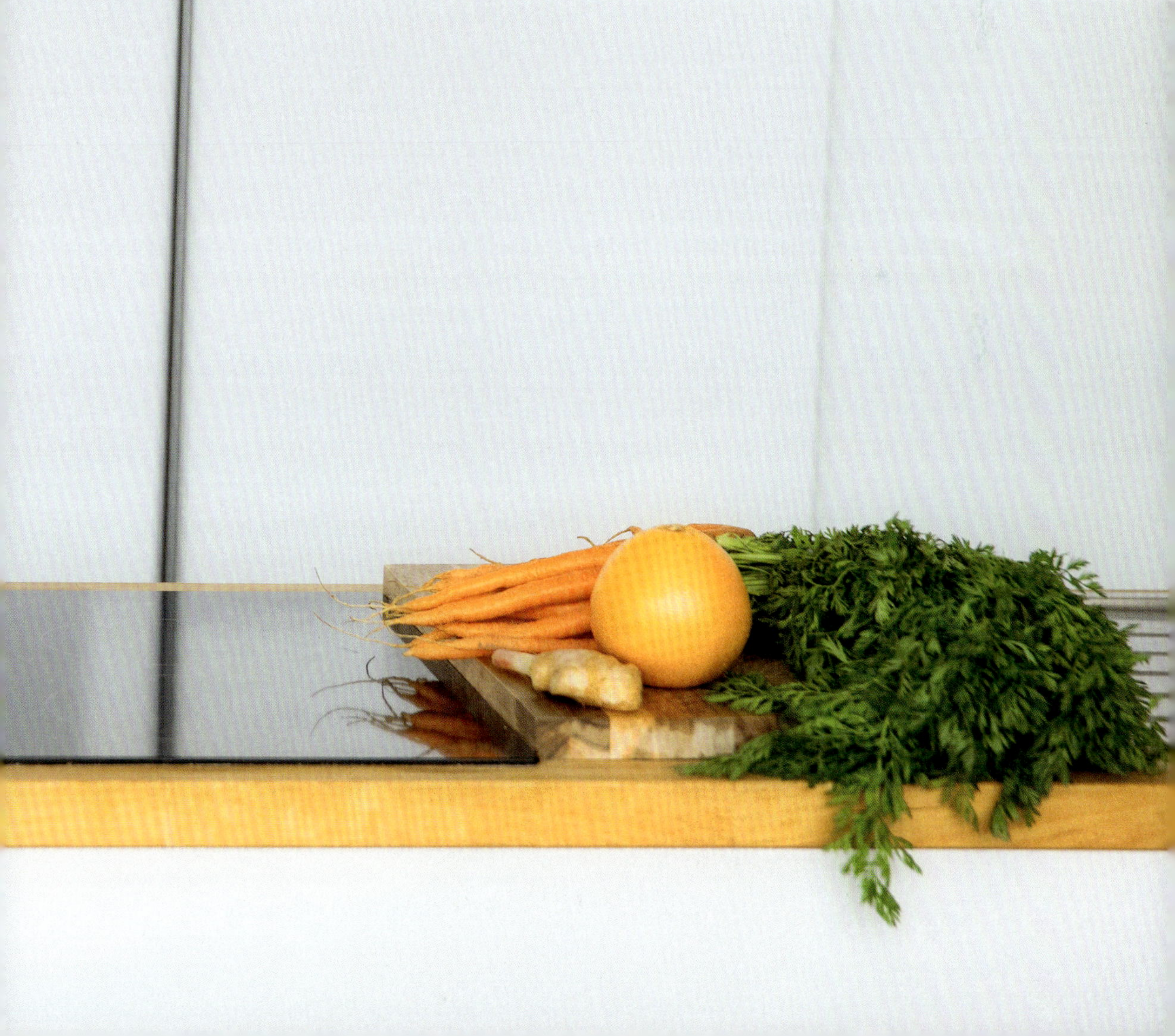

Woche 1: Die Fastenwoche

Das Programm dieser Woche besteht im Suppenfasten mit viel basischem Gemüse und wärmenden Gewürzen.

Das Thema zu Beginn des Energieprogramms ist Entlastung, Entspannung und Regeneration. Keine Angst: Suppenfasten heißt nicht, dass Sie hungern müssen. Im Gegenteil: Sie dürfen sogar ziemlich viel essen; nämlich bis zu 6 Teller Suppe pro Tag. Aber alles basisch, alles pflanzlich und alles möglichst warm! Damit bleibt man unter 600 Kalorien (kcal) täglich und gelangt so optimal in den Fastenstoffwechsel.

Das Energieprogramm für diese Woche

Suppenfasten mit basischem Gemüse und wärmenden Gewürzen:

- Ausscheidungsorgane unterstützen
- dreimal täglich eine warme Suppe
- Entgiftungsförderndes Begleitprogramm
- täglich Bewegung
- Entspannung nicht vergessen

Warum Suppenfasten? Diese Form hat sich in der langjährigen Praxiserfahrung von Ralf Moll als die verträglichste Form des Fastens überhaupt herausgestellt. Sie bietet etwas mehr Substanz und die schonende Zubereitung garantiert beste Bekömmlichkeit. Abwechslungsreiches Gemüse, Kartoffeln und Hülsenfrüchte liefern ein breites Spektrum von Vitalstoffen. Wärmende Gewürze wie Kurkuma, Ingwer, Kardamom und Pfeffer wirken heilend und steigern das Wohlbefinden.

Suppenfasten ist besonders geeignet für Personen

- mit Magen-Darm-Problemen,
- mit geschwächtem Immunsystem (Infektanfälligkeit),
- mit überreagierendem Immunsystem (Allergien),
- mit chronischen Störungen oder Erkrankungen,
- mit gestörtem Wärmehaushalt,
- die generell empfindlich reagieren und
- die erschöpft und kraftlos sind

Was geschieht beim Fasten im Körper?

Vielleicht kommt Ihnen jetzt folgende Frage in den Sinn: »Ich fühle mich erschöpft und soll jetzt auch noch auf Nahrung verzichten? Dann werde ich ja noch schlapper! Wie soll das funktionieren?« Wir können Ihnen versprechen, dass das nicht passiert. Denn Sie geben Ihrem Körper zunächst einmal die nötige Zeit, um Altlasten loszuwerden. Das ist die Voraussetzung dafür, dass wieder neue Energie entstehen kann. Durch die Entlastung kommt der Magen-Darm-Trakt zur Ruhe. Die Darmflora wird wieder aufgebaut und die Darmschleimhaut gestärkt, so dass die Barriere zwischen Darm und Zellen wieder funktioniert. Ein Nebeneffekt des erholten Darms: Vitalstoffe aus der Nahrung können wieder besser aufgenommen werden, das hebt das Energieniveau.

Alles muss raus – durch Entgiftung und Ausscheidung

Der zweite wichtige Effekt beim Fasten ist die Ausscheidung. Alle wichtigen Entgiftungsorgane arbeiten jetzt zusammen, um möglichst viele unerwünschte Stoffe aus dem Körper zu schleusen. Mit den folgenden Maßnahmen unterstützen wir unsere Entgiftungsorgane.

- Darm: weniger und leichter verdauliche Nahrung, längere Esspausen
- Leber: Verzicht auf Genussgifte, Verzicht auf allergen- und entzündungsfördernde Nahrung, Leberwickel-Anwendung
- Nieren: reichlich stilles Wasser sowie kalorien- und kohlensäurefreie Getränke (z. B. Kräutertee) trinken
- Lungen: viel Bewegung an der frischen Luft
- Haut: Bürstenmassagen, Verzicht auf verklebende Kosmetika (vor allem Bodylotion, Sonnencremes; besser sind naturbelassene Körperöle)

Wenn wir mit dem Fasten beginnen, holt sich der Körper in den ersten 24 Stunden die Energie aus den Glykogenspeichern (körpereigene Zuckervorräte), vor allem der Leber und der Muskulatur. Danach setzt die Fettverbrennung und die Verarbeitung von Eiweißen aus verschiedenen Zellen ein. Um den Abbau von Muskeleiweiß zu reduzieren, ist jetzt tägliche Bewegung besonders wichtig. Das Gehirn benötigt aber Glukose (Zucker), um zu funktionieren. Dafür hat der Körper einen cleveren Trick parat: Ab dem zweiten Fastentag bildet er bei der Fettverbrennung sogenannte Ketonkörper. Aus diesen Stoffen versorgen sich Hirn und Nerven mit Energie. Wertvolles Eiweiß als Energiequelle kann verschont werden.

Im Fastenstoffwechsel fallen viele Säuren an, die wir möglichst schnell ausscheiden sollten. Wir unterstützen die Nieren deshalb mit viel Wasser und Tee. Basische Gemüsesuppen unterstützen den Prozess durch reichlich enthaltene Mineralstoffe wie Kalium, Magnesium oder Calcium, die beim Puffern der Säuren helfen. Außerdem können durch das Fasten nach und nach Altlasten aus Zellen, Organen und Bindegewebe abgebaut werden. Dazu gehören:

- überflüssige Fettsäuren aus dem Hüftbereich
- überhöhte Blutfette
- saure Salze aus dem Bindegewebe
- Darmfäulnisprodukte (zum Beispiel Ammoniak aus dem Eiweißstoffwechsel)
- Entzündungsstoffe aus dem Immunsystem

- Eiweißschlacken aus der Zelle
- alte, kranke Zellen und Zellbestandteile wie Mitochondrien
- Lebensmittel-Zusatzstoffe (zum Beispiel Farbstoffe, Emulgatoren)
- Umweltgifte (aus Lacken, Teer, Abgasen)
- Medikamentenrückstände (z. B. Narkosemittel)
- Schwermetalle wie Quecksilber, Blei, Cadmium

In den Zellen findet jetzt ein Feuerwerk der Erneuerung statt. Die schon beschriebene Autophagie (Selbstreinigung) setzt ein. Die Verdauungsarbeit tritt in den Hintergrund, dafür können Regenerationsprozesse umso intensiver ablaufen. Eiweißschlacken werden aus den Zellen entfernt, es wird aufgeräumt, gereinigt und regelrecht entmüllt. Es entstehen vermehrt neue Mitochondrien, und die bilden wieder mehr ATP, unseren Supertreibstoff. Schon nach einer Woche sind erste Effekte spürbar. Aus der Fastenpraxis ist bekannt, dass dieser Energieschub bis zu drei Monate anhalten kann. In den Folgewochen wird der Prozess durch unser Programm verstärkt.

Die Suppenwoche: Vorbereitung

Am besten beginnen Sie bereits zwei bis drei Tage vor dem eigentlichen Fasten mit einer Ernährungsumstellung. Versuchen Sie, tierisches Eiweiß stark zu reduzieren oder schon vollständig wegzulassen, sprich: Fleisch, Fisch, Milchprodukte und Eier sind tabu. Das Gleiche gilt für alkoholische Getränke. Vielleicht gelingt es Ihnen auch schon, insgesamt weniger zu essen. Achten Sie auf lange Pausen zwischen den Mahlzeiten, beschränken Sie sich auf nur drei Mahlzeiten pro Tag. Gleichzeitig sollten Sie beginnen, mehr zu trinken, mindestens 1,5–2 Liter pro Tag: stilles Wasser und beruhigende Kräuter-, Basen- und Gewürztees. Nehmen Sie sich Zeit, um sich optimal auf das Fasten vorzubereiten. Ideal ist eine Urlaubswoche, dann können Sie sich in Ruhe um alles kümmern und profitieren umso mehr. Organisieren Sie sich einen Massagetermin und planen Sie eine Wellnessbehandlung wie z. B. einen Saunabesuch. Machen Sie sich mit dem Fastenplan vertraut und organisieren Sie Ihren Einkauf für die kommenden Tage. Einige zusätzliche Fastenhelfer sollten Sie jetzt schon besorgen.

Sie benötigen:

- einen Reise-Irrigator für Einläufe
- eine Bürste oder einen Massagehandschuh fürs Trockenbürsten
- Kanne Brottrunk
- grüne Tonerde oder Heilerde
- Chlorella-Algen
- basisches Badesalz (nach Belieben)

Allgemeiner Hinweis

Natürlich kann ein Buch nicht eine mehrmonatige Behandlung bei einem Experten ersetzen, aber wir haben versucht, die Erfahrungen aus der Behandlung von tausenden von Patienten und Fastenteilnehmern in ein praktikables Programm für zu Hause umzusetzen. Bevor Sie jetzt mit Ihren 5 Wochen für den Neustart beginnen: Denken Sie immer an die Treppe und die höchste Stufe, die Sie erklimmen möchten!

Der Fastentag: Ablauf im Detail

Jeder Tag der Suppenfastenwoche läuft gleich ab. Im Folgenden erklären wir, was wann am Tag ansteht. Unser Tipp: Mit dem Suppen-Wochenplan sparen Sie sich Koch- und Zubereitungszeit. Wir haben die Suppen so kombiniert, dass Sie nur einmal kochen müssen, aber zweimal oder öfter essen können. Für mehr Abwechslung und Genuss gibt es kleine Variationsvorschläge. So wird's garantiert nicht langweilig!

Morgens

Trinken: Morgens läuft die Niere auf Hochtouren, die über Nacht angesammelten Schlacken und Säuren wollen raus. Dabei hilft das Trinken. Direkt nach dem Aufstehen ein großes Glas Wasser (kalt oder lauwarm) trinken. Die Zielmenge sind 3 Liter täglich, davon 2 Liter stilles Wasser, 1 Liter basische Tees.

Einlauf: Die Verdauung ändert sich jetzt und kommt zur Ruhe. Die Leber schickt verstärkt ausscheidungspflichtige Stoffe in den Darm, die dann über den Stuhl entsorgt werden. Während des Fastens sollten Sie mindestens jeden zweiten Tag Stuhlgang haben, besser täglich. Denn liegen die Speisereste und Schlacken zu lange im Darm, besteht die Gefahr einer Rückvergiftung. Das Suppenfasten hilft dabei! Der tägliche Einlauf holt Säuren, abgestorbene Zellen und Fäulnisprodukte aus dem Enddarm und verhindert die Rückvergiftung. Von Glaubersalz und anderen Abführmitteln raten wir dringend ab.

Haben Sie keine Angst vor dem Einlauf, die Methode ist einfach und nicht unangenehm. Am besten geht es mit einem Reise-Irrigator (aus Apotheke oder Sanitätshandel). Füllen Sie ihn mit 1–1,5 Liter lauwarmem Wasser. Dann zum Beispiel in der Dusche aufhängen. Lassen Sie zunächst etwas Wasser ab, um die Luft aus dem Schlauch zu entfernen. Fetten Sie das Endstück mit etwas Öl oder Creme und führen Sie es wie ein Fieberthermometer rektal ein. Lassen Sie nun möglichst etwa 500 ml Wasser in den Darm laufen. Dann den Zulauf schließen. Entfernen Sie das Endstück und halten Sie das Wasser, so lange es geht, im Darm. Dann gehen Sie zur Toilette. Jetzt die Prozedur wiederholen. Tasten Sie sich an die gewünschte Wasser-

Kaffee: Rechtzeitig ausschleichen!

In der Fastenwoche ist es, wie schon erwähnt, sehr wichtig, auf sogenannte Genussgifte zu verzichten, um die Entsäuerung und Entlastung zu optimieren. Kaffee ist deshalb jetzt gestrichen. Um nicht unter Entzugserscheinungen zu leiden und somit den Fastenerfolg zu gefährden, sollten starke Kaffeetrinker bereits fünf Tage vor der eigentlichen Fastenwoche beginnen, Espresso, Cappuccino und Co. auszuschleichen. Reduzieren Sie die Koffeinmenge Tag für Tag, um vor dem ersten Fastentag bei Null anzukommen. Wer unter Entzugskopfschmerzen leidet, kann Globuli einnehmen (täglich 5 mal 3 Nux Vomica D6 Globuli; unter die Zunge legen und dort langsam zergehen lassen). Auch Pfefferminzöl, auf die Schläfen aufgetragen, lindert das Unwohlsein. Wer gar nicht ohne Koffein auskommt, kann morgens 1 Tasse grünen Tee trinken.

menge langsam heran. Es kann sein, dass Sie zunächst nicht so viel und lange halten können. Aber seien Sie beruhigt: Es geht von mal zu mal besser!

Trockenbürsten: Nach dem Einlauf den ganzen Körper sanft abbürsten oder abrubbeln; Immer von unten nach oben, zuerst die rechte Körperseite, dann die linke. So unterstützen Sie die Entgiftung über die Haut.

Wechseldusche: Nach dem Trockenbürsten circa 2 Minuten warm duschen, danach einige Sekunden kalt. So kommt der Kreislauf in Schwung.

Tonerde einnehmen: Rühren Sie 1 TL Tonerde mit etwas heißem Wasser oder Tee an. Ist diese gut gelöst, nach Belieben mit kaltem Wasser vermischen, damit sich eine angenehme Trinktemperatur ergibt. Die Tonerde trainiert den Darm und pflegt die Darmschleimhaut.

Frühstück: Wählen Sie zwischen der Hafercreme, der warmen Fruchtsuppe oder der warmen Reissuppe. Mit dem Suppen-Wochenplan (siehe Tabelle, Seite 86) zeigen wir Ihnen beispielhaft, wie Sie die Suppenrezepte möglichst sinnvoll planen und kombinieren können, um sich Zeit und Mühe beim Zubereiten zu ersparen. Alle Rezepte finden Sie im Rezeptteil dieses Buches. Zum Frühstück natürlich ein Glas Wasser trinken!

Vormittags

Bewegung: Um zu verhindern, dass Sie beim Fasten Muskelmasse verlieren oder frieren, und um den Kreislauf auf Trab zu halten, gehören tägliche Bewegungseinheiten dazu. Optimal sind 2–3 Stunden. Wenn Sie das nicht schaffen – kein Problem: Jede kleinere Einheit ist auch gut. So, wie Sie es in Ihren Alltag integrieren können. Treiben Sie den Sport, der Ihnen Spaß macht, überfordern Sie sich aber nicht dabei. Ideal sind ausgedehnte Spaziergänge, Tennis, Joggen, Fahrradfahren oder Walken. Aber auch leichte Workouts, Gymnastik oder Yoga sind gut. Der Sport verbessert den Fastenerfolg und bringt Sauerstoff in die Zellen. Das ist unabdingbar für einen optimalen Zellstoffwechsel. Auch gut: einfach mal zwischendurch rausgehen, tief atmen, Arme schwingen und die Lungen mit Sauerstoff füllen. Wer berufstätig ist und sich nicht frei nehmen kann, sollte die Mittagspause für eine kurze Bewegungseinheit nutzen. Und ganz wichtig: Nach dem Sport ans Trinken denken!

Mittags

Vor dem Essen: Vor dem Essen stilles Wasser oder Tee trinken. Zusätzlich drei Chlorella-Presslinge mit Wasser einnehmen, um die Reinigungsprozesse zu unterstützen. Die Chlorella-Alge bietet dem Körper außerdem kleinste Eiweißbausteine in besonders guter Verfügbarkeit, die wichtig sind, um die hohen Anforderungen beim Fasten zu unterstützen, ohne zu belasten. Für unsere Mitochondrien ist Chlorella auch ein Geschenk, denn sie hilft, den Sauerstoff dorthin zu bringen, das bedeutet: mehr Energie!

Mittagsessen: Essen Sie eine basische Gemüsesuppe nach Wunsch. Suchen Sie sich Ihr Lieblingsrezept aus oder verfahren Sie nach unserem Suppen-Wochenplan.

Nachmittags

Entspannung: Gönnen Sie sich jetzt etwas Ruhe. Es kann sein, dass Sie sich ziemlich müde fühlen. Dann machen Sie ein Nickerchen oder legen sich einfach ein bisschen hin.

Warmer Leberwickel: Die Leber leistet jetzt Schwerstarbeit. Einfach eine Wärmflasche mit heißem Wasser füllen, in ein feuchtes Tuch wickeln und auf die rechte Seite unterhalb der Brust auf dem Rippenbogen platzieren. Ein trockenes Tuch darüber legen. 20 Minuten ruhen. Aufgrund unserer inneren Uhr ist der Leberwickel am Nachmittag am effektivsten. Doch auch am Abend profitieren wir davon.

Brottrunk: Trinken Sie 1 Glas Kanne Brottrunk (erhältlich zum Beispiel im Drogeriemarkt oder Reformhaus). Die enthaltenen Milchsäurebakterien bauen die Darmflora auf und stärken das Immunsystem. Um sich an den Geschmack zu gewöhnen, dürfen Sie den Brottrunk mit etwas Wasser verdünnen und einen kleinen Schuss Apfelsaft zugeben.

Abends

Abendessen: Jetzt gibt es wieder eine basische Gemüsesuppe. Essen Sie in Ruhe und genießen Sie jeden Löffel.

Entspannung: Setzen Sie auf bewusste Entspannung. Planen Sie einen Wellness- oder Massagetermin. Wie wäre es mit einem basischen Fußbad oder Vollbad? Oder hören Sie einfach mal Musik, ohne etwas anderes parallel zu tun. Dazu Wasser oder basische Tees trinken.

So halten Sie durch

Wer noch etwas Abwechslung braucht, darf zur Ergänzung einen Gemüse-Smoothie (mit wenig Frucht) trinken. Auch frisch gepresste Gemüsesäfte oder etwas basische Brühe dürfen bei Bedarf ergänzt werden. Je nach Typ fällt es schwer, auf Zwischenmahlzeiten zu verzichten. Der Körper profitiert jedoch mehr vom Fasten, wenn die Pausen eingehalten werden. Bei Frieren oder Schwächegefühl einfach warme Brühe oder anregenden Rosmarin- oder Ingwer-Zitronen-Tee trinken. Statt Kaffee ist etwas grüner Tee erlaubt. Super für einen kleinen Energieschub ist der Power-Shot mit Ingwer und Limette (Seite 31). Grundsätzlich wichtig beim Kochen: sparsam salzen. Zu viel Salz behindert die Nieren, Wassereinlagerungen werden nicht ausgeschwemmt. Stattdessen die Suppe mit wärmenden Gewürzen und frischen Kräutern abschmecken.

Tolle Tipps für Einsteiger

Das Paket aus dem Fastenshop von Ralf Moll enthält alles, was man für den Anfang braucht. Mit Chlorella-Algen, grüner Tonerde und dem praktischen Reise-Irrigator können Sie einfach direkt loslegen. Alle Infos unter www.fasten-shop.de. Dort finden Sie auch kalorienreduzierte, vegane Suppen im Glas mit vielen verschiedenen köstlichen Geschmacksrichtungen – für alle, die nicht jeden Tag kochen möchten. Ideal zum Reinschnuppern: Das 3-Tage-Online-Blitzfasten von Ralf Moll mit über 20 Coaching-Videos (Yoga, Workout, Motivation) und täglichem Livechat mit Experten. Alle Infos unter www.fastensuppen.de.

Der Suppen-Wochenplan

Tag	Morgens	Mittags	Abends
Tag 1	Hafercreme (Seite 135)	Bunte Minestrone (Seite 144) 3-fache Menge zubereiten, 2 Portionen davon einfrieren	Süßkartoffel-Feigen-Suppe (Seite 143) Doppelte Menge zubereiten, die Hälfte für den nächsten Mittag aufheben
Tag 2	Reissuppe (Seite 135)	Süßkartoffel-Suppe (Seite 143) Restliche Suppe pürieren, mit etwas Brühe verlängern, mit einer zusätzlichen Feige anrichten	Möhren-Kartoffel-Suppe (Seite 141) Doppelte Menge zubereiten, die Hälfte für den nächsten Mittag aufheben
Tag 3	Fruchtsuppe (Seite 136)	Möhren-Kartoffel-Suppe (Seite 141) Zweite Portion erwärmen, mit frischen Kräutern und Pinienkernen anrichten	Steckrüben-Suppe (Seite 142) Doppelte Menge zubereiten, Hälfte für den nächsten Tag kühlstellen
Tag 4	Hafercreme (Seite 135)	Steckrüben-Suppe (Seite 142) Rest erwärmen, mit Curry und Kokosmilch verfeinern (Minestrone für den Abend auftauen!)	Bunte Minestrone (Seite 144) Suppe erwärmen, mit frischen Kräutern nach Belieben verfeinern, eine Lauchzwiebel frisch in den Teller schneiden
Tag 5	Reissuppe (Seite 135)	Kürbis-Suppe (Seite 140) zubereiten und verzehren	Tomaten-Suppe (Seite 140) Doppelte Menge zubereiten, die Hälfte für den nächsten Tag kühl stellen
Tag 6	Hafercreme (Seite 135)	Kichererbsen-Cashew-Suppe (Seite 142) Doppelte Menge zubereiten, die Hälfte für den nächsten Tag kühl stellen. Fürs Fasten besser pürieren!	Tomaten-Suppe (Seite 140) Restliche Suppe erwärmen, mit frisch gehackter Petersilie bestreuen, Leinöl frisch daraufgeben
Tag 7	Fruchtsuppe (Seite 136)	Kichererbsen-Suppe (Seite 142) Restliche Suppe mit 1 TL Sesamöl beträufeln, mit 1 TL Sesam bestreuen. (Minestrone für den Abend auftauen!)	Bunte Minestrone (Seite 144) Eine Portion Minestrone auftauen und erhitzen, drei Cocktailtomaten hineinschneiden

Linsensuppe mit Spinat und Tomate

Für 1 Person
⏲ ca. 30 Min. plus Einweichzeit

50 g Puy-Linsen • 1 Knoblauchzehe • 3 getrocknete Tomaten (ohne Öl) • 1 EL Olivenöl • 300 ml Gemüsebrühe • 100 g TK-Spinat • schwarzer Pfeffer aus der Mühle • 1 EL Schnittlauchröllchen • 1 Tomate

- Linsen über Nacht in Wasser ohne Salz einweichen oder 20 Min. garen.
- Knoblauch fein hacken. Tomaten in feine Streifen schneiden. Linsen abtropfen lassen.
- Öl in einem Topf erhitzen, Knoblauch darin unter Rühren andünsten. Mit der Brühe ablöschen. Linsen, getrocknete Tomaten und tiefgefrorenen Spinat zugeben und zugedeckt ca. 8 Min. köcheln lassen.
- Mit Pfeffer abschmecken, Schnittlauchröllchen unterrühren. Tomate vierteln und zur Suppe geben.
- Linsensuppe in einer Schale oder einem Suppenteller servieren.

Tipp: Wenn Sie die Suppe beim Fasten einsetzen, besser pürieren. So sind Hülsenfrüchte leichter verdaulich und der Darm wird optimal entlastet.

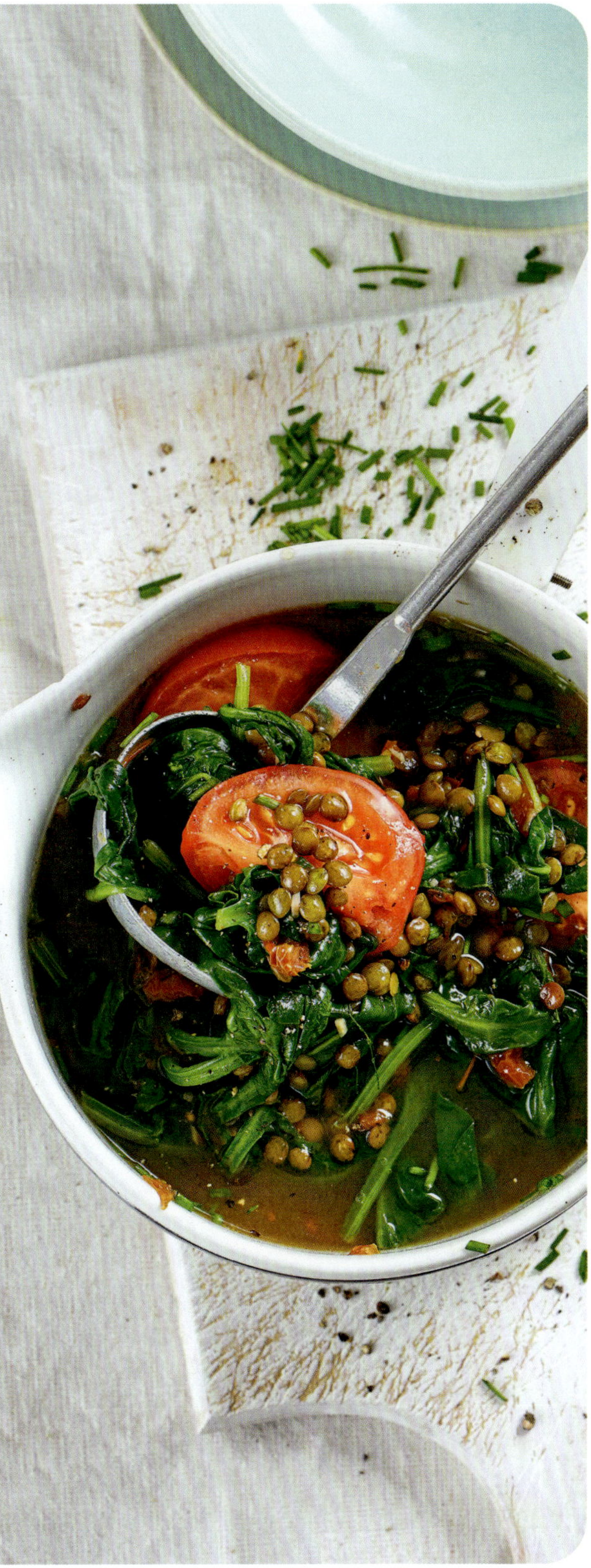

Woche 2: Die Powerfood-Woche

Nach der Fastenwoche ist die Initialzündung ausgelöst, der Körper nun auf einem guten Weg. In Woche 2 heißt es »besser essen«.

Völlig klar, dass wir bei der Ernährung jetzt nicht grünes Licht für ein Zurück in alte, schlechte Gewohnheiten geben, oder? Wir wollen weiter auf dem eingeschlagenen Weg gehen, er wird breiter und bequemer, doch die Richtung bleibt die gleiche. Wir empfehlen Ihnen, sich auch für die nächsten vier Wochen rein pflanzlich und überwiegend basisch zu ernähren, also weiterhin auf Fleisch, Wurst, Fisch, Eier und Milchprodukte zu verzichten. Mit einer Ausnahme: Von jetzt an sind Sahne und Butter in geringen Mengen erlaubt. Sie enthalten kaum Eiweiß und sind deshalb nicht säurebildend. Am besten Bio plus Weidehaltung kaufen, denn dann haben sie eine günstige Fettsäure-zusammensetzung!

Basische Pflanzenkost: rundum bunt und gesund

In der zweiten Woche des Programms geht es nicht mehr so sehr darum, den Körper zu entlasten, sondern darum, ihn mit möglichst vielen, abwechslungsreichen Powerstoffen zu versorgen. So können Entzündungen abheilen, Nährstoffdefizite werden ausgeglichen, das Gewebe wird basischer, der Darm entspannt sich weiter. Kurz: Alle Zellen laufen auf Hochtouren. Bei der Umsetzung helfen unsere leckeren, abwechslungsreichen Rezepte (siehe Rezeptteil, Seite 125). Dazu gehören Frühstücksideen, Smoothies, einfache Salate, selbst gemachte Brotaufstriche und sättigende Pfannengerichte für den Abend. Sie müssen garantiert nicht hungern. Und alles ist mit wenig Aufwand einfach zu kochen.

Das Energieprogramm für diese Woche

Besser essen in 5 Schritten:

- Vorratsschrank ausmisten
- bunter essen
- Intervallfasten integrieren
- Fette checken
- mehr Wasser trinken

Überhaupt: Selbst kochen ist der Schlüssel zu einer gesünderen Ernährung. Es ist nun einmal so, dass wir für die Bequemlichkeit, die uns Fertigprodukte, Snacks »to go« und Restaurantmahlzeiten bieten, einen hohen Preis zahlen. Wir kennen die Qualität der Zutaten nicht, wir nehmen eine Vielzahl von Zusatzstoffen in Kauf, wir haben keine Kontrolle darüber, was in unserem Essen wirklich drinsteckt. Wussten Sie, dass allein für Brot fast 200 verschiedene Zusatzstoffe (etwa Emulgatoren, Verdickungsmittel, Säuerungsmittel oder gentechnisch veränderte Backtriebmittel) zugelassen sind? Diese werden vor allem in industriellen Backstraßen eingesetzt. Bei der Herstellung von Bio-Brot vom Bäcker sind dagegen kaum Zusatzstoffe erlaubt!

Apropos Brot: Wer Probleme mit Gluten hat, sollte es auch in Zukunft weglassen. Allen anderen empfehlen wir, zumindest vorübergehend noch auf Weizen zu verzichten. Gute, traditionell hergestellte Dinkel- oder Roggenbrote mit Sauerteig sind aber in Ordnung. Sauerteig ist übrigens ein Freund des Darm-Mikrobioms. Denn das Getreide wird durch Milchsäurebakterien aufgeschlossen und fermentiert. Das macht ein gutes Sauerteigbrot so bekömmlich. Noch besser, wenn es lange und mehrmals »gehen« konnte (siehe auch »Das Problem mit dem Gluten«, Seite 43).

Zusatzstoffe meiden

Generell gilt: Mehr frische, natürliche Lebensmittel, dafür möglichst wenig (hoch) verarbeitete Produkte. Faustregel: Je länger die Zutatenliste eines Produkts, desto höher die Wahrscheinlichkeit, dass ein unerwünschter Stoff mitverarbeitet wurde. Die Gesetzgebung legt zwar für sämtliche Zusatzstoffe Bedingungen fest und definiert Höchstmengen, unterhalb deren keine Schädigung durch den Stoff zu erwarten ist, aber wer weiß, was durch die Vielzahl eingesetzter Stoffe und deren Wechselwirkung im Körper passiert? Das Problem: Der menschliche Körper toleriert sehr viel, bevor es zu ernsthaften Störungen kommt. Wer kann dann am Ende sagen, was der Auslöser war? Eine Beweisführung ist in aller Regel nicht möglich. Zu viele Faktoren, auch Lebensstilfaktoren kommen zusammen. Fazit: Versuchen wir also, so wenig Zusatzstoffe wie möglich in unseren Körper zu lassen.

Die folgenden Zusatzstoffe sollten Sie wirklich meiden!

Azofarbstoffe: Diese Stoffgruppe zeichnet sich durch besondere Farb- und Lichtechtheit aus und ist deshalb bei Herstellern von Textilien, Leder, Gummiprodukten, Kosmetika und Lebensmitteln sehr beliebt. Sie stehen jedoch im Verdacht, krebserregend, allergieauslösend und mitverantwortlich für ADHS bei Kindern zu sein. Auch wenn für die meisten Süßigkeiten inzwischen färbende Pflanzenauszüge verwendet werden, so findet man Azofarbstoffe jedoch noch in Likören, manchen Süßigkeiten und Pharmazeutika (Pillenüberzüge). Beispiele: E 102 (Tartrazin), E 110 (Gelborange S), E 122 (Azorubin), 123 (Amaranth), 124 (Cochenillerot A), E 129 (Allurarot AC), E 151 (Brillantschwarz BN) und E 104 (Chinolingelb).

Emulgatoren: Wenn es um eine geschmeidige Konsistenz oder cremige Textur geht, sind Emulgatoren gefragt. Sie sorgen für längere Haltbarkeit und die Verbindung von Wasser und Öl. Sie stecken in Dressings, Eis, Mayonnaise, industriell hergestelltem Brot und vor allem in Fertiggerichten. Wir kennen 15 verschiedene Arten. Zumindest zwei von ihnen (E 466 Carboxymethylcellulose und E 433 Polysorbat-80) können massiv in die Darmflora eingreifen und zu chronischer Darmentzündung führen. Die Folge: Zellstress und Mitochondrien-Erschöpfung.

Mononatrium-Glutamat: Als Geschmacksverstärker steckt der Stoff in vielen Fertiggerichten, Knabberartikeln, Brühen und Soßen. In Asia-Restaurants wird er ebenfalls gern eingesetzt (siehe auch »China-Restaurant-Syndrom«, Seite 63). Die Substanz kommt allerdings auch in natürlichen Lebensmitteln wie Tomaten oder Käse vor und spielt als Botenstoff im Gehirn eine wichtige Rolle. Gelangt zu viel Glutamat ins Gehirn, kann es die Hirnzellen schädigen. Experten vermuten, dass es Nervenkrankheiten wie Parkinson oder Alzheimer fördern könnte.

Phosphate: Diese Stoffgruppe sorgt für Aroma, Haltbarkeit, stabilen Schaum oder Rieselfähigkeit. Die vielfältige Einsetzbarkeit macht Phosphate zu sehr beliebten Zusatzstoffen. Wir finden sie in unzähligen Produkten, vor allem in Wurstwaren, Schmelzkäse, Pizza und Cola. Gelangt viel Phosphat mit der Nahrung in den Körper, besteht die Gefahr, dass der Überschuss nicht mehr ausgeschieden werden kann. Das überlastet die Nieren und stört die Entgiftung.

Glukose-Sirup: Er ist billiger Zuckerersatz und süßt Fertigmüslis, Eis, Fruchtgummis, Backwaren, Getränke, Pillen, ja sogar Baby-Milchersatz. Der Sirup wird auf der Basis von Weizen und Mais hergestellt. Im Körper bilden sich daraus sogenannte Glykoproteine (Eiweiße mit einem Kohlenhydratanteil) oder Lektine. Diese reizen das Immunsystem und führen zu Entzündungen. Sie blockieren die Zellmembran von Immunzellen und schädigen die Darmschleimhaut. Vorsicht also vor Isoglukose, Corn Sirup, Glykosesirup, Maissirup, Maiszucker, Stärkesirup – hinter allen Bezeichnungen steckt die gleiche, problematische Zutat.

Vegane Produkte: tierfrei, aber nicht immer gesund!

Der Megatrend zu veganer Ernährung hat viele Lebensmittelproduzenten auf den Plan gerufen. Sie alle wollen mitverdienen, eine breite Palette neuer Produkte füllt die Regale von Bioläden, Drogeriemärkten, sogar schon von Discountern. Vom tierfreien Burger über Gouda-, Mayonnaise- oder Leberwurstersatz bis zur veganen Entenbrust ist alles dabei, was das Veganer-Herz begehrt. Doch Vorsicht: Gerade Produkte, die ein fleischhaltiges Lebensmittel oder Milchprodukt nachahmen, stecken oft voller unerwünschter Zusatzstoffe. Schließlich müssen die Hersteller tief in die Trickkiste der Lebensmittelchemie greifen, um Texturen, Mundgefühl und Aroma der tierischen Originale nachzuempfinden. Die Verbraucherzentrale Hamburg bemängelt nach einem Marktcheck vegetarischer und veganer Lebensmittel hohe Salz-, Zucker- und Fettgehalte in dieser Art von Produkten.

Der Vorrats-Check: Industrie-Food ausmisten

Wer regelmäßig einkauft, kennt die Qual der Wahl, mit der man im Supermarkt konfrontiert ist. In einem durchschnittlichen Laden finden sich um die 25.000 verschiedene Produkte, in einem großen Verbrauchermarkt sogar bis zu 40.000. Wie viele davon brauchen wir wirklich? Nur einen Bruchteil! Die Lebensmittelindustrie versucht ständig, durch Innovationen neue Bedürfnisse beim Verbraucher zu wecken. Wir sind aber mit dem Altbekannten tatsächlich am besten versorgt. Mit frischem Obst, Gemüse und anderer Pflanzenkost, möglichst unverarbeitet, können wir den größten Teil unseres Bedarfs decken. Und Lebensmittel, die die Natur liefert, sind immer besser als die, die industriell künstlich hergestellt werden.

Aromazusätze in Tees, Joghurts und Co. sind unnötig, überlagern den natürlichen Geschmack und verändern auf Dauer unser Geschmacksempfinden, so dass uns das Echte nicht mehr schmeckt. Dieses erschreckende Ergebnis ist schon bei vielen Tests aufgetreten. Kinder mögen Erdbeer-Aroma lieber als echte Erdbeeren!

In der Fastenwoche haben Sie schon begonnen, und auch in Zukunft wollen Sie mehr Frisches kaufen. Industriell hergestellte Fertigprodukte mit vielen Zusatzstoffen wandern ab jetzt nicht mehr (so oft) in den Einkaufskorb. Doch was ist mit dem, was Sie im Haus haben? Beginnen Sie doch zunächst mal mit einem Blick in Ihr Vorratsregal. In der Tabelle finden Sie Vorschläge für den Neuanfang.

Gemüse, Früchte & Co.: Bunter essen

Während der Suppenfastenwoche haben Sie ja schon viel Gemüse gegessen. Nun wollen wir noch für etwas mehr Abwechslung sorgen. Achten Sie diese Woche doch einmal darauf, möglichst bunt zu essen. Probieren Sie ruhig auch mal etwas Unbekanntes aus. Nutzen Sie das jahreszeitlich verfügbare volle Angebot an Frischkost. Hinter den Farben steckt mehr als appetitliche Abwechslung. In dieser Woche soll jede Farbe mindestens einmal auf Ihrem Speiseplan vertreten sein.

Wir stellen hier die wichtigsten Farben und ihre Bedeutung für die Gesundheit vor.

Grün: Rosenkohl, Brokkoli, Zucchini, Mangold, Grünkohl, Spinat, Zuckerschoten, Bohnen, alle Kopfsalate, Feldsalat, Rucola, Kräuter, Wildkräuter. Früchte wie Avocado, Kiwi, Birne, grüne Trauben, Stachelbeeren, frische Feigen. Grünes ist der beste Chlorophyll-Lieferant, enthält außerdem Folsäure, Vitamin C, Eisen und Magnesium.

Gelb: Kartoffeln, Kürbis, Paprika, Gelbe Bete, Grapefruit, Papaya, Ananas, Zitrone, Honigmelone, Kurkuma, Ingwer. Gelbe Früchte schmecken frisch, säuerlich und enthalten viel Vitamin C sowie Enzyme. Gelbes Gemüse ist eher mild und reich an Flavonoiden (von lateinisch »flavus« = gelb).

Orange: Karotten, Kürbis, Papaya, Physalis, Kaki, Pfirsich, Aprikose, Mango, Cantloupemelone, Mandarine und natürlich Orangen. Orangefarbenes Obst und Gemüse enthält vor allem Carotinoide. Wir kennen etwa 50 Varianten der gelbroten Farbstoffe. Das bekannteste ist das in Möhren enthaltene Betacarotin. Diese Stoffe sitzen vor allem in der Schale und den äußeren Schichten der Pflanzen, denn sie dienen ihnen als Sonnenschutz.

Rot: Tomate, Paprika, Rote Bete, Wassermelone, Beeren, Kirschen, Pflaumen, rosa Grapefruit. Die Tomate glänzt durch ihren Gehalt an Lykopin, ebenfalls ein Mitglied der Carotin-Familie. Lykopin ist ein potenter Schutzstoff mit antioxidativer Wirkung. Ebenfalls in rotem Obst und Gemüse enthalten: Vitamin C, Anthocyane, Resveratrol.

Violett bis schwarz: Radicchio, Auberginen, Rotkohl, Oliven, blaue Kartoffeln, violette Möhren (»lila Luder«), Heidelbeeren, Brombeeren, schwarze Johannisbeeren, blaue Trauben, Pflaumen. Auch hier sind es wieder Anthocyane, blauschwarze Farbstoffe, die für zellschützende Wirkung sorgen. Violette Gemüsesorten sind übrigens keine Neuzüchtungen, sondern wiederentdeckte alte Sorten, die von sich aus einen höheren Gesundheitswert haben.

Sonderfall Obst: Viel Säure und Süße

Rohes Obst wird von manchen Menschen nicht so gut vertragen. Wer unter Verdauungsbeschwerden leidet, sollte vorsichtig

Lebensmittel-Vorratscheck

Produkt(gruppe)	Aussortieren	Stattdessen besser verwenden
Tee	aromatisierte Tees	reine Bio-Kräuter-, Gewürz- oder Früchtetees, Grün- und Schwarztee ohne Aromen, Jasmin-Grüntee (mit natürlichen Jasminblüten)
Soßen/Gewürze	alle Fertigsoßen mit zu viel Zucker und Zusatzstoffen, bspw. Würzsoßen, Ketchup, Sojasauce	gute Gemüsebrühe, Tomatenmark, gutes Salz, Knoblauch, Zwiebeln, Chili und Ingwer
Müsli und Cerealien	Fertigmüsli, vor allem Sorten mit Schokolade, viel Zucker und hochverarbeiteten Bestandteilen wie Flakes, Pops und Co.	pure Zutaten für ein selbstgemixtes Müsli, zum Beispiel Flocken, Nüsse und Trockenfrüchte in Bio-Qualität
Suppen	Tütensuppen und Fix-Produkte (ohne jeglichen Nährwert)	selbstgemachte Suppen (siehe Rezeptteil, Seite 125)
Süße Naschereien	Gummibärchen, Fruchtgummi (viel Zucker und oft mit Schweinegelatine)	hochwertige Trockenfrüchte in Bio-Qualität, frische Beeren
Getränke	Limonade, Cola, süßstoffgesüßte Softdrinks, Energy-Drinks	Wasser! Ggf. stilles, reines Wasser mit Schalen von Bio-Zitrusfrüchten, Beeren oder Kräutern aufpeppen
Joghurt, Quark und Co.	Fruchtjoghurt und Fruchtquarkzubereitungen (meist ohne echte Fruchtbestandteile, stattdessen mit viel Süßungsmitteln)	Bio-Joghurt Natur, am besten aus Weidemilch, mit selbst hinzugefügten frischen Früchten

sein. Rohes Obst, das im Darm vergoren wird, kann die Schleimhäute zusätzlich reizen und zu Blähungen führen. Gut verträglich sind meistens enzymreiche Früchte wie Mango, Papaya, Melone oder Ananas – in kleinen Mengen. Äpfel, Birnen oder Pflaumen sind als Mus oder Kompott besser bekömmlich. Fügen Sie statt Zucker kleingeschnittene Datteln oder andere Trockenfrüchte zu. Probieren Sie auch unsere warme Fruchtsuppe (Seite 136). Bei frisch gepressten Säften und Smoothies auf einen hohen Gemüseanteil achten! Gut zu wissen: Obst enthält zwar Fruktose, also Fruchtzucker, ist aber in der Regel nicht für Fruktose-Unverträglichkeit verantwortlich. Extrem problematisch ist dagegen die künstlich hergestellte und in großen Mengen industriell eingesetzte Fruktose. Sie ist zum Beispiel in Softdrinks, Eiscremes und vielen anderen Fertigprodukten enthalten. Diese großen Mengen an Fruktose führen zunächst zu Stoffwechselproblemen und in der Folge zu einer Leberverfettung. Obst ist dagegen von der Natur so perfekt zusammengestellt, dass der in ihnen enthaltene natürliche Fruchtzucker vom Körper gut verarbeitet werden kann. Außerdem enthält Obst eine große Menge wertvoller Inhaltsstoffe wie Vitamine, sekundäre Pflanzenstoffe und Ballaststoffe.

Intervallfasten: Finden Sie den richtigen Rhythmus

Fasten und Intervallfasten sind ideale Möglichkeiten, dem Körper die so notwendige Entlastung zu bieten. Mit der ersten Suppenfastenwoche haben Sie bereits wichtige Regenerations- und Entgiftungsprozesse in Gang gebracht. Nun geht es darum, davon möglichst viel in den Alltag mitzunehmen. Deshalb lautet unsere Empfehlung: regelmäßig intervallfasten. Und zwar in Form von 1–2 Suppentagen pro Woche oder nach individueller Zeiteinteilung. Zum Beispiel mit der 16:8-Methode (16 von 24 Stunden lang nichts essen, 8 Stunden essen ohne Kalorienbeschränkung). Das schaffen Menschen mit gesundem Körper, starker Verdauung und kräftiger Konstitution ohne Probleme. Wer wenig wiegt, leicht friert und sich nicht so belastbar fühlt, kann dieses Intervall auch verkürzen bis zur Formel 12:12. Ein guter Kompromiss ist die Formel 14:10. Tasten Sie sich nun an das für Sie gut umsetzbare Zeitfenster heran. Das Intervallfasten sollte ohne körperliche Störungen wie Kopfschmerzen, Frieren oder Stimmungsschwankungen durchführbar sein. Ein Hungergefühl ist dagegen erwünscht. Es signalisiert den Zustand der Fettverbrennung, in den Zellen wird gerade aufgeräumt! Und keine Angst, das unangenehme Hungergefühl tritt nur in der Umstellungsphase auf, später merken Sie das gar nicht mehr. Sie gewöhnen sich daran. Und Sie lernen etwas Wichtiges: Nicht bei jedem kleinen Hunger brauchen wir sofort etwas zu essen, das Gefühl verschwindet auch wieder, Sie werden sehen!

Süßes, Blutzucker und Insulin

Ein bisschen Theorie muss manchmal sein. Wir wollen einmal genau erklären, was Zucker und Co. in unserem Blut und unserem Stoffwechsel auslösen.

Normalerweise enthält unser Blut recht wenig Zucker. Wenn wir dann aber viele Süßigkeiten oder andere raffinierte Kohlenhydrate (z. B. aus Weißmehl) essen, wird es regelrecht mit Zucker geflutet. Bei süßen Getränken fällt die Reaktion übrigens noch schneller und heftiger aus als bei festen Speisen. Der Körper reagiert empfindlich auf starke Schwankungen des Blutzuckerspiegels und versucht, diese möglichst abzudämpfen. Er kommt besser mit einem langsamen und sanften Anstieg zurecht als mit einer steilen Auf-und-ab-Kurve. Um nun also diese große Zuckermenge schnell zu bewältigen, wird das Hormon Insulin ausgeschüttet. Es wirkt wie ein Schlüssel, der die Körperzellen (z. B. Muskel- oder Fettzellen) aufschließt, um den Zucker (Glukose) aus dem Blut zu schleusen und zu verbrennen oder einzulagern.

Zucker & Co.: Die Last mit dem Süßen

Dass man sich an Zucker nicht satt essen sollte, ist sicher inzwischen jedem klar. Zucker wurde in der Vergangenheit in den Medien regelrecht verteufelt. Dabei ist das Produkt aus Rüben oder Zuckerrohr an sich noch nicht einmal das Problem. Schwierig wird es erst durch die Vielzahl süßender Zutaten, die verarbeiteten Lebensmitteln zugesetzt werden. Es gibt über 70 verschiedene Bezeichnungen, hinter denen sich Zucker in Lebensmitteln verstecken kann, zum Beispiel Dextrose, Gerstenmalzextrakt, Isoglukose, Maissirup, Mannit, Raffinose, Süßmolkenpulver oder Traubensüße. Meist findet man in den Produkten eine ganze Reihe von Süß-Substanzen, die sich auf eine beachtliche Menge addieren. Als besonders kritische Zutat gilt Fruktose (oft auch u.a. als Isoglukose, Glukose-Fructose-Sirup kaschiert), da sie direkt in die Leber wandert und für die häufig auftretende Fettleber verantwortlich gemacht wird. Süßstoffe sind keine Alternative. Das synthetische Aspartam zum Beispiel wird aus zwei Aminosäuren hergestellt. Eine davon, Phenylalanin, wird chemisch verändert und bildet freies Methanol, welches stark neurotoxisch (giftig für die Nervenzellen) ist und in der Leber in giftiges Formaldehyd umgewandelt wird. Auch natürliche Süße wie Ahornsirup, Honig, Agavendicksaft oder Kokosblütenzucker sollte nicht massenweise, sondern sparsam wie ein Gewürz eingesetzt werden. Dabei wollen wir Süßes gar nicht grundsätzlich verbieten. Einmal am Tag, am besten direkt im Anschluss an eine Mahlzeit, kann man ruhig naschen. Problematisch ist es dagegen, immer wieder zwischendurch zu naschen, denn dann kommt der Blutzuckerspiegel und das Insulin gar nicht zur Ruhe.

Insulinresistenz: Wenn die Zellen sich taub stellen

Wenn wir dauernd Süßes oder Kohlenhydrathaltiges essen, der Blutzuckerspiegel ständig hoch und die Ausschüttung des Hormons Insulin ständig aktiv ist, ermüden die Zellen irgendwann. Dann »klemmt« sozusagen der Insulinschlüssel. In der Fachsprache nennt man das Insulinresistenz. Die Zellen stellen sich quasi taub und nehmen keinen weiteren Zucker aus dem Blut mehr auf. Der Blutzuckerspiegel kann nicht ausreichend reguliert werden. Trotz des Überflusses bekommt die Zelle keine Nährstoffe, um daraus Energie zu gewinnen: Der Zucker bleibt draußen und drinnen fehlt die Energie, absurd! Doch es wird noch schlimmer: Gleichzeitig reagieren auch die Fettzellen nicht mehr adäquat auf die Schlüsselsubstanz Insulin. Normalerweise befiehlt Insulin dem Fett, zu bleiben, wo es ist – nämlich in den Fettzellen. Schließlich steht im Blut genug Zucker als Energiequelle zur Verfügung. Die Fettzellen widersetzen sich aber diesem Befehl, und so gelangt zu allem Überfluss auch noch Fett aus dem Gewebe ins Blut. Dort wird es allerdings nicht benötigt, sondern macht lediglich das Blut dickflüssig, um später erneut wieder im Fettgewebe zu landen. Der Organismus ist überfordert. Energiegewinnung: Fehlanzeige! Wir sind stattdessen müde, erschöpft und leiden unter diffusen Schmerzen.

Das ist das Vorstadium von Diabetes mellitus Typ 2 (früher »Zuckerkrankheit« genannt), einer echten Volkskrankheit unserer Überflussgesellschaft. In der Folge beginnen die prall gefüllten Fettzellen ihrerseits entzündungsfördernde Botenstoffe auszuschütten und setzen so einen Teufelskreis in Gang, sämtliche Zellen sind betroffen. Nicht selten bildet sich sogar eine sogenannte Fettleber. Denn wenn die Zellen wegen »Überfüllung« streiken, nimmt der Körper in der Not die Leber als Fettlager.

Den Teufelskreis unterbrechen!

»Wie kann ich das alles verhindern?«, werden Sie sich jetzt fragen. Zum einen, indem Sie Ihre Kohlenhydratzufuhr kontrollieren: so wenig Zucker wie möglich, statt Weißmehl lieber Vollkornvarianten, auf eine gute Ballaststoffzufuhr achten (viel Gemüse, Hülsenfrüchte, Vollkorngetreide – alle Rezepte in diesem Buch sind ballaststoffreich!). Zum anderen sollten wir unserem Körper ausreichende Esspausen gönnen (also öfter mal intervallfasten). Nur dann kann er mit den aufgenommenen Nährstoffen auch richtig und situationsgerecht umgehen. Einlagerungen ins Fettgewebe oder als Leberfett werden vermieden. Alles wird in Ruhe verarbeitet und der Körper ist auf einem gleichmäßig guten Energielevel.

Da Sie ja durch die vorangegangene Fastenwoche gut eingestimmt sind, können Sie mit 3 Intervallfasten-Tagen pro Woche beginnen. Es spricht aus Expertensicht nichts dagegen, das Intervall jeden Tag einzuhalten. Man sollte sich aber auch nicht überfordern. Und so geht's: Ziehen Sie zunächst die letzte Mahlzeit des Tages nach vorn und schieben Sie die erste Mahlzeit des Folgetages nach hinten. Versuchen Sie, das Intervall, also die Zeit, in der Sie nichts essen, Schritt für Schritt auszudehnen. Und nichts essen heißt: keine kalorienhaltigen Getränke, keine Snacks, keine Betthupferl am Abend, kein Cappuccino, kein Obst, kein Orangensaft am Morgen. Schwarzer Kaffee und Tee sind erlaubt.

Esspausen und Fastentage

Kommen wir noch einmal zur zweiten Möglichkeit des Fastens. Statt wie beim Intervallfasten die Stunden zu zählen, geht es hier um komplette Fastentage. Je nach Typ sind 1–2 Tage ideal. Orientieren Sie sich an den Suppentagen der vergangenen Woche. Sie dürfen das Fastenprogramm durch frisch gepresste Säfte und Smoothies mit hohem Gemüseanteil ergänzen. Egal, für welche Alltags-Fastenform Sie sich entscheiden: an den restlichen Tagen ist es wichtig, ausreichend Zeit zwischen den Mahlzeiten zu lassen. Beschränken Sie sich auf 3 Mahlzeiten pro Tag mit 4–5 Stunden Pause dazwischen. Nicht zwischendurch naschen, sondern die Lust auf Süßes direkt im Anschluss an eine Mahlzeit befriedigen.

So kann der Blutzuckerspiegel zwischendurch wieder vollständig absinken und fährt nicht den ganzen Tag Achterbahn. Der Steinzeitmensch bekam auch nicht immer um 12 Uhr sein Mittagessen. Der Steinzeitsupermarkt hatte im Winter geschlossen, deshalb kam es von Natur aus zur Nahrungsverknappung. Ständiges Futtern ist eine Erfindung der Neuzeit und alles andere als gesund. Nur durch lange Esspausen kann der Blutzucker- und Insulinspiegel vollständig absinken. Nur bei niedrigem Insulinspiegel kann der Körper entgiften und entsäuern, und nur dann kann er auch Fett verbrennen (siehe auch »Süßes, Blutzucker und Insulin«, Seite 94).

Nur mit dem richtigen Fett läuft's wie geschmiert

Über Süßes haben wir ja ausführlich berichtet, ein zweiter Knackpunkt in der Ernährung sind die Fette. Früher galten sie als Dickmacher Nr. 1, heute haben ihnen Kohlenhydrate den Rang abgelaufen. Fakt ist aber: Die Nährstoffe Eiweiß, Fett und Kohlenhydrate sollten alle in ausgewogenem Verhältnis und aus hochwertigen Quellen in unserer Nahrung vorkommen. Keiner der drei Bestandteile ist per se schlecht oder gut! Wichtig sind vor allem Qualität und Balance. Bei der typischen westlichen Ernährung mit viel Fleisch, Wurst, Käse und Ei kommt es nicht nur zu einer Überversorgung mit tierischen Eiweiß, sondern auch mit tierischen Fetten, im Besonderen mit gesättigten Fettsäuren, aber auch mit ungünstigen mehrfach ungesättigten Omega-6-Fettsäuren wie Linolsäure und Arachidonsäure. Während des 5-Wochen-Programms wird das Verhältnis zugunsten pflanzlicher Fette umgekehrt. Doch auch danach sollten Sie den Verzehr tierischer Fette einschränken: 1–2 mal pro Woche eine Portion Fleisch in Bio-Qualität ist in Ordnung. Dabei sind ganze Stücke wie ein Steak oder eine Hähnchenkeule den hoch verarbeiteten Wurstwaren immer vorzuziehen, denn in Salami, Leberkäse oder Teewurst ist der Fettanteil besonders hoch. Milch sollte man möglichst durch Pflanzendrinks ersetzen und Käse nur in Maßen genießen. Der Trick zum Käsesparen: Setzen Sie ihn wie ein Gewürz in Aufläufen oder Soßen ein, als täglichen Brotbelag dagegen lieber weglassen. Gegen Butter, Sahne und Sauerrahm (aus Weidequalität und bio) zur Ergänzung und zum Abschmecken ist nichts einzuwenden.

Pflanzenöle: Nicht jedes ist top!

Auch bei den pflanzlichen Fetten gibt es wichtige Unterschiede: Jedes Pflanzenöl hat ein ganz eigenes Fettsäurespektrum, und das ist entscheidend für die Gesundheit. Dabei kommt dem Verhältnis zwischen Omega-3- und Omega-6-Fettsäuren eine besondere Bedeutung zu. Wünschenswert wäre ein Verhältnis von 1:1 bis 1:5, in Wirklichkeit dominieren jedoch Omega-6-Fettsäuren und das Verhältnis liegt bei 1:20 und mehr! Omega-6-Fettsäuren (v.a. Linol- und Arachidonsäure) wirken im Körper entzündungs- und gerinnungsfördernd und gefäßverengend. Nur zum Verständnis: Wir benötigen eine gewisse Menge dieser Fettsäuren, sie fungieren als Bestandteile der Zellmembranen und werden für Wachstums- und Reparaturprozesse gebraucht. Aus Arachidonsäure werden zum Beispiel Gewebshormone gebildet – die Eicosanoide. Sie fördern die Entstehung von Entzündungen als Teil des Immunsystems und sind wichtig zur Abwehr gefährlicher Krankheitserreger. Doch ein Überschuss hat nachteilige Folgen für den Körper: Das Risiko von Herzinfarkt, Schlaganfall und stillen Entzündungen steigt. Omega-6-Fettsäuren kommen nicht nur in tierischen Produkten vor, sondern auch in Margarine und Pflanzenölen, darunter Traubenkern-, Distel-, Soja-, Maiskeim- und Sonnenblumenöl. Auf die sollten wir also prinzipiell verzichten und stattdessen andere pflanzliche Öle wählen.

Omega-3-reiche Öle bevorzugen

Über die Omega-3-Fettsäuren (Seite 36) ALA, EPA, DHA haben wir bereits berichtet. Sie wirken genau entgegengesetzt zu Omega-6-Fettsäuren: Sie verbessern die Fließfähigkeit des Blutes, machen die Gefäße elastisch und hemmen Entzündungen. Darüber hinaus wirken sie auf die Zelle wie ein Türöffner, denn sie machen die Membran durchlässig für Nährstoffe. Nur so können Mitochondrien optimal arbeiten und Energie produzieren. Deshalb ist es so wichtig, mehr von den Omega-3-Fettsäuren auf den Tisch zu bekommen. Die besten Quellen sind Fettfische wie Lachs, Makrele, Hering aus nachhaltigem Wildfang. Wer sich aber rein pflanzlich ernährt, sollte Leinöl mit zugesetzten EPA und DHA aus Algen verwenden. Dabei ist EPA entscheidend, denn nur diese Fettsäure wirkt entzündungshemmend. Als guter Allrounder fürs Dünsten, aber auch für Salate und Dips empfiehlt sich Olivenöl. Für die Abwechslung in der kalten Küche sorgen Sesam-, Walnuss- oder Hanföl, bitte immer nativ, kalt gepresst und in Bio-Qualität. Wichtig ist, die Öle zügig aufzubrauchen, besonders Leinöl und Walnussöl haben nur eine kurze Haltbarkeit. Hanf- und Sesamöl sind zwar länger haltbar, sollten aber auch innerhalb von 6 Monaten verbraucht werden. Um den Verderb zu bremsen, sollten die Öle in dunklen Flaschen abgefüllt sein. Alle genannten Öle, außer Olivenöl, dürfen nicht stark erhitzt werden. Eine Alternative zum Braten und Dünsten ist auch Kokosöl.

Tipp: Leinöl lässt sich sehr gut einfrieren. Entweder die ganze Flasche oder umgefüllt in kleineren Behältern. Das tut der Qualität keinen Abbruch. So stellen Sie sicher, dass Ihnen dieses wertvolle Öl nie ausgeht!

Transfette meiden

Tückisch an den gesunden Pflanzenölen: Aus ihnen können hochkritische Transfette entstehen. Diese Fette sind entzündungsfördernd, erhöhen den Anteil des schlechten Cholesterins im Blut und gelten als Mitverursacher von Arteriosklerose und Herzinfarkten. Außerdem machen sie die Zellmembran unelastisch, was zu Nährstoffmangel und in der Folge wieder zu Erschöpfung führt. In Dänemark zum Beispiel gibt es bereits seit 15 Jahren gesetzliche Vorgaben, die den Verzehr von Transfetten verringern sollen. Lebensmittel dürfen nicht mehr als zwei Prozent Transfette enthalten. Studien zeigen, dass dort seitdem die Zahl der Herzerkrankungen deutlich zurückgegangen ist. In Deutschland gibt es hingegen keine gesetzlichen Einschränkungen.

Transfette entstehen auf zwei verschiedene Arten: entweder durch industrielle Härtung oder durch langes starkes Erhitzen. Bei der Härtung wird aus flüssigem Öl ein schmierfähiges Fett, das vielseitig einsetzbar und besser haltbar ist. Es wird für die Herstellung vieler Produkte verwendet, darunter fertige Kuchen, Kekse, Fast Food, Margarine, Panaden und vieles mehr. Man erkennt den Einsatz an Formulierungen wie »gehärtetes«, »teilgehärtetes« oder »hydrogenisiertes Pflanzenfett«. Der andere Entstehungsweg für Transfette ist das lange starke und/oder mehrmalige Erhitzen von Pflanzenölen, wie es zum Beispiel beim Frittieren der Fall ist. Bei empfindlichen Ölen mit vielen ungesättigten Fettsäuren entstehen Transfette schon ab 130 Grad. Diese hochwertigen, nativen Öle am besten nur für die kalte Küche einsetzen. Gut erhitzbar sind Kokosöl, Butterschmalz (Ghee) und nach neuesten Erkenntnissen auch natives Olivenöl extra vergine.

Noch einmal zusammengefasst: Mit diesen einfachen Tricks können Sie Transfette meiden.

- Untersuchen Sie Ihre Vorräte auf versteckte Transfette. Mustern Sie alt gewordene Öle dringend aus.
- Auf Fast Food und Fertigkost verzichten.

Sonnenblumenöl

Das pflanzliche Sonnenblumenöl kommt so harmlos daher, doch kaum einer weiß, dass es Mitverursacher vieler Zivilisationskrankheiten ist. Da es preiswert und neutral im Geschmack ist, wird es überall dort eingesetzt, wo man viel Öl benötigt. Und das können auch rein pflanzliche oder sogar vegane Produkte sein. Achtung ist geboten zum Beispiel bei in Öl gerösteten Erdnüssen, Chips, Thunfisch in Öl und pflanzlichen Brotaufstrichen. Bei Letzteren scheuen sich nicht einmal gute Bio-Produzenten, reichlich Sonnenblumenöl einzusetzen. Hier immer genau auf die Zutatenlisten schauen und Alternativen wie Rapsöl oder Olivenöl suchen. Palmöl ist dabei keine empfehlenswerte Alternative. Aufstriche kann man übrigens prima auch selbst machen (siehe Rezeptteil, Seite 125)!

- Auf Packungsaufdrucke wie »gehärtetes«, »teilgehärtetes« oder »hydrogenisiertes Pflanzenfett« achten.
- Leicht verderbliche Pflanzenöle mit hohem Gehalt an mehrfach ungesättigten Fettsäuren nicht erhitzen und zügig verbrauchen.
- Zum Braten gut erhitzbare Fette nehmen, Bratfett nicht mehrmals verwenden.
- Auf Croissants, Chips, Flips, Fertigkekse, Pommes, Blätterteig, Backmargarine, Berliner, industriell hergestelltes Eis verzichten.

Mehr Wasser trinken

Nun sollten wir noch über das Thema Flüssigkeitszufuhr sprechen. Um unseren Flüssigkeitsbedarf zu decken, benötigen wir Menschen nichts anderes als stilles Wasser ohne jegliche Zusätze. Doch in den Supermärkten quellen die Regale über von Drinks aller Art: Wellnesswasser, Energy-Drinks, Bionaden, Gurkenlimonade, Eistees, Säfte und vieles mehr. Gerade der Getränkebereich ist überaus innovativ und erfindet jedes Jahr hunderte von neuen Trend-Getränken. Doch man kann es ganz schlicht zusammenfassen: Keines davon fördert unsere Gesundheit oder unser Wohlbefinden. Gesüßte Getränke gelten als einer der größten Risikofaktoren für Diabetes und Übergewicht. Das gilt nicht nur für Cola und Limonade, sondern auch in Fruchtsäften stecken gehörige Zuckermengen. Hinter vielen Innovationen verbirgt sich nichts anderes als mit billigen Zusatzstoffen teuer gemachtes Wasser!

Warum ist Trinken so wichtig? Ganz einfach: Weil unsere Billionen von Körperzellen hauptsächlich aus Wassermolekülen bestehen. Eine ausreichende Versorgung mit Wasser ist die wichtigste Voraussetzung für das Funktionieren der Mitochondrien. Die Zellleistung in allen Organsystemen hängt davon ab!

Dr. Gerald Pollack, Professor für Biowissenschaften und Herausgeber des Wissenschaftsjournals »Water«, konnte nachweisen, dass Muskelzellen zu mehr als 70 Prozent aus Wasser und nur zu 20–25 Prozent aus Eiweiß bestehen. Pollack fand heraus, dass Wasser die Muskelfunktion entscheidend beeinflusst, allerdings Wasser in einer ganz besonderen Form. Seine Entdeckung: Neben den bekannten Aggregatzuständen fest (Eis), flüssig und gasförmig (Wasserdampf) existiert seiner Ansicht nach eine vierte Phase. Pollack nennt Wasser in diesem Zustand Exklusionszonenwasser (EZ-Wasser). Dieses Wasser zeichnet sich durch hohe Viskosität aus, ähnlich wie bei Bienenhonig. Es befindet sich innerhalb unserer Zellen und macht den Zellstoffwechsel erst möglich. So unterstützt es die Leistungsfähigkeit der Mitochondrien und steigert das Energielevel im gesamten Organismus! Je mehr EZ-Wasser zur Verfügung steht, desto besser funktioniert die Zellkommunikation. Man kann sich das Ganze als Mühlrad vorstellen. Steht genug Wasser in den Schaufeln zur Verfügung, läuft die Mühle schnell, tröpfelt es nur, läuft sie dagegen träge und langsam. Energie fehlt. Um die Mühle am Laufen zu halten und das Entstehen von EZ-Wasser zu ermöglichen, müssen wir Wasser trinken. Pollack fand zudem heraus, dass natürliches Sonnenlicht, Infrarotlicht und körperliche Aktivitäten, die Vibrationen erzeugen, die Bildung von EZ-Wasser in den Zellen fördern.

Wasser: welches und wie viel?

Die Praxis zeigt, dass gerade Frauen dazu neigen, zu wenig zu trinken. Während des 5-wöchigen Energieprogramms trinken Sie täglich 30 ml pro Kilogramm Körpergewicht stilles Wasser. Bei 70 kg Körpergewicht wären das also 2,1 Liter Wasser pro Tag. So helfen Sie den Nieren bei der Entgiftung und sorgen dafür, dass alle Zellen gut gefüllt sind. Wer Wasser kauft, sollte eine mineralstoffarme Sorte mit niedrigem elektrischem Widerstand wählen (kein Tafelwasser!). Die Etiketten geben Aufschluss über den Mineralgehalt. Empfehlenswerte Marken sind zum Beispiel St. Leonhards, Lauretana, Plose oder Mont Roucous. Je mehr Mineralstoffe im Wasser enthalten sind, desto gesättigter ist es und desto geringer ist seine Fähigkeit, Giftstoffe zu binden und auszuschwemmen. Unbedingt Glasflaschen wählen, denn Kunststoffflaschen geben Weichmacher ab! Nach dem Programm sollten Sie weiterhin für eine ausreichende Wasserzufuhr sorgen. Die Faustregel lautet dann: 20 ml pro Kilogramm Körpergewicht.

Tricks und Tipps: Trinken zum Ritual machen

Um die Trinkmenge zu schaffen, sollten Sie sich feste Gewohnheiten einrichten. Am besten morgens direkt nach dem Aufstehen einen halben Liter trinken. Das Wasser kann auch lauwarm sein, wenn Ihnen das angenehmer ist. Füllen Sie sich Ihre Tagesmenge in eine Karaffe. So haben Sie die Kontrolle. Wer am Computer sitzt, kann sich einen Trinkwecker oder eine App einrichten. Dann gibt es in bestimmten Abständen ein Erinnerungssignal. Stellen Sie sich das Wasser immer in Reichweite auf. Vor jeder Mahlzeit 1–2 Gläser Wasser trinken.

Wer nur Wasser langweilig findet, darf ein bisschen schummeln: Aromatisieren Sie es mit der Schale von Biozitronen, -limetten oder -orangen. Auch Kräuter oder Heidelbeeren geben dem Wasser einen leckeren frischen Kick. Das hilft Ihnen sicher, Ihr Trink-Pensum zu schaffen. Gehen Sie nie ohne Trinkgefäß auf die Reise, in Flugzeuge, in die Bahn oder ins Auto. Nehmen Sie sich Wasser mit in Besprechungen, Vorlesungen oder andere Termine, damit Sie nie »trocken laufen«.

Auch naturbelassene Kräuter-, Gewürz- oder Früchtetees decken den Flüssigkeitsbedarf. Man sollte dabei allerdings nicht übertreiben. Denn Kamille, Fenchel, Ingwer und Co. sind Heilpflanzen mit entsprechender Wirkung. Zuviel davon kann zu Nebenwirkungen führen. Achtung: Teemischungen mit Süßholzextrakt können den Blutdruck steigen lassen. Also immer abwechseln und nicht mehr als 2–3 Tassen Tee pro Tag trinken.

Kaffee: Das Dilemma mit der schwarzen Bohne

Beim Thema Trinken wollen wir noch auf ein Lieblingsgetränk der Deutschen eingehen: Kaffee. Wie ist es denn nun mit dem beliebten Aufguss? Ist er gesund oder nicht? Die Antwort ist, wie immer, nicht eindeutig. Im Prinzip ist die Kaffeebohne ein Superfood der Natur. Sie steckt voller wertvoller Polyphenole wie Flavonoide, Chlorogensäure oder Resveratrol (bekannt durch Rotwein). Die antioxidative Wirkung von Kaffee ist sogar noch höher als die von Grüntee. Unzählige Studien zeigen gesundheitliche Wirkungen des Bohnentranks, unter anderem wird die Bildung von Enzymen in der Leber angeregt. Also ein rundum empfehlenswerter Genuss – wären da nicht ein paar sehr kritische Inhaltsstoffe, die wir im Folgenden darstellen.

- So gehört Kaffee zu den Produkten, die häufig durch das Schimmelpilzgift Ochratoxin belastet sind. In zu feuchten Regionen kann Schimmel schon an der Pflanze entstehen, und natürlich später, während der Ernte, Trocknung, Lagerung und Verarbeitung. Laut Bundesinstitut für Risikobewertung zählt Kaffee zu den Hauptquellen für die hochgiftige Substanz.
- Außerdem enthält Kaffee das potenziell krebserregende Acrylamid, das man auch von Pommes Frites oder Brot kennt. Es entsteht durch die Röstung der Kaffeebohnen.
- Zusätzlich wirkt Kaffee säurebildend. Dadurch wird der positive Effekt der Polyphenole dann ins Gegenteil verkehrt.

Das heißt aber alles nicht, dass Sie vollständig auf Kaffee verzichten müssen.

Was es beim Kaffeegenuss zu beachten gibt

Wichtig ist, dass man auf eine Top-Qualität achtet: Kaffee sollte am besten aus dem Hochland stammen – dort herrschen günstigere klimatische Bedingungen, die Plantagen sind luftiger, die Anbaubedingungen meist eher kleinbäuerlich. So tritt weniger Schimmel auf. Und schließlich sollte guter Kaffee langsam trommelgeröstet werden – das minimiert den Acrylamid-Gehalt und sorgt für ein säurearmes Getränk in der Tasse.

Tipp: Wer auf Nummer sicher gehen will, bekommt im Fastenshop von Ralf Moll einen säurearmen Bio-Kaffee, der praktisch frei von Acrylamid und Schimmelpilzgiften ist. Er wird regelmäßig auf Rückstände untersucht und stammt aus schwer zugänglichen Biosphärenreservaten im Hochland Südamerikas (erhältlich über www.fasten-shop.de).

Natürlich darf man den Kaffeegenuss auch bei Einhaltung der oben genannten Empfehlungen nicht übertreiben, aber gegen 2–3 Tassen pro Tag ist nichts einzuwenden. Nach 14 Uhr sollte nur noch koffeinfreier Kaffee (der übrigens auch die »guten« Polyphenole enthält) getrunken werden. Generell sollten Sie koffeinhaltige Getränke, also auch Schwarztee, Grüntee und Mategetränke, nicht mehr nach 14 Uhr konsumieren, Energy-Drinks am besten gar nicht! Grundsätzlich ist Kaffee »schwarz« getrunken am besten. Nur so wirkt er sich positiv auf den Kohlenhydratstoffwechsel aus. Kaffee mit Milch liefert tierisches Eiweiß, gesüßter Kaffee enthält unerwünschten Zucker oder nicht minder meidenswerte Süßstoffe. Karamell Latte Macchiato ist eine Kalorienbombe voller ungünstiger Zutaten und kein Getränk!

Übrigens: Es muss nicht immer Kaffee sein, wenn man mal einen Durchhänger hat: Unser Power-Shot mit Ingwer, Kurkuma und Limette (Seite 31) ist definitiv ein super Wachmacher.

Auch selbst gemachte Nussmilch ist ein perfektes Power-Getränk: einfach 2 EL Mandel-, Sesam- oder Cashewmus mit 2 Bananen und ½ Liter Wasser mixen. Auch lecker mit Erdbeere statt Banane. Die süßen Früchte sorgen für schnelle Energie und die Nusspasten enthalten sättigendes Eiweiß und gesunde Fette. Das sorgt für einen 100 Prozent koffeinfreien Energieschub.

Alkohol? Nein danke!

Alkohol sollten Sie diese Woche und generell die nächsten vier Wochen weiter meiden. Schließlich wollen Sie, dass die Entgiftung ungestört vorangeht. Deshalb möchte die Leber nicht mit dem Genussgift Alkohol belastet werden. Was man zum Thema noch wissen sollte: Der Rauschmacher fördert die Freisetzung von Histamin und blockiert bestimmte Enzyme im Darm, die für dessen Abbau zuständig sind. So wird zu viel Histamin gebildet, Allergien und Entzündungen können entstehen. Außerdem sind Wein, Bier und Schnaps Säurebildner. Und nicht zu vergessen: Beim Intervallfasten gilt jedes Glas Wein oder Bier nach dem Abendessen als Mahlzeit und verkürzt das Karenz-Intervall. Die Fettverbrennung ist noch lange, nachdem wir Alkohol getrunken haben, blockiert.

Alltag nach dem Energieprogramm: Und wie geht es weiter?

Noch ein Wort zur optimalen Ernährung nach dem 5-Wochen-Programm. Unsere Empfehlung: Essen Sie nach der 70:30-Regel. Was bedeutet das? 70 Prozent der Nahrung sollten basisch oder neutral sein, 30 Prozent dürfen säurebildend sein. Das heißt, zu reichlich üppigen Salaten, Gemüsegerichten, Suppen, Säften, Smoothies und Müslis kommen in geringer Menge, aber guter Qualität, Fisch, Fleisch und Milchprodukte hinzu. Natürlich dürfen Sie sich auch hin und wieder Pizza, Burger oder Currywurst oder ein Dessert bzw. eine süße Nascherei genehmigen.

Zum Ausgleich sind ein bis zwei Suppentage oder mindestens drei Intervallfasten-Tage pro Woche ideal. Versuchen Sie, das Intervallfasten nach eigenem Muster (12:12, 14:10 oder 16:8) in Ihren Alltag zu integrieren. Fürs »große Reinemachen« planen Sie idealerweise ein- bis zweimal im Jahr eine komplette Fastenwoche ein, entweder auf eigene Faust mit dem Suppen-Programm (siehe »Woche 1: Die Fastenwoche«, Seite 80) oder Sie melden sich bei einer Fastengruppe an.

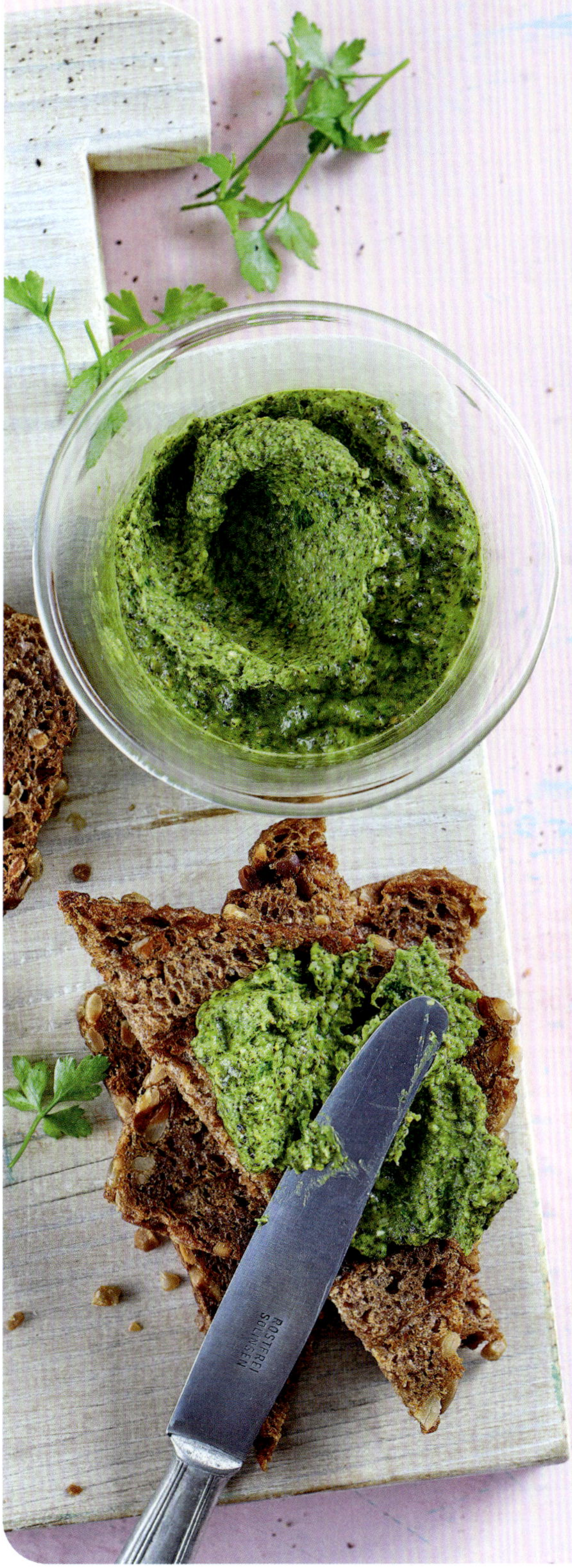

Kokos-Petersilie-Powerpaste

Für eine 3-Tages-Ration

ca. 20 Min.

1 EL Kokosöl • ½ Bund glatte Petersilie • 1 EL Kurkuma • 1 Teebeutel für Chai-Tee (Inhalt aus dem Beutel) • ¼ TL frisch gemahlener schwarzer Pfeffer • 1 EL Cashewmus • 1 kleine Handvoll Cashewkerne • 2 EL Hafermilch (glutenfrei) • 1–2 TL Zitronensaft

- Kokosöl in einem kleinen Topf oder einer Pfanne schmelzen.
- Petersilie grob zerschneiden.
- Kurkuma, Chaigewürze, Pfeffer, Cashewmus, Cashewkerne, Petersilie, Kokosöl und Hafermilch fein pürieren. Mit Zitronensaft nach Belieben abschmecken.
- Das Ganze in ein kleines Gefäß füllen, fest werden lassen. Mit Klarsichtfolie abdecken und im Kühlschrank aufbewahren.

Tipp: Die Powerpaste steckt voller wertvoller Nährstoffe wie Kurkumin, Chlorophyll und Magnesium. Sie schmeckt mild und angenehm. Täglich ein paar Teelöffel davon verzehren: einfach pur, im Dressing, als Würze oder als Aufstrich (z. B. auf glutenfreiem Vollkornbrot).

Woche 3: Die Antistress-Woche

In dieser Woche wollen wir die Balance zwischen Stress und Erholung wiederherstellen – dabei spielen guter Schlaf und Entspannungstechniken eine große Rolle.

Mit dem Stress ist es wie mit vielen Dingen: Es kommt auf die Dosis an. In Maßen schadet er uns nicht, problematisch wird es erst, wenn er überhandnimmt und zu einer Dauerbelastung führt. Die menschliche Reaktion auf Stress war in früheren Zeiten extrem sinnvoll und hat das Überleben gesichert. Bei Bedrohung werden die Nebennieren angeregt, Stresshormone wie Cortisol, Adrenalin und Noradrenalin auszuschütten. Das sorgt für sofortige Energiebereitstellung, der Blutdruck steigt, die Sinne sind geschärft, alle Muskeln sind gespannt und können, wenn nötig, mit schneller Bewegung (Flucht oder Kampf) reagieren. Sehr nützlich, wenn plötzlich ein hungriger Löwe vor einem steht. Heute steht uns die Bedrohung eher in Form eines Vorgesetzten gegenüber. Dann ist weder Flüchten noch Kämpfen angezeigt, es läuft eher auf eine verbale Problemlösung oder noch schlimmer, auf stillschweigendes Herunterschlucken des Ärgers hinaus. Das ist nicht gesund, denn die Stresshormone, die eigentlich durch Bewegung abgebaut werden sollten, verbleiben im Körper und landen meist im Bauchfett. Dort treiben sie das Entzündungsgeschehen an und stören den gesamten Hormonstoffwechsel. Cortisol fördert zusätzlich den Appetit und damit das Risiko von Übergewicht. Adrenalin sorgt für Eiweißabbau und fördert die Übersäuerung.

Das Energieprogramm für diese Woche

Die Balance zwischen Stress und Entspannung wiederherstellen:

- Stressfaktoren erkennen
- Cortisolspiegel senken, Melatoninspiegel heben
- besser schlafen
- Alltag strukturieren
- eine Entspannungstechnik anwenden

Cortisol und Melatonin: Wie Tag und Nacht

Eine Schlüsselrolle beim Stressgeschehen spielen zwei Hormone: Cortisol (dessen inaktive Form nennt man Cortison) und sein Gegenspieler Melatonin. Cortisol macht uns wach und aktiv, Melatonin beruhigt und hilft uns, einzuschlafen. Das eine ist ein Tageshormon, das andere herrscht während der Nacht. Auch Licht spielt dabei eine entscheidende Rolle: Es löst die Bereitstellung von Cortisol aus, Melatonin dagegen braucht es dunkel. Bleiben wir zunächst beim Cortisol. Sein Spiegel steigt normalerweise im Morgengrauen an und erreicht gegen 6 bis 7 Uhr den höchsten Stand. Das macht Sinn, schließlich müssen wir jetzt wach werden und unser Tagespensum in Angriff nehmen. Im Laufe des Tages schwankt der Cortisolspiegel dann etwas, um gegen Abend wieder abzusinken und die Nachtruhe einzuleiten. Bei chronischem Stress bleibt der Spiegel aber permanent hoch und sinkt auch abends nicht spürbar ab. Die klassischen Folgen: Reizbarkeit, verspannte Muskulatur, erhöhter Blutdruck, Schlafstörungen, Herzrasen. Das geht eine Weile so, bis die Nebenniere irgendwann ihren Dienst quittiert. Sie ist regelrecht erschöpft, kann nicht mehr ausreichend Cortisol bilden. Diese sogenannte Nebenniereninsuffizienz äußert sich dann in gegenteiligen Symptomen: Erschöpfung, Kraftlosigkeit, mangelnder Belastbarkeit, Verstimmung bis zur Depression.

Stressfaktoren erkennen

Dauergestresste Menschen stecken in der Regel so tief im Stressgeschehen, dass sie nicht in der Lage sind, innezuhalten und sich einmal in Ruhe anzuschauen, was sie so treiben. Doch das ist absolut nötig, um den Teufelskreis zu durchbrechen. Wer sagt: „Ich habe keine Zeit, etwas gegen meinen Stress zu unternehmen«, sitzt schon in der Falle. Der erste Schritt ist zu erkennen, was die individuellen Stressfaktoren sind. Hier die häufigsten:

- Überbelastung, Überforderung
- Termindruck
- übertriebener Perfektionismus
- Mobbing
- Mehrfachbelastung
- Sorgen (Krankheiten, kranke Angehörige)
- Trauer
- finanzielle Engpässe
- Schlafmangel
- Arbeit in Wechselschichten
- Fehlen von Entspannungsmöglichkeiten
- Social-Media-Stress
- Lärm

Analyse: Woher kommt mein persönlicher Stress?

Vielleicht können Sie nach dem Lesen dieser Liste bereits sagen, wo Ihr Stress schwerpunktmäßig angesiedelt ist. Ist es eher der Beruf, das Privatleben oder sind es übergeordnete Sorgen? Überlegen Sie nun, an welcher Stellschraube Sie drehen können, um für Entlastung zu sorgen. Etwas, das sicher jeder tun kann, egal, wie gefordert er ist: im Alltag kleine Entspannungsinseln schaffen. Ziehen Sie sich, wann immer möglich, für ein paar Minuten aus dem ganz normalen Wahnsinn heraus und machen Sie eine kleine Pause. Gehen Sie an die frische Luft, atmen Sie ein paar Mal tief ein und aus, sorgen Sie für ein wenig Bewegung. 5 Minuten reichen bereits aus, um den Kreislauf wieder in Schwung zu bringen und die Zellen mit Sauerstoff zu versorgen.

Achtsamkeitsübungen

Besonders hilfreich ist die sogenannte achtsame Gehmeditation. Klingt schwierig? Täuscht aber, denn Sie gehen im Prinzip einfach spazieren! Und zwar am besten im Wald – das regt zusätzlich den Parasympathikus an. Dabei lassen Sie jeden Gedanken, der auftaucht, ganz in Ihr Bewusstsein und hören der Affenbande in Ihrem Kopf einmal zu, was sie Ihnen so erzählt. Dabei stellen Sie sich immer wieder die Frage: Ist das so, ist das wirklich wahr, was ich da denke?

Zusätzlich führen Sie folgende Übung durch: Betrachten Sie 5 Objekte im Wald genau und benennen Sie diese konkret. Sprechen Sie den Namen ruhig laut aus. Zum Beispiel das Buchenblatt (1), die Rinde (2), der Baumstumpf (3), der Findling (4) und das Moos (5). Im Anschluss wiederholen Sie 4 dieser 5 Begriffe, dann 3, dann 2, dann einen! Danach führen Sie die Übung mit weiteren Sinnesorganen durch. Zunächst mit dem Gehör, dann mit dem Geruchssinn, und schließlich mit dem Tastsinn, indem Sie die Dinge berühren. Immer laut aussprechen, was Sie hören oder riechen, und dann bis auf einen Begriff reduzieren. Der Effekt dieser »Grübel-Stopp-Übung«: Sie unterbrechen die üblichen Denkkaskaden in Ihrem Gehirn und verhelfen dem limbischen System, das Kommando zu übernehmen und Probleme zu relativieren. Danach werden Sie sich frischer, erholter, aber vor allem klarer fühlen. Führen Sie diese Übung so oft wie möglich durch, optimal wäre sogar zweimal täglich. Apropos: Die Pendelbewegung beim Spazierengehen bewirkt eine sogenannte bifokale Stimulation des Gehirns. Sie ähnelt der wichtigen REM-Phase im Schlaf, bei der neue neuronale Verknüpfungen in unserem Gehirn entstehen, wodurch wir Probleme lösen und lernen.

Wenn Sie keinen Wald in der Nähe haben, kein Problem: Auch im Garten, im Park oder auf einem Feld funktionieren diese Achtsamkeitsübungen.

Cortisolspiegel senken

Auch auf der Stoffwechselebene können wir einiges tun, um den Stress zu entschärfen. Dazu gehört es, aktiv den Cortisolspiegel zu senken. Dafür haben Sie, ohne es zu wissen, in den letzten beiden Wochen schon gesorgt. Nämlich durch den Verzicht auf Kaffee und Alkohol. Vielleicht haben Sie ja auch schon bemerkt, dass Sie entspannter sind und besser zur Ruhe kommen. Warum sollten wir beides meiden? Koffein stimuliert die Nebennierenrinde zu einer erhöhten Cortisolproduktion. Was für Kaffee gilt, gilt natürlich auch für Energydrinks, Matedrinks, Guarana & Co. Alkohol hingegen dämpft zunächst die Cortisolausschüttung und sorgt für einen Endorphinschub, der uns so schön entspannt, doch nach zwei Stunden verfliegt die Wirkung und der Stress ist zurück. Die Leber hat allerdings wesentlich länger mit dem Alkohol zu kämpfen.

Auch das Wassertrinken hat sich bereits günstig auf den Cortisolspiegel ausgewirkt. Eine weitere Rolle spielt der Blutzuckerspiegel: Steigt er schnell, wird Cortisol zur Regulierung bereitgestellt. Also Vorsicht mit Zucker, Weißmehl und anderen Kohlenhydratfallen. Auch die langen Pausen zwischen den Mahlzeiten (Intervallfasten) helfen, den Blutzuckerspiegel zu regulieren und damit die Cortisolproduktion zu dämpfen.

Besser schlafen

Als ob Stress als solcher nicht belastend genug wäre, kommt meistens ein gestörter Schlaf als Folgeerscheinung hinzu. Stress und seine körperlichen Folgen bringen uns um den erholsamen Schlaf, das senkt die Belastbarkeit und erhöht wiederum den Stresspegel – ein klassischer Teufelskreis. Deshalb sollte man alles für eine erholsame Nachtruhe tun und das Schlafhormon Melatonin päppeln. Melatonin sollte am Abend das Cortisol ablösen, damit sich Entspannung und Ruhe einstellen können. Dafür sorgt die Zirbeldrüse im Gehirn, die tatsächlich mit den Lichtsensoren im Auge kommuniziert. Wird es dunkel, weiß sie, dass ihre Arbeitszeit beginnt. Doch nicht nur das: Melatonin wirkt antioxidativ, kann die Immunfunktion des Körpers stärken und ist wichtig für den Schutz vor Krebserkrankungen. Wir sollten die Zirbeldrüse also tunlichst bei ihrem wichtigen Job unterstützen. Übrigens: Nur im Schlaf produzieren wir Somatropin, das Wachstumshormon, das unabdingbar für die Zellreparatur ist.

Richtig schlummern kann man üben

Für die meisten Menschen sind 7 bis 8 Stunden die optimale Schlafdauer. Manche kommen mit weniger aus, andere benötigen 8 bis 10 Stunden, um voll leistungsfähig zu sein. Schlafbedarf und -qualität sind übrigens zu 50 Prozent genetisch festgelegt. Falls Sie unter Einschlaf-, Durchschlafstörungen oder mangelnder Schlaftiefe leiden, lohnt es sich in jedem Fall, das richtige Schlummern mit Hilfe der unten genannten Tipps wieder zu erlernen. Auf dauerhafte Störungen der Nachtruhe reagiert unser Stoffwechsel nämlich mit einer erhöhten Cortisolausschüttung und den beschriebenen negativen Folgen. Schon gewusst: Studien zeigen, dass Einzelpersonen besser schlafen als Paare und diese besser als Familien. Frauen mit Kindern wachen eher auf als Männer, es sei denn, die Väter befinden sich in der Elternzeit. Dann leiden auch sie unter leichtem Schlaf. Statistisch betrachtet sind die besten Nächte die von Freitag auf Samstag und von Samstag auf Sonntag. Die Nacht auf Montag ist dagegen die mit der schlechtesten Schlafqualität. Kein Wunder: Der Wecker ist gestellt, wir denken an die kommende Arbeitswoche – schon stellt sich innerer Stress ein.

Es gibt einiges, worauf man achten sollte, um die Melatoninbildung und generell den Schlaf zu fördern.

So schlafen Sie besser:

- Kein spätes Essen: Die letzte Mahlzeit sollte mindestens 2–3 Stunden vor der Bettruhe liegen, besser länger. Wenn Sie intervallfasten, achten Sie ohnehin auf ein frühes Abendessen.
- Kein Sport spät am Abend: Sportliche Aktivitäten besser auf den Tag oder Nachmittag verlegen. Zu später Sport kann den Körper zu sehr aufputschen; vor allem, wenn er von rhythmischer Musik begleitet wird (Workouts, Spinning, Zumba etc).
- Arbeit beenden: Legen Sie Arbeit oder aufreibende Lektüre rechtzeitig beiseite. Sie sollten die Stunden vor dem Schlafengehen mit anderen Dingen als mit Arbeit verbringen.
- Fernseher und Co. ausmachen: Das blaue Licht von Bildschirmen (TV, Tablets, Smartphones) stört die Zirbeldrüse besonders. Sie sollten lange vor dem Schlafen offline gehen.

- Temperatur regeln: Im Schlafzimmer sollte es nicht zu kalt und nicht zu warm sein. 16 bis 20 Grad gelten als optimal.
- Das Bett ausrichten: Wer keine Rückenprobleme hat, schläft in der Regel auf ganz normalen Matratzen gut. Wichtiger ist aber die Richtung, in die die Füße zeigen. Liegen Sie, wenn möglich, in Nord-Süd-Richtung. Das entspricht dem Magnetfeld der Erde und verbessert die Schlafqualität.
- Licht aus: Die Zirbeldrüse braucht es dunkel, um genug Melatonin zu bilden. Ziehen Sie die Vorhänge zu und löschen Sie alle Lichtquellen im Schlafzimmer.
- Regelmäßiger Rhythmus: Erziehen Sie sich zu einem gleichmäßigen Schlafintervall. Gehen Sie täglich zur gleichen Zeit ins Bett. Halten Sie sich an Rituale, die dem Körper signalisieren: Jetzt kehrt Ruhe ein.
- Das Bett ist zum Schlafen da: TV, Essen, Facebook und Co. sind dort tabu.
- Und am Morgen: Licht als Hallo-Wach-Signal. So wie Sie in der Nacht für Dunkelheit sorgen sollten, hilft Licht beim Aufwachen. Also direkt nach dem Aufstehen Vorhänge auf, Rolläden hoch, im Winter Licht im Haus einschalten!

Alltag aufräumen: Luft schaffen durch gute Planung

Stress wird schlimmer, wenn es uns nicht gelingt, innezuhalten, um Dinge in Ruhe zu bewerten. Wenn man das Gefühl hat, dass einem alles über den Kopf wächst, weiß man nicht, wo man beginnen soll. Als sehr hilfreich hat sich erwiesen, die Aufgaben aufzulisten und nach Priorität zu sortieren. Was muss ich als Erstes tun? Was hat Zeit? Was kann ich vielleicht sogar ganz weglassen? Stress ist oft hausgemacht und entsteht, weil man zu hohe Ansprüche an sich selbst stellt. Häufig ist das eine Typfrage. Falls Sie zu diesen Menschen gehören, verabschieden Sie sich als Erstes von dem Anspruch, immer perfekt zu sein.

Mit den folgenden Tricks bringen Sie Licht ins scheinbar undurchdringliche Dickicht bevorstehender Aufgaben.

- Notieren Sie sich auf einer Liste, was alles zu tun ist.
- Teilen Sie die Aufgaben in drei Kategorien ein: unerlässlich, wichtig, nebensächlich – und markieren Sie sie farbig.
- Streichen Sie mindestens 20 Prozent der Aufgaben einfach weg.
- Einfach delegieren: Notieren Sie sich, an wen Sie Aufgaben weitergeben können, und sprechen Sie die Person zeitnah an.
- Schaffen Sie sich Luft. Falls Sie immer wieder in Stress geraten, weil Sie zu knapp dran sind, beginnen Sie einfach eine halbe Stunde vorher und verlegen Sie Termine, die zu eng aufeinander folgen.
- Vermeiden Sie Freizeit-Stress. Mindestens ein Tag pro Wochenende sollte unverplant bleiben.
- Richten Sie Sperrzeiten ein, zu denen Sie nicht erreichbar sind. Das Smartphone bleibt aus, Mails werden nicht beantwortet.
- TV-Abstinenz kann unheimlich entlastend sein. Statt automatisch den Fernseher einzuschalten, lieber gezielt Sendungen aussuchen. Sie werden erstaunt sein: Plötzlich entstehen große Freiräume, denn Fernsehen ist ein echter Zeiträuber.
- Allein sein kann so erholsam sein. Schaffen Sie sich Freiräume – Zeit, in der Sie mit niemandem reden, niemandem Rechenschaft ablegen, keine anderen Bedürfnisse außer Ihren eigenen befriedigen müssen.

Eine Entspannungstechnik lernen und anwenden

Wenn Sie es nicht schon längst tun, sollten Sie unbedingt damit beginnen. Entspannen Sie sich ganz bewusst, am besten mit einer Methode, die zu Ihnen passt. Wollen Sie lieber selbst aktiv sein wie beim Yoga oder können Sie es in vollen Zügen genießen, wenn Sie berührt werden – wie etwa bei einer Massage? Oder ist es Ihr größtes Problem, gedanklich abzuschalten? Es gibt für jeden den passenden Weg, runterzukommen. Entspannungs-Training ist genauso wichtig wie Sport. Versuchen Sie, Entspannungspraktiken zu integrieren. Am besten täglich, mindestens aber zweimal wöchentlich. Eines sollte jedoch klar sein: Essen ist als Entspannungsmethode völlig ungeeignet! Futtern wirkt zwar sehr beruhigend und schüttet wie im Fall von Schokolade Glückshormone aus, doch wegen »unerwünschter Nebenwirkungen« ist diese Form des Runterkommens leider streng verboten. Aber keine Sorge, wir stellen Ihnen im Folgenden ein paar richtig gute Methoden vor und erklären, für wen sie geeignet sind:

Atemübungen

Tiefes bewusstes Atmen in den Bauch ist ideal für zwischendurch. Es verbindet uns umgehend mit dem Hier und Jetzt. Wer das richtige Atmen regelmäßig übt, kann nach stressigen Situationen schneller wieder entspannen. Außerdem entkrampft es, dehnt die Muskulatur, versorgt uns mit mehr Sauerstoff und hilft bei der Entgiftung. Denn Stress lässt uns flacher atmen, wir scheiden zu wenig Säuren mit der Atmung aus. Richtiges Atmen ist besonders beim Fasten und während unseres 5-Wochen-Programms unerlässlich!

Autogenes Training

Diese Technik wurde bereits in den 1920er Jahren entwickelt. Sie ging aus der Hypnose hervor. Am besten beginnt man mit einem geführten Kurs, bei dem ein Kursleiter die suggestiven Formeln wie »ich bin ganz ruhig« oder »ich bin ganz schwer« vorträgt. Die Teilnehmer folgen in entspannter Haltung. Autogenes Training senkt den Puls, den Blutdruck und führt zu tiefer Entspannung. Mit etwas Übung kann man die Technik auch alleine anwenden. Gut geeignet für Kopfmenschen, die schlecht abschalten können. Durch die Formeln und gesprochenen Suggestionen ist der Geist beschäftigt und kann gelenkt werden.

Bindegewebsmassage

Bei dieser Massageform werden dem Bindegewebe bestimmter Körperzonen einzelne Organe zugeordnet. Zu Beginn der Behandlung spürt der Masseur bestehende Verspannungen auf, die es anschließend aufzulösen gilt. Denn sie führen auf Dauer zu Blockaden. Durch das Verschieben der Hautschichten werden Faszienverklebungen gelöst und gezielt Impulse gesetzt, die zu einer Aktivierung des zugeordneten Organs führen. Gleichzeitig setzt eine tiefe Entspannung ein, die Voraussetzung für die Zellregeneration ist.

Hatha-Yoga

Klassisches Yoga hilft bei der Verbesserung der Beweglichkeit, bei der Stimulation der Organe und beim Muskelaufbau. Im Verlauf einer Yoga-Stunde wird meist der gesamte Körper einbezogen. Am Ende geht es aber immer um die mentale Entspannung. Über den Körper zum Geist gelangen – das ist der Hintergrund. Hatha-Yoga ist die ideale Yoga-Form für Einsteiger.

Klassische Massage

Diese Form der Massage wird nicht nur in physiotherapeutischen Praxen angeboten, sondern auch in Hotels, Thermen oder Wellness-Tempeln. Durch manuelle Einwirkung lockert, dehnt, entkrampft und entspannt der Therapeut die Muskulatur. Das fördert die Durchblutung und Entschlackung der behandelten Bereiche. Auch diese Variante unterstützt die Entgiftung. Verspannungen werden gelöst, was vor allem im Schulter-Nacken-Bereich von Bedeutung ist, denn über diese Hürden muss das Blut ins Gehirn fließen können. Das Blut bringt Sauerstoff, was oft spürbar zu einem besseren Allgemeinzustand führt.

Kundalini-Yoga

Bei dieser sehr spirituellen Variante wird neben klassischen Übungen viel Wert auf Atmung, Gesang und Meditation gelegt. Zudem werden viele einfache Übungen dynamisch ausgeführt, verknüpft mit speziellen Atemtechniken. Sie wirken reinigend und verjüngend auf Hormondrüsen und Nervensystem. Diese Yoga-Art ist ideal für Menschen, die den Geist stärker mit einbeziehen wollen und gern singen.

Meditation

Ziel dieser Mentaltechnik ist es, völlig im Hier und Jetzt zu sein. Dazu gehört es, sich von belastenden Gedanken und Stress zu lösen. Könner erreichen einen tranceartigen Zustand, in dem Körper und Geist zu tiefer Entspannung gelangen. Meditation wird ungeduldigen Menschen, deren Gedankenkarussell sich ständig dreht, zunächst schwerfallen. Vielleicht beginnen Sie eher mit Autogenem Training, Yoga oder progressiver Muskelentspannung.

Qigong

Diese Methode beinhaltet Bewegungsabläufe, enthält aber auch Übungen zur Konzentration und Meditation. Ziel ist die Harmonisierung von Körper, Geist und Seele. Dabei sollen sich unter anderem Energieblockaden lösen. Im Rahmen der TCM wird Qigong speziell bei Energiemangel, inneren Spannungen und Schlaflosigkeit empfohlen. Ideal für Menschen, die meditative Anteile mit körperlicher Aktivität verbinden möchten. Weil die Bewegungen sanft und langsam erfolgen, ist Qigong gut für Ältere geeignet.

Progressive Muskelentspannung

Bei dieser Entspannungsmethode wird die Wahrnehmung gezielt auf den Unterschied zwischen angespannter und entspannter Muskulatur gelenkt. Trainiert werden auch Körperteile wie Gesicht, Mund, Hände, Po oder Füße, auf deren Zustand man sonst wenig achtet. Die Übungen finden im Liegen oder Sitzen statt und führen schnell zu einer tiefen Entspannung, verbesserten Durchblutung und gesteigerten Achtsamkeit. Sie sind leicht auszuführen und ideal für Menschen, denen Meditation zu schwierig und zu wenig körperbetont ist.

Tai Chi

Die ursprünglich »Schattenboxen« genannte chinesische Kampfkunst bezieht den Gegensatz zwischen den Polen Yin und Yang ein. Tai Chi ist dynamischer als Qigong, basiert aber ebenfalls auf fließenden Bewegungen. Die einzelnen Übungen fügen sich zu einer größeren Choreografie zusammen. Auch Tai Chi wird bei Blockaden, Erschöpfungszuständen, Bluthochdruck und nervösen Störungen empfohlen.

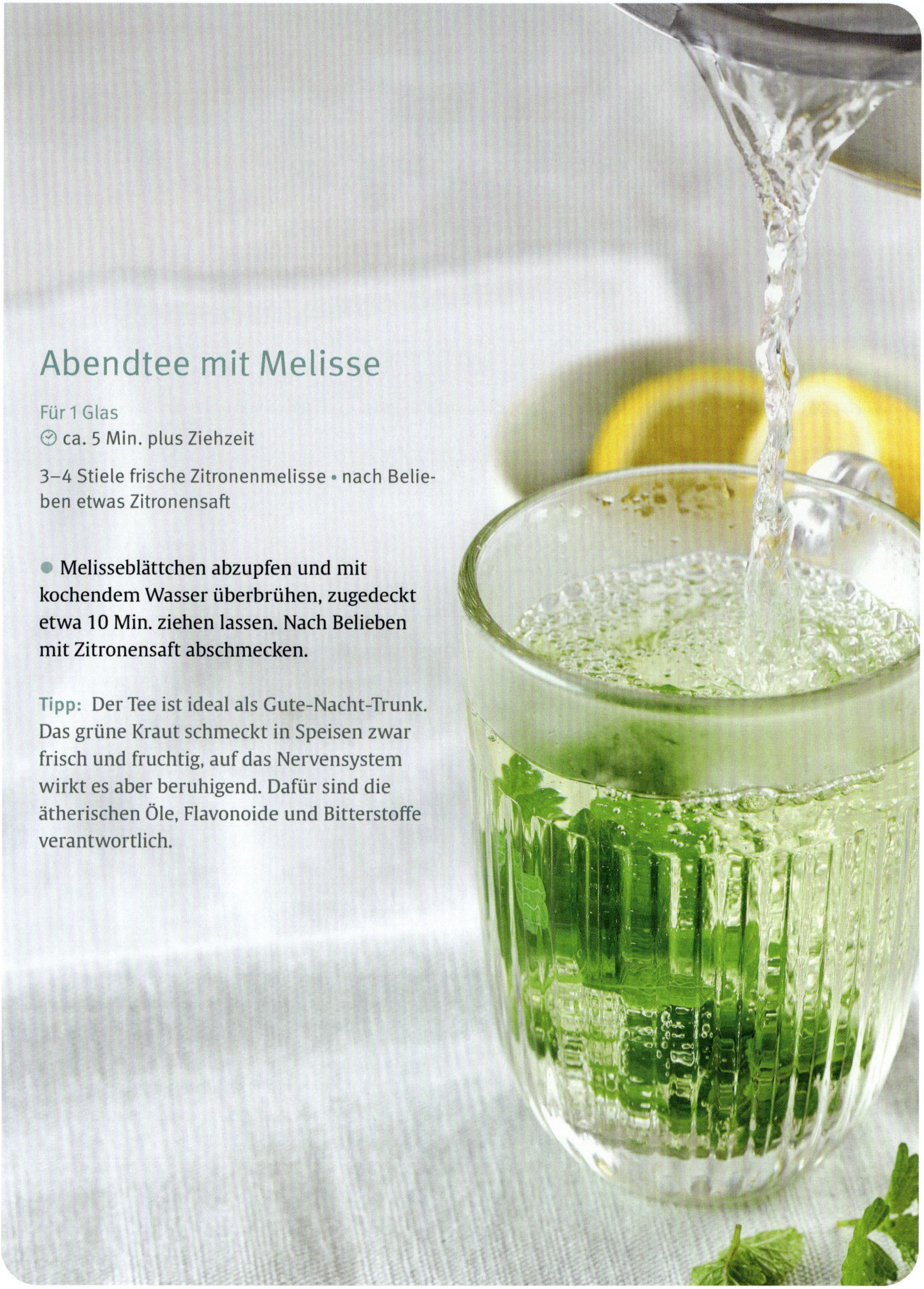

Abendtee mit Melisse

Für 1 Glas

ca. 5 Min. plus Ziehzeit

3–4 Stiele frische Zitronenmelisse • nach Belieben etwas Zitronensaft

- Melisseblättchen abzupfen und mit kochendem Wasser überbrühen, zugedeckt etwa 10 Min. ziehen lassen. Nach Belieben mit Zitronensaft abschmecken.

Tipp: Der Tee ist ideal als Gute-Nacht-Trunk. Das grüne Kraut schmeckt in Speisen zwar frisch und fruchtig, auf das Nervensystem wirkt es aber beruhigend. Dafür sind die ätherischen Öle, Flavonoide und Bitterstoffe verantwortlich.

Woche 4: Die Entgiftungswoche

In dieser Woche geht es um die Ausleitung von Schadstoffen und um die Stärkung von Leber, Nieren, Darm und Lymphsystem.

In den ersten drei Wochen des Programms ging es vor allem um Entlastung, Ernährungsumstellung (mit optimaler Nährstoff-Versorgung) und Entspannung. Sicher haben Sie sich schon spürbar regenerieren können und fühlen sich frei, leicht und aufgeräumt. Jetzt sind Sie fit für den nächsten Schritt. Mit wirksamen Maßnahmen und unterstützt durch wirksame Substanzen soll die Entgiftung noch einmal intensiviert werden. Schwermetalle, Toxine und andere Schadstoffe sollen aktiv aus dem Körper ausgeschleust werden.

Das Energieprogramm für diese Woche

Die Entgiftung in allen Systemen fördern:

- Ausleitung von Schadstoffen
- Lymphfluss anregen
- Leber und Niere stärken
- Darmflora mit Pro- und Präbiotika stärken
- begleitende Maßnahmen

Ausleitung und Entgiftung: uraltes Heilwissen

Ausleitungsverfahren kennt man bereits seit dem Mittelalter. Der Arzt und Philosoph Paracelsus formulierte schon damals: »Wo die Natur einen Schmerz erzeugt, dort will sie schädliche Stoffe ausleeren«. Die bekanntesten Verfahren waren damals der Aderlass, das Aufsetzen von Blutegeln oder das Schröpfen. Während die ersten beiden nicht mehr gefragt sind, erlebt das Schröpfen aktuell eine Renaissance. Als Schröpfkopfmassage wird es von Therapeuten angeboten, man kann sogar kleine Massagesaugnäpfe zur Selbstbehandlung kaufen.

Die wichtigsten Ziele von Ausleitungsverfahren sind:

- Förderung von Ausscheidungs- und Entgiftungsprozessen

- Optimierung der Nährstoffversorgung
- Stärken der Zellmembran
- Verbesserung des Zellstoffwechsels
- Anregung der Selbstheilung
- Linderung von Schmerzzuständen
- Reinigung von Blut, Lymphe und Bindegewebe
- Stärkung der Entgiftungsorgane

Als Vorbereitung für eine Ausleitung sollte der Körper gut mit Nährstoffen versorgt und entsäuert sein. Dafür haben Sie ja inzwischen beste Vorarbeit geleistet. Im Folgenden stellen wir Ihnen einige Mittel vor, die sich in der Naturheilpraxis bewährt haben. Man unterscheidet zwischen Substanzen, die Toxine aus den Zellen herauslösen, an sich binden und helfen, sie aus dem Körper heraus zu transportieren, und Substanzen, die die Entgiftungsorgane unterstützen.

Ausleitung von Schadstoffen: Hilfe aus der Natur

Bindemittel haben sich in der naturheilkundlichen Praxis zur Ausschwemmung unerwünschter Stoffe (Schwermetalle, Pilzgifte, Gärungs- und Fäulnisgifte) bewährt.

Die Praxis-Erfahrung von Benjamin Börner zeigt, dass 97 Prozent aller Patienten mit Schadstoffen belastet sind. Das heißt, für fast alle Menschen ist eine Ausleitungskur empfehlenswert. Anzeichen für eine blockierte Entgiftung sind Wassereinlagerungen im Gewebe, verquollene Augen, verquollenes Gesicht, unreine Haut, Hauterkrankungen wie Neurodermitis oder Psoriasis sowie Zyklusstörungen bei Frauen. (Hinweis: Bei Störungen der Niere, schlechten Nierenwerten oder einer bekannten Nierenerkrankung sollte man nur nach ärztlicher Rücksprache entgiften.)

Für einen optimalen Effekt unseres 5-Wochen-Programms empfehlen wir folgende Bindemittel für eine Basis-Ausleitung. Infos zur genauen Anwendung und Dosierung finden Sie im Kapitel »Hilfe aus der Naturheilkunde«, Seite 160). Zur besseren Übersicht haben wir alle wichtigen Präparate in einer Tabelle (Seite 168) aufgeführt.

Huminsäure: Dabei handelt es sich um pflanzliche Zerfallsstoffe mit ausgesprochen intensiver Bindefähigkeit, wie sie verstärkt in Humus, Torf und Moor vorkommen.
Sie bilden eine gelartige Schicht auf der Darmschleimhaut und wirken heilend bei Entzündungen des Darmes. Darüber hinaus haben sie einen antiviralen und immunstimulierenden Effekt und liefern in gewissem Rahmen wichtige Nährstoffe.

Silizium: Das auch als Kieselsäure bekannte chemische Element bindet unerwünschte Stoffe und hilft, sie schadlos auszuscheiden. Silizium spielt eine besondere Rolle bei der Entgiftung von Aluminium. Als natürlicher Gegenspieler setzt es sich an dessen Positionen und verhindert die Einlagerung im Körper. Aluminium ist ein Leichtmetall und wird anders ausgeleitet als Schwermetalle. Silizium ist essenziell, muss also durch die Nahrung zugeführt werden. Je älter wir werden, desto weniger davon bevorratet der Körper. In kolloidaler Form, also als Gel, können wir Silizium am besten aufnehmen.

Das Lymphsystem: So kommt alles wieder ins Fließen

Neben dem Blutkreislauf besitzen wir noch ein zweites Körpersystem, das auf einer Flüssigkeit beruht – das Lymphsystem. Lymphe ist für den Abtransport von Stoffwechselendprodukten, Keimen und Fremdkörpern verantwortlich und für die Entwässerung des Gewebes. Ohne Lymphe würden sich Abfallstoffe in unseren Zellen ansammeln. Anders als das Blut wird die Lymphe nicht vom Herzen durch den Körper gepumpt. Sie ist auf Muskeln, Atmung und die Durchblutung angrenzender Adern angewiesen. Deshalb ist das Lymphsystem für Staus und Blockaden anfällig. Auch Narben oder Gewebsverletzungen können eine Ursache sein. Alles, was den Kreislauf und die Durchblutung anregt, ist auch gut für die Lymphe.

Bewegung: Da die Beine besonders häufig von Lymphstaus betroffen sind, ist langes Sitzen sehr ungünstig. Anspannen der Muskulatur und Loslassen im Wechsel wirkt wie eine Lymphpumpe. Spannen Sie die Wadenmuskulatur rhythmisch an und ziehen Sie dabei die Zehen zu sich heran. Grundsätzlich sind sanfte Sportarten (Joggen, Spaziergänge, Wandern) günstig. Schwimmen ist besonders empfehlenswert, da der Wasserdruck, der auf den gesamten Körper wirkt, zusätzlich stimuliert.

Lymphdrainage: Wer chronisch unter Lymphstaus leidet, findet Hilfe durch eine professionelle Lymphdrainage. Dabei wird mit kreisförmigen Verschiebetechniken extrazelluläre Flüssigkeit aus dem Gewebe ins Lymphsystem geschoben.

Beinlagerung: Legen Sie öfter mal die Beine hoch. Dann kann die Lymphe aus den Extremitäten besser abfließen. Das Risiko eines Staus wird verringert. Es gibt sogar spezielle Kissen zur Hochlagerung der Füße in der Nacht.

Kneippsches Wassertreten: Ideales Mittel zur Förderung der Durchblutung und des Lymphflusses sind kalte Fußbäder oder Wechselbäder. Wenn Sie keinen Zugang zu einem Kneipp-Becken haben, steigen Sie in eine Wanne mit kaltem Wasser und treten Sie auf der Stelle.

Tipp: Eine Lymphdrainage oder der Besuch eines Kneipp-Beckens sind eine tolle Unterstützung der ausleitenden Maßnahmen. Oder Sie planen einen Schwimmbadbesuch ein. Auf jeden Fall sollten Sie in dieser Woche besonders darauf achten, sich salzarm zu ernähren, denn viel Salz fördert Wasseransammlung. Und natürlich: Nicht nur die Nieren profitieren davon, dass Sie weiterhin viel Wasser trinken, sondern auch das Lymphsystem.

Unterstützung der Leber, Held der Entgiftung

Die Leber ist unsere Entgiftungszentrale. Fremdstoffe werden hier mit Hilfe von Enzymen inaktiviert, gebunden und ausscheidungsfähig gemacht. Die Leber ist ein Organ der Superlative: Mit einem Gewicht von mehr als einem Kilogramm ist sie das schwerste und größte im Körper. Täglich wird sie von circa 2000 Litern Blut durchflossen. Das bedeutet, dass unser gesamtes Blut 300–500-mal täglich die Leber passiert. Darüber hinaus fungiert sie als Speicher, Kontrollorgan, Drüse und Stoffwechselmotor. Außerdem produziert sie die Gallenflüssigkeit, die wir so dringend zur Fettverdauung benötigen.

Zur Unterstützung der Leber empfehlen wir folgende Mittel der Naturheilkunde. Im Anhang finden Sie konkrete Angaben zu Dosierung und speziellen Präparaten.

Mariendistel (Carduus marianus): Die Früchte dieses Korbblütlers enthalten die Substanz Silymarin, ein Gemisch aus verschiedenen sekundären Pflanzenstoffen, das die Membranen der Leberzellen stabilisiert. Außerdem verbessert Silymarin die Regenerationsfähigkeit der Leber. Extrakte der Mariendistel gibt es als Urtinktur, in Kapselform und als homöopathisches Mittel.

Löwenzahn (Taraxacum): Dieses Unkraut ist ein echter Überlebenskünstler und signalisiert uns schon dadurch, dass es eine Kraftpflanze ist. Wurzeln und Blätter des Korbblütlers enthalten ein breites Spektrum wirksamer Pflanzenstoffe wie Inulin, Triterpene oder Flavonoide. Sie wirken stimulierend auf die Leber und regen den Gallenfluss an. Löwenzahn gibt es als Urtinktur, in Kapselform, als Presssaft und als Tee. Man kann seine jungen Blätter sogar im Frühjahr als Salat verzehren.

Artischocke (Cynara): Auch die Artischocke ist ein Korbblütler. Ihre Blätter enthalten zu etwa 0,5 Prozent Flavonoide, vor allem die Substanzen Luteolin und Cynarosid, des Weiteren bis zu vier Prozent Bitterstoffe, zum Beispiel den Pflanzeninhaltsstoff Cynaropikrin. Dieser Wirkstoffmix regt die Leber an und fördert die Produktion von Gallensäuren und Gallenflüssigkeit. Artischocken können Sie als Gemüse verzehren (zum Beispiel als Artischocken mit grünem Dip, Seite 117), oder aber als Extrakte in Form von Kapseln, Presssaft, Urtinktur und als homöopathisches Mittel (Cynara scolymus D6 Globuli).

Tipp: Auch in dieser Woche tut der Leberwickel gut und fördert den Erfolg der Entgiftung (Anleitung: siehe »Warmer Leberwickel«, Seite 85). Zur zusätzlichen Unterstützung der Toxin-Ausleitung empfehlen wir, die Speisen bevorzugt mit Koriander und Kurkuma abzuschmecken.

Nieren: Geniales Filterorgan

Die Nieren sind vor allem zuständig für die Ausschwemmung von wasserlöslichen Stoffwechselendprodukten und Giftstoffen über den Urin. In den Blutgefäßen der Niere wird das Blut gefiltert, Schadstoffe werden so aus dem Blut entfernt und später über den Harn ausgeschieden. Ist die Nierenfunktion gestört, setzen innerhalb kurzer Zeit erste Vergiftungserscheinungen ein. Zudem regulieren sie den Wasser- und Elektrolythaushalt, den Säure-Basen-Haushalt und die Einstellung des Blutdrucks. Erstaunlich: Jeder gesunde Mensch verfügt zwar über ein Paar Nieren, das Überleben ist aber auch mit nur einer möglich. Die auf den Nieren sitzenden Nebennieren gehören zu den wichtigsten Hormonherstellern unseres Körpers. Vor allem die Stresshormone Adrenalin, Noradrenalin und Cortisol werden dort gebildet.

Wir haben es zwar schon öfter betont, doch es ist so immens wichtig: Genug Wasser zu trinken ist das Beste, was wir für unsere Nieren tun können. Nur, wenn der Urin klar ist, ist die Trinkmenge ausreichend. Bei gelblichem bis dunkelgelbem Urin mehr trinken.

In der Naturheilkunde wird die Niere mit folgenden Mitteln unterstützt (Dosierungsanleitungen finden Sie im Anhang):

Goldrute (Solidago): Die zu den Korbblütlern gehörende krautige Pflanze zählt zu den Klassikern der Blasen- und Nierenheilkunde. Mit ihrem hohen Gehalt an Flavonoiden wirkt sie entwässernd, entzündungshemmend und krampflösend. Sie ist erhältlich als Tee sowie in Kapselform und ist Bestandteil homöopathischer Komplexmittel.

Birkenblätter (Betula): Als Heilmittel werden die jungen Blätter verwendet. Auch sie zeichnen sich durch einen hohen Gehalt an Flavonoiden aus. Außerdem enthalten sie Triterpene, Vitamin C und ätherische Öle. Birkenblätter werden vor allem zu Tee verarbeitet und wirken harntreibend. Bei einer Birkenpollenallergie nicht verwenden.

Brennnessel (Urtica): Das Kraut hat eine heilende Wirkung auf die Harnorgane. Während Pfarrer Kneipp seine Patienten noch mit Brennnesseln auspeitschte, um u. a. gegen Rheuma vorzugehen, können wir die Pflanze heute als Saft, Kapsel oder Tee anwenden. Das Flavonoid Rutin, ätherische Öle, Mineralstoffe und Silizium sorgen für die entwässernde Wirkung.

Den Darm mit Prä- und Probiotika stärken

Mit der richtigen Ernährung können wir außerdem den Darm unterstützen. Das bleibt auch in dieser Woche noch ganz wichtig. Die Strategie lautet: Den Darm mit möglichst unterschiedlichen probiotischen Bakterienstämmen aufrüsten und dann den Bakterienbestand durch günstige Lebensmittelauswahl (mit vielen Präbiotika) erhalten und vermehren. Hinweise, Dosierungsempfehlungen und Beispiel-Präparate finden Sie im Anhang.

Bauen Sie probiotische Lebensmittel (wie zum Beispiel milchsauer-vergorenes Gemüse, Sauerkraut und Brottrunk) so oft wie möglich in Ihren Ernährungsplan ein. Die besten Effekte erzielt man bei täglichem Verzehr über einige Wochen hinweg. Nach dem 5-Wochen-Programm können Sie auch fermentierte Milchprodukte wie Joghurt, Kefir oder Sauermilchkäse wieder essen, aber bitte nur in Maßen. Präbiotisch wirkende Ballaststoffe stecken vor allem in Gemüse, Obst, Vollkorngetreide und Hülsenfrüchten. Pektine, die sogar eine giftstoffbindende Wirkung haben, stecken in Äpfeln. Also: Nichts ist einfacher, als in der Saison täglich einen knackigen Apfel zu verzehren! Die hiesige geht allerdings nur vom Herbst bis zum Frühjahr. In den restlichen Monaten kaufen Sie meist Äpfel vom anderen Ende der Welt! Wenn die Apfelsaison vorbei ist, lieber zu den ebenfalls sehr pektinhaltigen Möhren greifen.

Begleitende Extras: Entspannendes Rahmenprogramm

Wer den Entgiftungseffekt noch intensivieren möchte, kann das tun. Schwitzbäder wie Sauna, Infrarotkabinen, Hamam oder Dampfbäder regen das Herz-Kreislauf- und das Lymph-System an. Dabei wird verstärkt Schweiß produziert und die Ausscheidung über die Haut läuft auf Hochtouren. Die Wärme sorgt für angenehme Entspannung der Muskulatur. Planen Sie für diese Woche ein bis zwei solcher Termine in einem Wellness-Tempel ein.

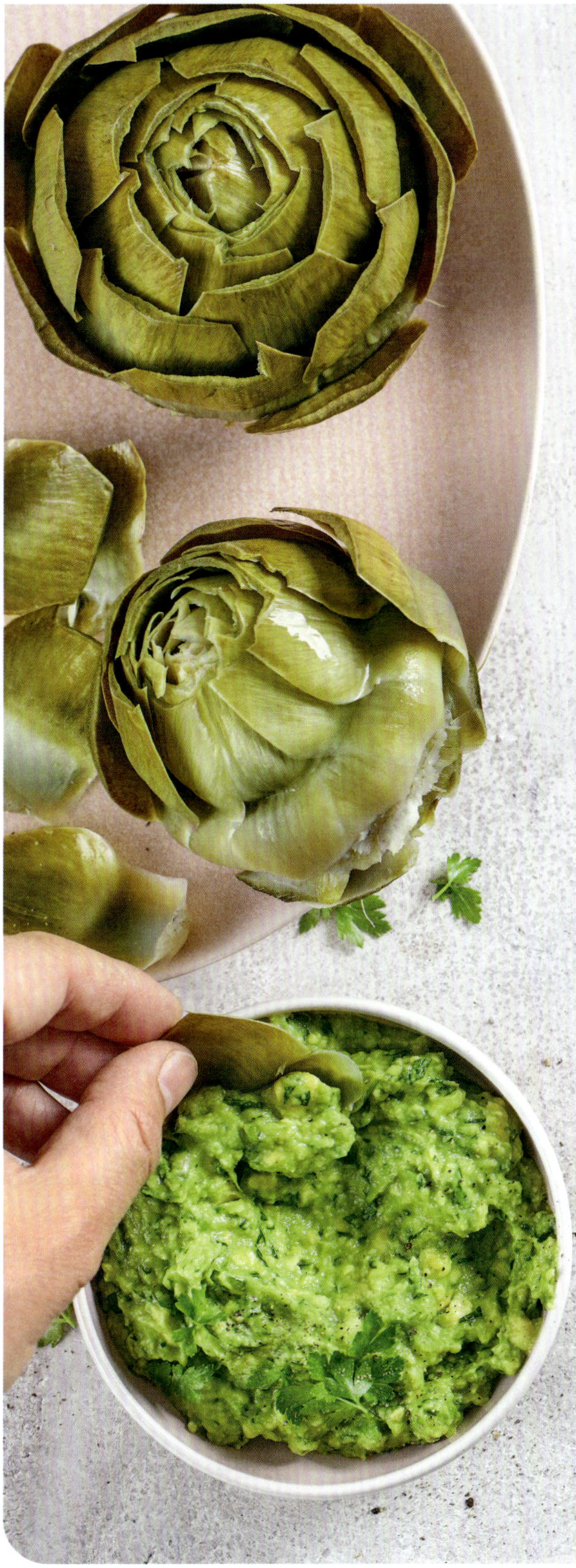

Artischocken mit grünem Dip

Für 2 Personen
ca. 45 Min.

2 Artischocken • Meersalz • 1 kleine Avocado • 2 TL Sesamöl • 1 Pr. Chili • 1 EL Limettensaft • 3 Stiele glatte Petersiie

- Artischocken in Salzwasser je nach Größe 30–40 Min. kochen.

- Für den Dip das Avocadofruchtfleisch zerdrücken, etwas Wasser zugeben und glattrühren. Sesamöl unterrühren. Mit Salz, Chili und Limettensaft abschmecken. Petersilie hacken und unterheben.

- Artischocken abgießen und gut abtropfen lassen. Blätter einzeln abzupfen und dippen. Am Ende den schmackhaften Boden der Gemüsefrucht von Distelfasern befreien und als Highlight genießen.

Tipp: Die etwas schwer zugängliche Distelfrucht enthält leberfreundliche Bitterstoffe und reichlich vom darmpflegenden präbiotischen Ballaststoff Inulin. Das Freilegen der genießbaren Teile lohnt sich also doppelt. Wir kombinieren Artischocken mit nährstoffreichem Avocado-Dip statt fetter Aioli.

Woche 5: Die Glückswoche

Fast geschafft! Die letzte Woche Ihres Energie-Programms beginnt. Nun geht es um angenehme Dinge – wie Sonne, Bewegung und kleine Belohnungen.

Sicher fühlen Sie sich schon viel energiegeladener, frischer und entspannter als vor vier Wochen! Die oberste Treppenstufe ist nicht mehr fern. Jetzt geht es darum, Glückshormone zu locken und Glücksgefühle zu wecken. Ja, das ist tatsächlich möglich. Sie werden staunen, wie viel Sie selbst mit einfachen Mitteln dazu beitragen können, sich besser zu fühlen und einfach gute Laune zu bekommen.

Die glückbringenden Fünf

Das Wort »Glückshormon« hat sicher jeder schon einmal gehört. Dahinter verbergen sich verschiedene Substanzen – Neurotransmitter oder Botenstoffe, die Nervenreize über die Synapsen an das Gehirn weiterleiten und so zu angenehmen Emotionen und Wohlbefinden führen. Die zugrunde liegenden Wirkmechanismen sind Entspannung, Schmerzlinderung und Stimulation. Wegen ihrer starken Wirkung auf Psyche und Körper bezeichnet man sie auch als körpereigene Drogen. Die wichtigsten dieser sogenannten Glückshormone stellen wir Ihnen im Folgenden vor.

Serotonin: Zufriedenheit, Gelassenheit, innere Ruhe

Der Botenstoff ist extrem wichtig für unser Wohlbefinden. Er steuert den Schlaf, die Körpertemperatur, das Schmerzempfinden, den Appetit und das Sexualverhalten. Dabei dämpft er unangenehme Empfindungen wie Angst, Unruhe, Kummer, Schmerz oder

Das Energieprogramm für diese Woche

Mit Bewegung, Sonne und kleinen Tricks Glückshormone locken:

- Sport: den Glücksmotor anwerfen
- Ernährung: Tricks und Belohnung
- Lebensfreude: die schönen Dinge genießen

Hunger. Menschen, die unter Depressionen leiden, weisen meist einen zu niedrigen Serotoninspiegel auf. Das Hormon wird im Zentralnervensystem und im Darm gebildet, 95 Prozent des körpereigenen Serotoninvorkommens (ca. 10 mg) befinden sich im Magen-Darm-Trakt. Deshalb ist eine intakte Darmflora so wichtig für einen ausgeglichenen Serotoninspiegel. Doch das genügt nicht. Auch im Gehirn muss der Botenstoff gebildet werden, damit wir uns gut fühlen. Dabei gibt es ein Problem: Serotonin kann nicht einfach ins Gehirn gelangen, da es die sogenannte Blut-Hirn-Schranke nicht überwinden kann. Damit dort trotzdem genügend Serotonin gebildet werden kann, benötigen wir als Baustein die Aminosäure Tryptophan. Dieser Stoff wiederum ist in der Lage, die Blut-Hirn-Schranke zu passieren. Im Gehirn entsteht daraus mit Hilfe von Enzymen Serotonin. Tryptophan können wir mit der Nahrung aufnehmen. Dazu später mehr.

Dopamin: Lebensfreude, Antrieb, Motivation

Das Hormon ist wichtig für die Kommunikation der Nervenzellen untereinander und wird häufig mit dem »Belohnungseffekt« in Verbindung gebracht – damit ist das gute Gefühl gemeint, das sich einstellt, wenn man etwas erreicht hat, wenn Anstrengungen und Zielstrebigkeit belohnt wurden. Es ist also eher ein Leistungs- und Antriebshormon. Sein Wirkprinzip ist die mentale Stimulation. Auf körperlicher Ebene wirkt Dopamin als Durchblutungsförderer der inneren Organe, vor allem der Nieren. Gebildet wird der Stoff an den Nervenenden und im Nebennierenmark.

Endorphine: Hochgefühl, Rausch, Euphorie

Der Begriff »Endorphin« setzt sich aus den Wörtern »endogen« und »Morphin« zusammen und bedeutet so viel wie »vom Körper selbst produziertes Morphin«, also ein Rauschmittel. Die Wirkung ist schmerzstillend, hungerdämpfend und euphorisierend. Endorphine werden unter anderem in Notfällen ausgeschüttet. Das erklärt zum Beispiel, warum schwer verletzte Menschen zunächst keine Schmerzen verspüren. Auch sportliche Höchstleistungen können durch Endorphinbeteiligung zu einem Glückszustand führen. Das sogenannte »Runner's High« gilt inzwischen als wissenschaftlich erwiesen und bezeichnet das Hochgefühl, das bei Ausdauersportarten nach intensiven Belastungen auftritt und dafür sorgt, dass Erschöpfung und Widerstände nicht wahrgenommen werden (dazu später mehr). Die Stoffgruppe der Endorphine wird von der Hirnanhangdrüse (Hypophyse) und dem Hypothalamus (Teil des Zwischenhirns) bereitgestellt.

Oxytocin: Bindung, Liebe, Nähe

Das sogenannte Kuschelhormon wird im Gehirn gebildet. Es sorgt für die emotionale Bindung zwischen Mutter und Kind, gewährleistet also, dass die Mutter ihr Kind nach der Geburt »annimmt« und dass anschließend die Milch einschießt. Darüber hinaus ist es aber auch das Hormon, das Sexualpartner aneinanderbindet; es wird beim Orgasmus freigesetzt. Ausgeschüttet wird es immer dann, wenn Berührung und Nähe angenehm sind, zum Beispiel beim Stillen, Streicheln, bei Massagen, aber auch beim Singen, und wenn wir Angenehmes erleben – etwas Gutes essen, riechen, hören oder sehen. Oxytocin senkt den Blutdruck und den Cortisolspiegel und dämpft die Auswirkungen von Stress.

BDNF: Wachheit, Leistungsfähigkeit, Zuversicht

BDNF steht für den englischen Begriff »brain-derived neurotrophic factor« – was so viel heißt wie »hirnabhängiger Nervenwachstums-Faktor«. Die Substanz BDNF zählt nicht wirklich zu den Glückshormonen, ist aber maßgeblich daran beteiligt, dass wir uns wohlfühlen und uns etwas zutrauen. Das Protein ist nämlich für die Bildung und den Schutz von Nervenzellen und Synapsen und somit für die Erneuerungsfähigkeit des gesamten Gehirns verantwortlich – und damit in der Folge für die geistige Energie, insbesondere für die Lernfähigkeit und die Gedächtnisleistung. BDNF wird im Gehirn (vor allem im Bereich des sogenannten Hippocampus) gebildet.

Fazit: Kleine Tricks für mehr Glückshormone

Alle Glückshormone und auch den Wachstumsfaktor BDNF können wir durch unser Verhalten positiv beeinflussen, ganz ohne Medikamente oder Drogen. Dabei spielen die Themen Sport, Sonnenlicht, gezielte Ernährung, Belohnung und schöne Dinge eine große Rolle. Lesen Sie, wie Sie Ihre Glücksfaktoren gezielt locken können, für mehr Lebenskraft und gute Laune.

Sport als Glücksmotor

Sport, Anstrengung, Bewegung im Freien, ob mit Musik oder ohne, ob allein oder in der Gruppe – körperliche Betätigung macht glücklich und zufrieden. Das fühlt sich nicht nur so an, es bildet sich auch im Stoffwechsel ab. Denn wenn wir schwitzen, schnaufen und uns verausgaben, aktivieren wir gezielt einen Teil unserer Muskulatur und setzen damit einen äußerst willkommenen Prozess in Gang, nämlich die Ausschüttung von Endorphinen und verschiedenen Hormonen, speziell von Glückshormonen. So kurbelt besonders Ausdauersport die Serotonin- und Dopaminproduktion an. Dafür genügen schon rund 20 Minuten lockeren Laufens. Und das funktioniert so gut, dass Experten bei milden Formen von Depressionen lieber Sport als Antidepressiva verordnen.

Runner's High: Abschalten beim Durchstarten

Wer sich quält und bis an die Grenzen geht, erlebt einen gewissen Abhärtungsprozess, der vermutlich durch eine erhöhte Produktion von Endorphinen ausgelöst wird. Diese Botenstoffe heben die Schmerzgrenze an und lassen uns müde Füße, Arme oder Beine nicht mehr so stark spüren. Doch man muss nicht gleich für einen Marathon trainieren, es geht auch sanfter. Schon, wer regelmäßig 30–50 Minuten läuft, kennt wohl den euphorisierenden und befreienden Effekt seines Trainings. Dabei spielen die Rhythmik, Regelmäßigkeit und Automatisierung der Bewegung eine Rolle. Sie versetzt den Läufer in einen Flow-Zustand, das Laufen verselbstständigt sich. Gleichzeitig klärt sich der Geist: Viele Läufer entwickeln während der Aktivität gute Ideen und Lösungsansätze. Dafür sorgen wohl auch die gute Durchblutung und die reichliche Sauerstoffversorgung des Gehirns – vorausgesetzt, man läuft langsam genug und an der frischen Luft.

Auch die Produktion von BDNF können wir durch Bewegung steigern. Hier wirkt allerdings Intensiv-Training besonders gut. Je mehr wir uns anstrengen, desto größer der Effekt. Eine kurze Sprint-Sequenz kann bereits eine messbare Wirkung erzielen. Dafür muss man beim Lauftraining einen dreiminütigen Sprint bis an die Leistungsgrenze absolvieren, sich danach zwei Minuten beim Gehen erholen, gefolgt von einer weiteren dreiminütigen Sprintsequenz. In Fachkreisen nennt man das Intensiv-Training HIIT (High Intensity Interval Training). Die Intensität kann auch bei Workouts oder Geräte-Training erreicht werden. Lassen Sie sich beispielsweise in Ihrem Fitness-Studio beraten. Übrigens: Bei diesem Spezialtraining werden mehr neue Mitochondrien gebildet als bei jedem anderen Workout.

Sport ist Trumpf in dieser Woche

Versuchen Sie in dieser Woche regelmäßig Zeit für Bewegung und sportliche Aktivitäten einzuplanen. Hier gilt: mindestens 3-mal 30 bis 60 Minuten, besser mehr – möglichst an der frischen Luft. Wer ohnehin regelmäßig joggt, kann die kleinen Sprint-Intervalle in sein Training integrieren. Wenn Sie arbeiten müssen, schaffen Sie sich Freiraum, indem Sie die Prioritäten anders setzen. Vielleicht können Sie ja auch mit dem Fahrrad zur Arbeit fahren oder Sie nutzen die Mittagspause für einen strammen Spaziergang. Delegieren Sie den Einkauf an ein anderes Familienmitglied und nutzen Sie die gewonnene Zeit für eine Yoga-Session. Wenn Sie sich aufraffen, werden Sie in vielerlei Hinsicht belohnt: Regelmäßige Bewegung senkt die Entzündungsmarker im Blut, durchflutet den Körper mit Sauerstoff und sorgt für ein gutes Körpergefühl.

Sonne = Vitamin D = mehr Glückshormone

Sonne spielt diese Woche (und generell) ebenfalls eine wichtige Rolle. UV-Licht hilft uns, genügend Vitamin D zu produzieren, und das wiederum ist die Voraussetzung für ausgeglichene Serotonin- und BDNF-Spiegel. Absolvieren Sie also, wann immer Sie können, Ihre sportlichen Einheiten draußen und lassen Sie dabei auch etwas Sonne an die Haut. 90 Prozent unseres Vitamin-D-Bedarfs decken wir über die Eigensynthese in der Haut (durch Licht), nur 10 Prozent über die Ernährung. Wenn in dieser Woche die Sonne nicht scheint, können Sie auch über einen Solarium-Besuch nachdenken.

Ernährung, die glücklich macht

Auch durch die richtigen Lebensmittel und das richtige Timing können wir die glückbringenden Fünf positiv beeinflussen. Das geht ganz einfach. Hier die sieben wirkungsvollsten Tipps.

Kurkuma: Studien deuten darauf hin, dass Kurkuma den BDNF-Spiegel steigen lassen könnte und einen neuroprotektiven Effekt aufweist. Das heißt, es schützt Gehirn- bzw. Nervenzellen und sorgt bei Schädigung für eine bessere Regeneration. Auch auf die Serotoninbildung scheint sich die gemahlene Wurzel positiv auszuwirken. So spricht vieles dafür, seine Speisen oft und üppig mit dem gelben Gewürz abzuschmecken. Verwenden Sie hochwertiges Bio-Kurkuma.

Grüner Tee: Der Aufguss aus unfermentierten Blättern des Teestrauchs ist nicht nur im Vergleich zu Kaffee der mildere

Wachmacher, sondern hat noch zahlreiche gesundheitliche Vorteile. Dank der enthaltenen Catechine unterstützt er auch die Neubildung von Nervenzellen, indem er den BDNF-Spiegel anhebt.

Omega-3-Fettsäuren: Insbesondere die Docosahexaensäure (DHA) ist für die Entwicklung, Pflege und Neubildung von Nervenzellen essenziell, unter anderem durch einen erhöhten BDNF-Spiegel. (Lesen Sie mehr über gesunde Fette in den Kapiteln »Woche 2«, Seite 88, und »Die richtige Ernährung«, Seite 36.)

Der Tryptophan-Trick: Wie schon erwähnt, benötigen wir zur Herstellung von Serotonin im Gehirn die Aminosäure L-Tryptophan. Dafür muss L-Tryptophan die Blut-Hirn-Schranke überwinden. Dabei steht die Substanz allerdings mit anderen Aminosäuren in Konkurrenz. Damit Tryptophan ein Vorzugsticket erhält, muss man einen Trick anwenden: tryptophanhaltige Lebensmittel wie Nüsse, Samen, Vollkorngetreide, Pilze, Bohnen und Bananen auf nüchternen Magen zusammen mit schnell verfügbaren Kohlenhydraten verzehren. Dann kommt es zu einer Insulinausschüttung, die bewirkt, dass die anderen Aminosäuren in die Muskulatur geschleust werden. So kann Tryptophan die Blut-Hirn-Schranke passieren, Serotonin wird gebildet. Wie man das am besten umsetzt? Einfach morgens ein Müsli aus Vollkornflocken mit Nüssen, einer Banane und etwas Ahornsirup oder Honig genießen – und dem Glück steht nichts mehr im Wege! Übrigens: Cashewkerne enthalten besonders viel Tryptophan und liefern die Kohlenhydrate sogar gleich mit.

Chili & Co.: Die Wirksubstanz der scharfen Schote, Capsaicin, löst ein Wärme- und Schmerzempfinden im Körper aus. Dabei handelt es sich nicht um eine Geschmacksempfindung wie bei Süße oder Säure, sondern um einen Reiz, der auf den sogenannten Trigeminusnerv wirkt. Der Körper reagiert darauf mit der Ausschüttung von Endorphinen. Eine ähnliche Wirkung erzielen wir, indem wir Pfeffer, Wasabi oder Ingwer genießen. Hier sind es die Substanzen Piperin, Senfölglykoside und Gingerol, die uns in den Schärferausch versetzen. Setzen Sie also, je nach Verträglichkeit, ruhig einmal ein paar Schärfespitzen bei Ihren Mahlzeiten. Dabei ist es egal, ob Sie Chiliflocken, Currypaste, Wasabi, Ingwer oder Tabasco bevorzugen.

Genießer-Glück: Wenn wir uns etwas Schönes, Gutes und Erfreuliches gönnen, produziert unser Körper ebenfalls Glückshormone. Das gelingt auch mit Speisen. Es muss ja nicht gleich die üppige Sahnetorte oder die Currywurst sein, es geht auch mit kleinen Freuden, die uns letztlich ja auch viel besser bekommen. Belohnen Sie sich mit einer köstlichen, reifen Frucht oder einem besonders appetitlich angerichteten Salat. Versuchen Sie, intensiv zu riechen und zu schmecken, genießen Sie die Aromaexplosion, die beispielsweise eine süße, saftige Orange auf unserer Zunge auslöst.

Intervallfasten: Wer regelmäßig intervallfastet, tut auch etwas für seine Stimmung. Denn die verlängerte Pause zwischen Abendessen und nächstem Frühstück hebt den Spiegel des Nervenwachstums-Faktors BDNF und verbessert die Laune. Durch den vorübergehenden Nahrungsentzug wird der Stoffwechsel in leichten Stress versetzt. Das spornt ihn zu Gegenmaßnahmen an und löst die Ausschüttung von stimmungsaufhellenden Neurotransmittern aus.

Lebensfreude: Die Positiv-Programmierung

Der Mensch steht mit seinen Glückshormonen in enger Wechselwirkung. Einerseits benötigen wir sie, um uns gut zu fühlen. Doch das ist keine Einbahnstraße. Es geht auch andersherum. Wenn wir uns gut fühlen, produzieren wir auch mehr davon:

- Dopamin, wenn wir etwas geschafft haben, uns zu etwas überwunden haben,
- Oxytocin, wenn wir in der Lage sind, schöne Dinge zu genießen und Nähe zuzulassen, oder
- Serotonin, wenn wir uns um bewusste Entspannung bemühen, etwa durch Meditation oder Yoga.

Wir können uns also auch auf Glück programmieren. Ein berühmtes Beispiel ist das Bild des Glases: Für den einen ist es halb leer, für den anderen halb voll. Werden Sie ab heute ein Halb-Voll-Mensch, indem Sie verstärkt das Positive suchen und sehen.

Be Happy

Viele Dinge haben eine positive Wirkung auf die Psyche und auf den Körper – dazu zählt etwa Singen, Tanzen oder Lächeln. Mit einer entspannten, lächelnden Einstellung fällt vieles leichter als wenn wir mit einem Stirnrunzeln an die Aufgaben herangehen. Das belegen sogar Studien, die zahlreiche Effekte nachweisen konnten. Normalerweise sendet das Gehirn Signale an den Mund, sich zu einem Lächeln zu verziehen. Doch es funktioniert auch umgekehrt: Ein lächelnder Mund vermittelt dem Gehirn, dass wir glücklich sind. »Facial Feedback« nennt man diesen Effekt. Und das Ganze hat sogar im Stoffwechsel seine Wirkung: »Lachen ist basisch« ist eine wichtige Erkenntnis aus der Fastentherapie.

Doctor Dog: Haustiere machen gesund und glücklich

Wer ein Haustier hat, hat Glück. Im wahrsten Sinne des Wortes, denn Studien belegen, dass das Kuscheln mit Hund oder Katze Glückshormone (insbesondere Dopamin und Oxytocin) freisetzt, den Blutdruck senkt und ganz allgemein beruhigt. Wer einen Hund hat, profitiert noch zusätzlich vom täglichen Gassigehen. Bei Wind und Wetter muss der Mensch raus, ob er will oder nicht. Doch Achtung: Übertreiben sollte man die Zuwendung gegenüber dem Tier nicht. Denn Umarmungen und allzu besitzergreifende Zärtlichkeiten sind zwar für uns Menschen beglückend, können für das Tier jedoch den reinsten Stress bedeuten. Das gilt nicht für sanftes Kraulen oder Streicheln. Diese Aktivitäten garantieren Genuss für alle Beteiligten.

Die tägliche Zufriedenheits-Übung

Verstärken Sie in der Glückswoche Ihre Wahrnehmung für das Positive. Ziehen Sie am Ende jeden Tages Bilanz und listen Sie fünf schöne oder beglückende Dinge auf, die Sie heute erlebt haben, für die Sie dankbar sind. Das kann ein freundliches Wort, eine gute Nachricht, eine leckere Mahlzeit oder ein wunderbarer Sonnenuntergang sein. Wir sind sicher, dass Sie an jedem Tag solche Dinge finden werden. Halten Sie diese Highlights einen Moment fest und lassen Sie sie auf sich wirken.

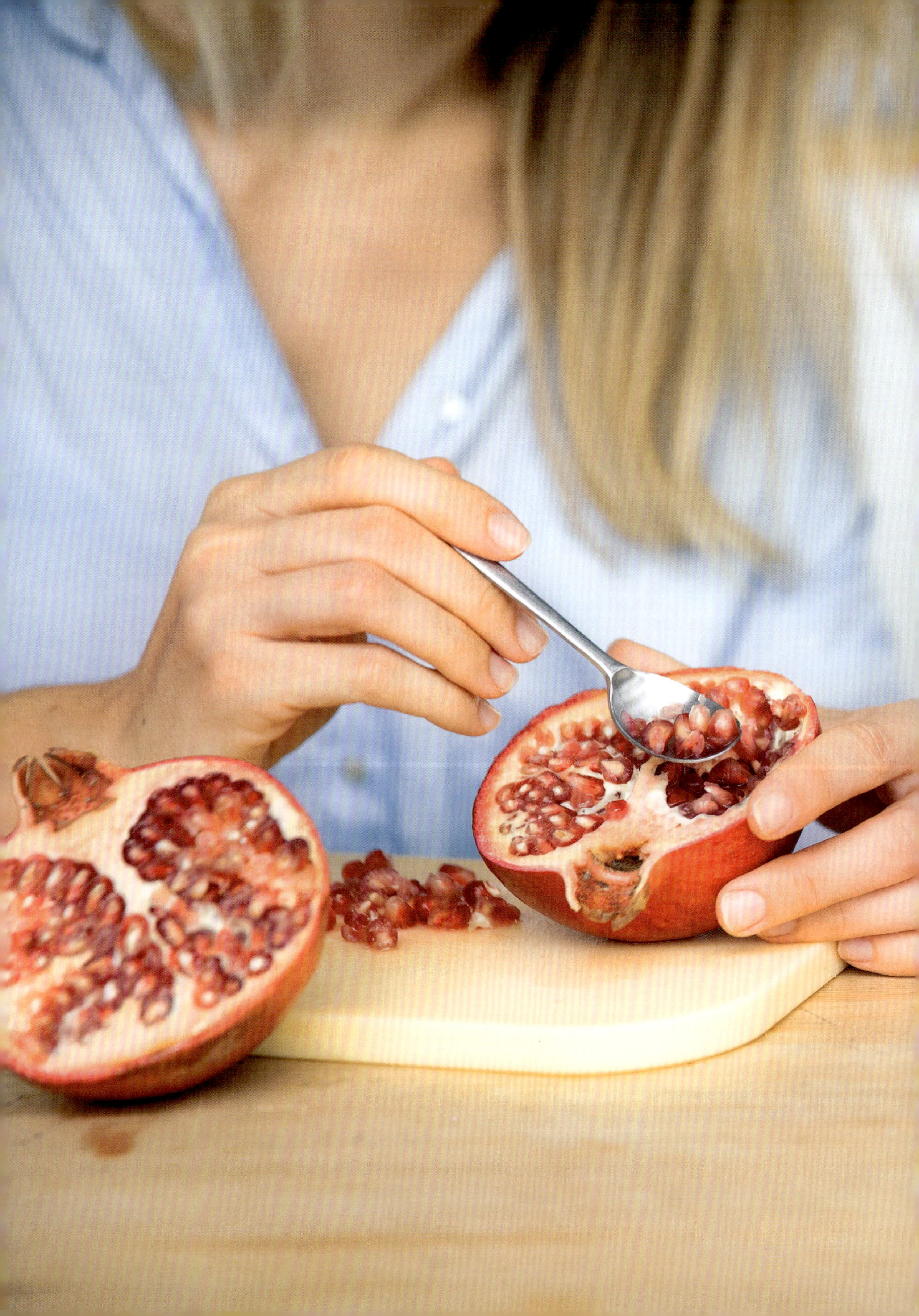

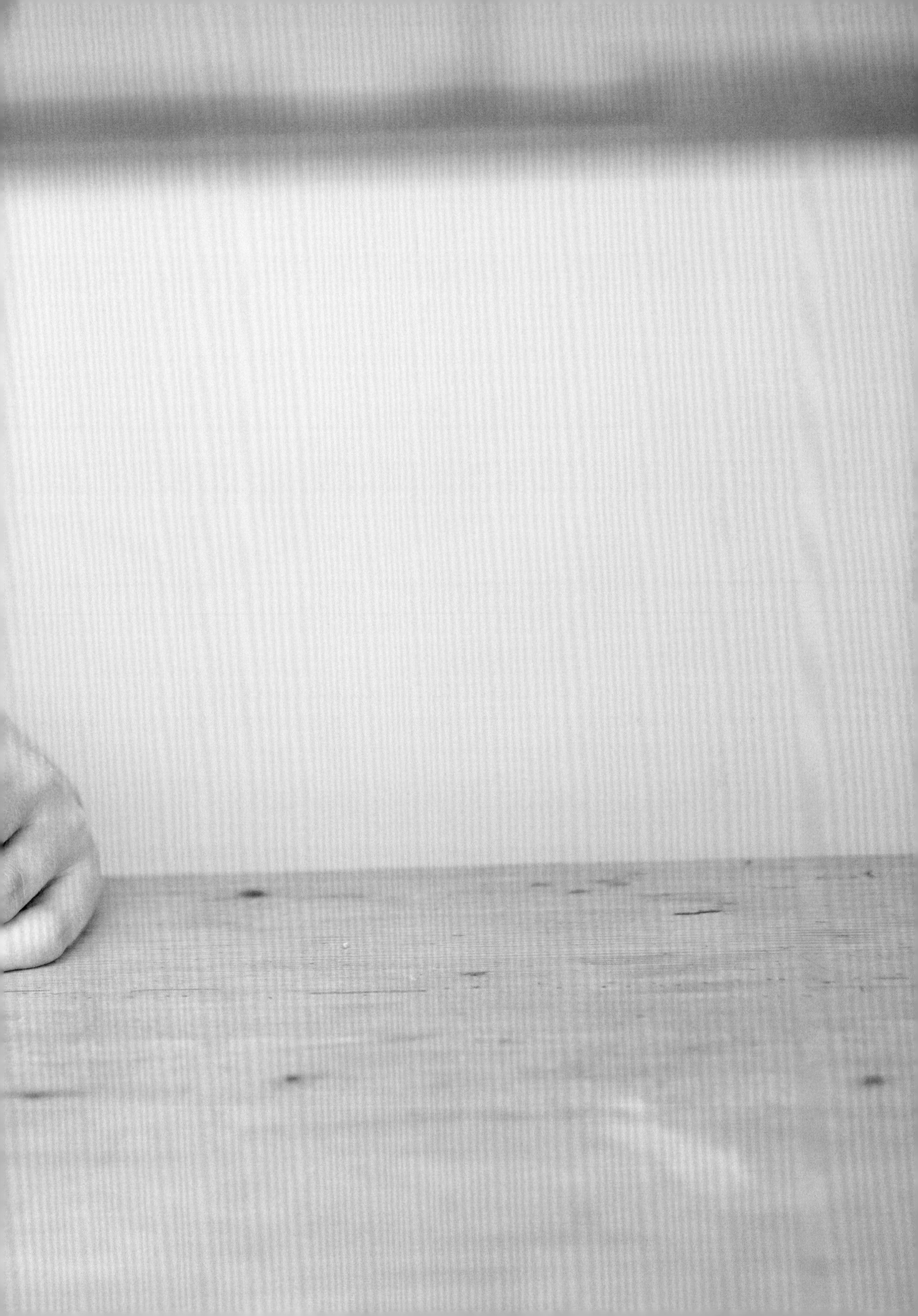

Frühstück – volle Power für den Tag

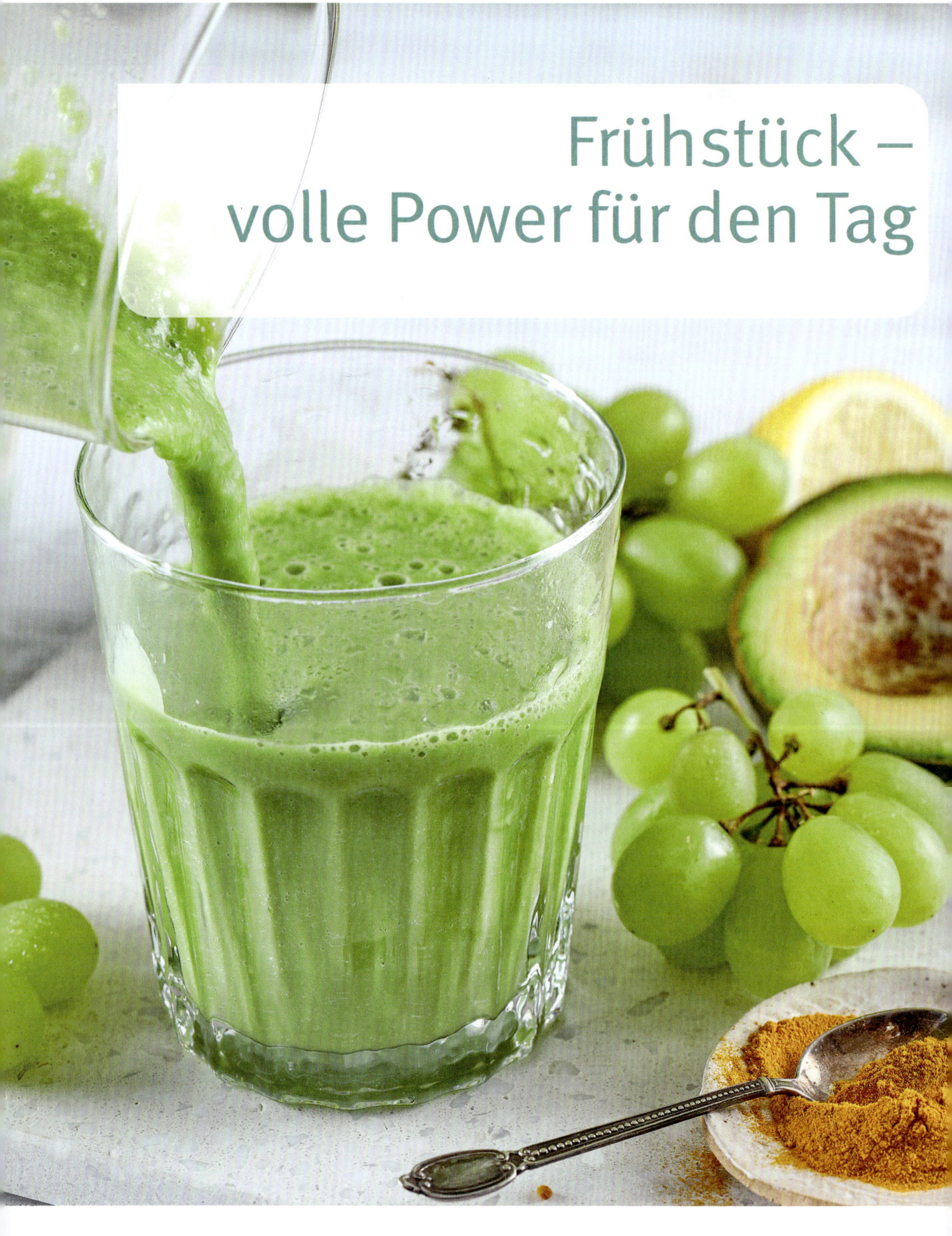

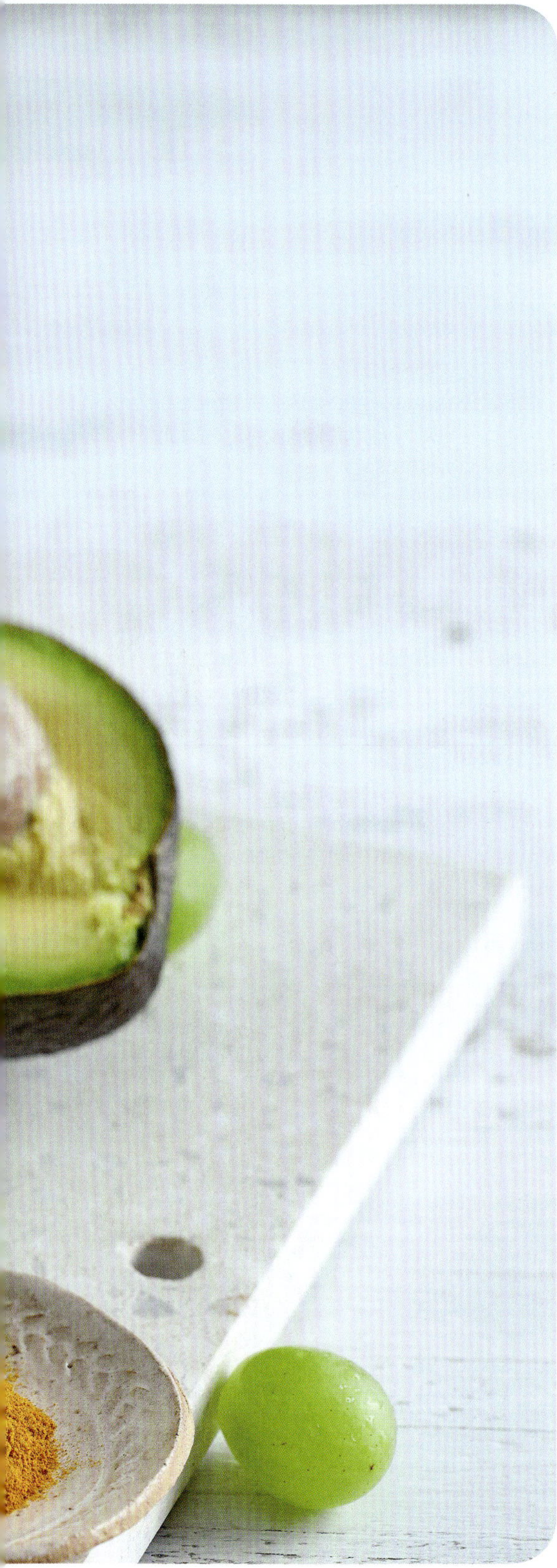

Morgens wollen wir dem Körper die Energie geben, die er für den Einstieg in den Tag benötigt, ihn aber nicht gleich überlasten. Deshalb dürfen Sie wählen zwischen einem Smoothie voller Vitalstoffe, einem Basis-Müsli in fünf abwechslungsreichen Varianten oder einer Morgensuppe. Wer leicht friert, kalte Hände und Füße hat, hat in der Regel ein schwaches Verdauungssystem und braucht eher ein warmes Frühstück. Ideal ist hier die glutenfreie Getreidesuppe aus Reisflocken mit Datteln oder die warme Fruchtsuppe. Toll für den Sommer ist die Fruchtkaltschale mit Kiwi und Trauben. Wer es ganz schlicht und einfach mag, wählt einen leckeren Früchteteller mit reifem Obst der Saison. Wichtig ist, dass alle Zutaten in guter Qualität eingekauft werden, am besten bio. Wir wollen uns schließlich etwas Gutes tun!

Tipp: Smoothies, Früchteteller und Suppen immer direkt verzehren und nicht lange stehen lassen. So profitiert man vom vollen Gehalt der Vitamine, Mineralstoffe und sekundären Pflanzenstoffe und natürlich vom Energiebooster Chlorophyll. Smoothies sollten außerdem langsam, schluckweise getrunken werden – so sättigen sie langanhaltend.

« Grünes Zellwunder mit Avocado (Seite 128)

Grünes Zellwunder mit Avocado

Für 1 großes Glas
ca. 15 Min.

1 Handvoll Feldsalat • 1 kleine Handvoll kernlose grüne Trauben • ½ Avocado • Wasser • Kurkumapulver • Zitronensaft

- Salat verlesen und putzen, Trauben waschen, Avocadofruchtfleisch auslösen.

- Alles mit dem Pürierstab oder im Standmixer zu einem geschmeidigen Smoothie verarbeiten. Dabei so lange Wasser zugeben, bis die gewünschte Konsistenz erreicht ist.

- Mit etwas Kurkuma und einem Spritzer Zitronensaft abschmecken.

Enzym-Smoothie mit Papaya

Für 1 großes Glas
ca. 15 Min.

1 Minisalatgurke • 200 g Papayafruchtfleisch • 1 Handvoll Babyspinat • Wasser • 2 Stiele Minze • Limettensaft

- Gurke schälen und grob zerkleinern.

- Gurkenstücke, Papayafruchtfleisch und Babyspinat in ein hohes Gefäß oder einen Standmixer geben und zu einem geschmeidigen Smoothie verarbeiten. So lange Wasser zufügen, bis die gewünschte Konsistenz erreicht ist.

- Minzeblättchen abzupfen und zugeben. Mit Limettensaft nach Belieben abschmecken.

Carotin-Beauty-Smoothie

Für 1 großes Glas
ca. 15 Min.

1 Möhre • ½ Fenchel • 150 g Wassermelone • 1 Orange

- Möhre und Fenchel entsaften.

- Melone und Orange schälen, das Fruchtfleisch pürieren. Mit dem Gemüsesaft mischen, gut umrühren. Sofort genießen.

Zellfeuer-Smoothie

Für 1 großes Glas
ca. 10 Min.

200 ml Tomatensaft • 150 g Wassermelonenfruchtfleisch • 1 Spritzer Limettensaft • 1 Stange Staudensellerie • 2 Stiele Basilikum

- Tomatensaft und Melonenfruchtfleisch ohne Kerne in einen Blender oder ein hohes Gefäß geben und mit einem Mixer zu einem geschmeidigen Smoothie verarbeiten.

- Mit Limettensaft abschmecken.

- Selleriestange putzen, halbieren, in den Drink stellen. Ebenso die Basilikumstiele. Beides mitessen.

Tipp Die Basilikumblätter können auch mitpüriert werden, dann schmeckt der Smoothie eher würzig statt fruchtig.

Powermüsli: die Basismischung

Für ca. 10 Portionen bzw. 1 großes Glas
ca. 10 Min.

200 g glutenfreie Haferflocken • 100 g Buchweizenflocken • 3–4 EL Reisflocken • 2–3 EL Sojaflocken • 2 EL Sonnenblumenkerne • 2 EL Kürbiskerne • 2 EL geschrotete Leinsamen • 2 EL geschrotete Hanfsamen • 1 Handvoll Walnüsse • 1 Handvoll Cashewkerne • 2 EL getrocknete Physalis • 2 EL getrocknete Sauerkirschen • 2 EL Kokoschips

- Alle Zutaten in einer großen Schüssel mischen und in ein Glas oder eine Dose abfüllen.

- Für eine Portion Müsli je 4–5 EL der Basismischung verwenden.

Tipp: Am besten alle Zutaten in Bio-Qualität kaufen. Das Müsli ist vegan und glutenfrei (bei den Haferflocken auf eine glutenfreie Variante achten). Das fruchtig-nussige, knusprige Basis-Müsli lässt sich mit anderen Zutaten perfekt kombinieren.

Variante 1: Knackig-nussiges Birchermüsli

Für 1 Portion
ca. 10 Min. plus Einweichzeit

1 Portion (4–5 EL) Basismüsli • 1 kleiner Apfel • ½ Zitrone • 1 EL Haselnüsse • Wasser • etwas Sahne • 1 TL Leinöl oder Honig nach Belieben

- Achtung: Am Vorabend zubereiten!

- Apfel reiben, Zitronenhälfte auspressen und die Haselnüsse in Scheiben schneiden.

- Mit dem Basismüsli mischen und so viel Wasser zugeben, dass alles gut getränkt ist. Verschließen oder gut abdecken und über Nacht in den Kühlschrank stellen.

- Am Morgen des Verzehrs rechtzeitig aus dem Kühlschrank nehmen, etwas anwärmen. Mit etwas Sahne verfeinert anrichten. Nach Belieben noch Leinöl oder Honig daraufträufeln.

Tipp: Um das Müsli etwas anzuwärmen, einfach einen Schuss heißes Wasser zugeben und unterrühren.

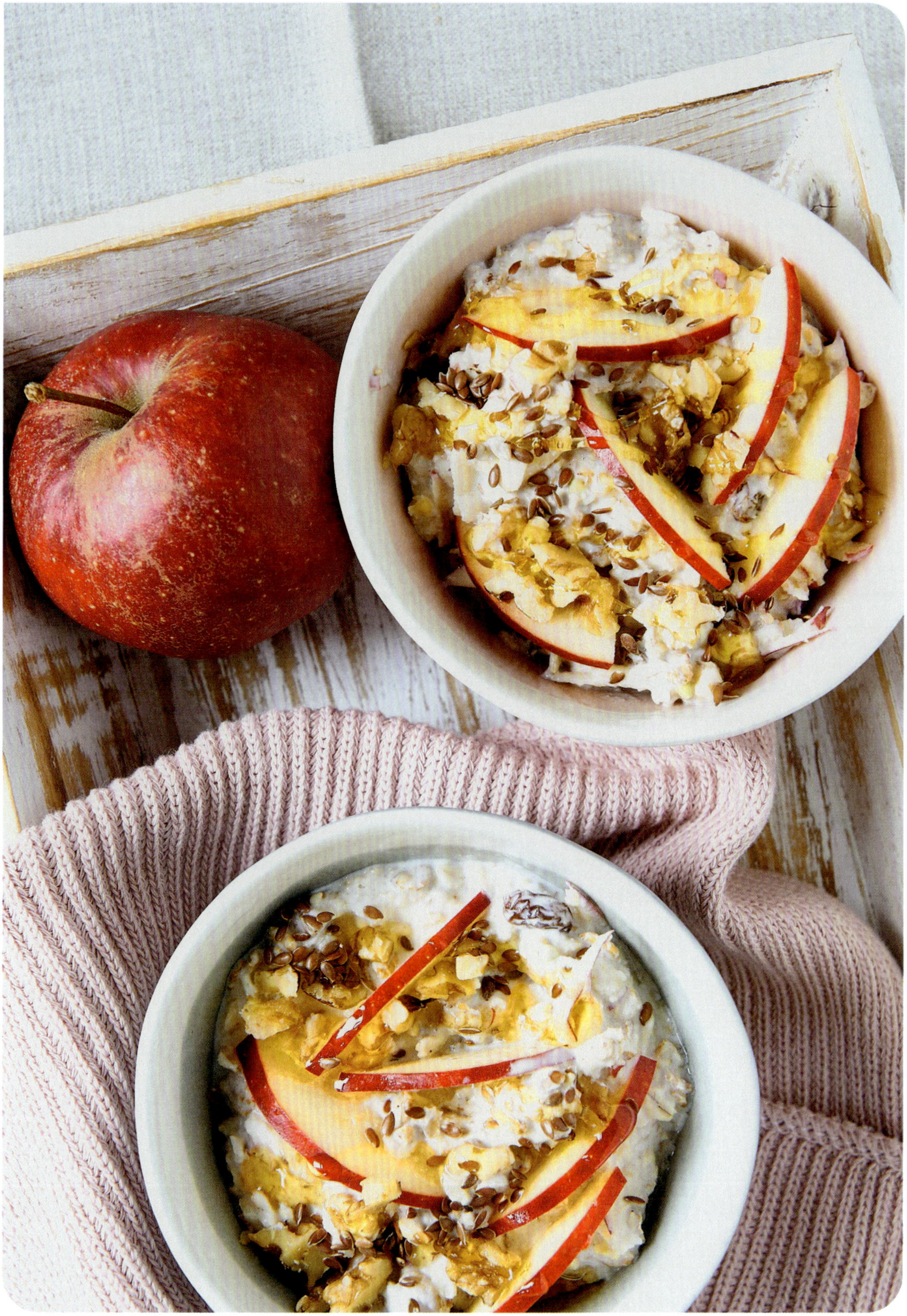

Variante 2: Cremig-feines Mandel-Müsli

Für 1 Portion
⏲ ca. 10 Min. plus Einweichzeit

1 TL Mandelmus (oder Cashewmus) • 200 ml Mandelmilch (ungesüßt) • 1 Portion (4–5 EL) Basismüsli • 1 kleine Banane

- Mandelmus mit etwas Mandelmilch glattrühren. Zum Basismüsli geben. Mit der restlichen Mandelmilch übergießen.

- 15 Min. ziehen lassen, so wird das Müsli leichter verdaulich.

- Banane in Scheiben schneiden und auf dem Müsli anrichten.

Tipp: Mandelmilch kann man ganz einfach selbst herstellen. 2 EL fertiges ungesüßtes Mandelmus mit ⅛ Liter Wasser und 1–2 Bananen pürieren. Fertig!

Variante 3: Fruchtig-süßes Beerenmüsli

Für 1 Portion
⏲ ca. 15 Min.

1 Portion (4–5 EL) Basismüsli • 200 ml Hafermilch • 1 Handvoll gemischte Sommerbeeren wie Erdbeeren, Heidelbeeren, Himbeeren • etwas Sahne

- Basismüsli in ein Schälchen geben und mit der Hafermilch übergießen. Nach Belieben etwas ziehen lassen.

- Beeren vorbereiten, nach Bedarf kleinschneiden und zum Müsli geben.

- Mit etwas Sahne verfeinern.

Tipp: Wer lieber warm frühstückt, sollte die Hafermilch zuvor erwärmen. Im Milchschäumer geht das schnell und unkompliziert.

Variante 4: Warmes Kokos-Porridge

Für 1 Portion
ca. 15 Min.

1 Portion (4–5 EL) Basismüsli • 2 getrocknete Softaprikosen • 4–5 Physalis • 300 ml Wasser • 1 TL Leinöl • 2 TL Kokoschips

- Basismüsli mit dem Wasser in einen kleinen Topf geben und kurz quellen lassen.

- In der Zwischenzeit Aprikosen in feine Streifen schneiden und Physalis halbieren.

- Müsli zum Kochen bringen und unter Rühren 5 Min. leise köcheln lassen.

- Warmes Müsli in einem Teller oder einer Schale mit Leinöl, Aprikosenstreifen, Physalis und Kokoschips anrichten.

Variante 5: Overnight-Müsli

Für 1 Portion
ca. 20 Min. plus Einweichzeit

2 EL Chiasamen • 50 ml Hafermilch • 1 Portion (4–5 EL) Basismüsli • 1 EL Sahne • Wasser • 1 Pfirsich • 2 EL Heidelbeeren

- Achtung: Am Vorabend zubereiten!

- Chiasamen und Hafermilch in ein verschließbares Glas geben, mischen und 15 Min. quellen lassen.

- In einem zweiten Gefäß Basismüsli, Sahne und etwas Wasser mischen.

- Wenn die Chiasamen fest sind, die Müslimischung daraufgeben und das Glas verschließen. Über Nacht in den Kühlschrank stellen.

- Am Morgen des Verzehrs mit Pfirsichspalten und Heidelbeeren anrichten.

Früchteteller Variante Sommer

Für 1 Person

ca. 10 Min.

1 große Handvoll gemischte Beeren (Erdbeeren, Johannisbeeren, Himbeeren) • 1 Stück (ca. 100 g) Wassermelone • 1 Stück gelbfleischige Melone (z. B. Netzmelone, Galiamelone) • 1 Aprikose • ½ Banane • 100 g Sojajoghurt oder Kokosjoghurt natur

- Früchte in mundgerechte Stücke zerteilen und auf einem großen Teller anrichten. Joghurt dazu essen.

Tipp: Wichtig ist, dass das Obst möglichst reif ist. Dann ist es besonders nährstoffreich und besser bekömmlich. Pro Portion dürfen bei Bedarf zusätzlich 1–2 Stücke Trockenobst genascht werden, zum Beispiel Pflaumen (stecken voller Ballaststoffe), Aprikosen (reich an Betacarotin) oder Datteln (gut gegen den Süßhunger). Ein Früchteteller darf pro Portion ca. 350–400 g Obst enthalten.

Früchteteller Variante Winter

Für 1 Person

ca. 10 Min.

1 frische Feige • 1 Kiwi • 1 kleine Handvoll Heidelbeeren • 1 kleiner Apfel • 1 Clementine • 100 g Sojajoghurt oder Kokosjoghurt natur

- Früchte in mundgerechte Stücke zerteilen und auf einem großen Teller anrichten. Joghurt dazu essen.

Würzige Hafercreme

Für 1 Person
ca. 10 Min.

1 EL Olivenöl • 4 EL feine Haferflocken (glutenfrei) • 250 ml Gemüsebrühe • Leinöl nach Belieben • frische Kräuter nach Belieben

- Olivenöl in einem kleinen Topf erhitzen. Haferflocken darin unter Rühren 1–2 Min. andünsten.

- Brühe zufügen, Suppe zum Kochen bringen. Kurz köcheln lassen, dann bei abgeschaltetem Herd ein paar Minuten quellen lassen.

- Nach Belieben etwas Leinöl und Kräuter zum Verfeinern zugeben.

Tipp: Die Hafercreme ist ein absoluter Allrounder – das ideale Rezept bei Fastenbeschwerden oder Hungergefühlen. Sie sättigt und beruhigt Magen und Darm. Durch das Anrösten der Haferflocken schmeckt sie lecker nussig!

Reis-Suppe mit Kokos und Datteln

Für 1 Person
ca. 15 Min.

40 g Reisflocken (bio) • 200 ml Wasser • 1 Pr. Salz • 2 getrocknete Datteln • 2 EL Kokosmilch • 1 TL Walnussöl • etwas Zimt • etwas gemahlener Kardamom

- Reisflocken im Wasser 5 Min. quellen lassen, Salz zugeben und 5 Min. köcheln.

- Datteln in feine Streifen schneiden. Kokosmilch und Datteln unter die Reiscreme rühren, weitere 2 Min. köcheln lassen. Nach Bedarf etwas mehr Wasser zugeben, bis die gewünschte Konsistenz erreicht ist.

- Walnussöl daraufträufeln.

- Mit etwas Zimt und Kardamom bestäubt servieren.

Tipp: Zusätzlich mit frischem Obst der Saison anrichten, zum Beispiel Banane, Apfel, Heidelbeeren oder Physalis.

Warme Fruchtsuppe mit Granatapfel

Für 1 Person
ca. 15 Min.

3 getrocknete Aprikosen • 1 kleiner Apfel • 1 Orange • 2 EL Granatapfelkerne • 200 ml Wasser • etwas Zimt • 1–2 TL Zitronensaft

- Aprikosen fein würfeln. Apfel entkernen und auf einer Küchenreibe raspeln. Orange auspressen. Granatapfel halbieren und die Kerne herausklopfen.

- Aprikosen im Wasser mit Zimt und Zitronensaft zum Kochen bringen und zugedeckt 5–6 Min. köcheln lassen.

- Geriebenen Apfel, Orangensaft und Granatapfelkerne zufügen, nochmals kurz zum Kochen bringen.

- Nach Belieben mit etwas mehr Zimt und Zitrone abschmecken und in einem tiefen Teller anrichten.

Grüne Kiwi-Kaltschale

Für 1 Person
ca. 15 Min.

• 1 Banane • 1 Kiwi • 1 kleine Handvoll grüne kernlose Trauben (bio) • 2 TL Kokosraspel • Limettensaft nach Belieben

- Früchte vorbereiten und zerkleinern. Ein paar Fruchtstücke zum Anrichten zur Seite legen.

- Obst und Kokosraspel mit dem Pürierstab zu einer cremigen Suppe verarbeiten. Wenn die Konsistenz zu fest ist, etwas Wasser zugeben.

- Nach Belieben mit Limettensaft abschmecken. Mit den übrigen Fruchtstücken anrichten.

Tipp: Diese sehr erfrischende Kaltschale ist ideal für den Sommer. Im Winter braucht man eher etwas Wärmendes wie die Reis-Suppe mit Kokos und Datteln.

Grüne Kiwi-Kaltschale

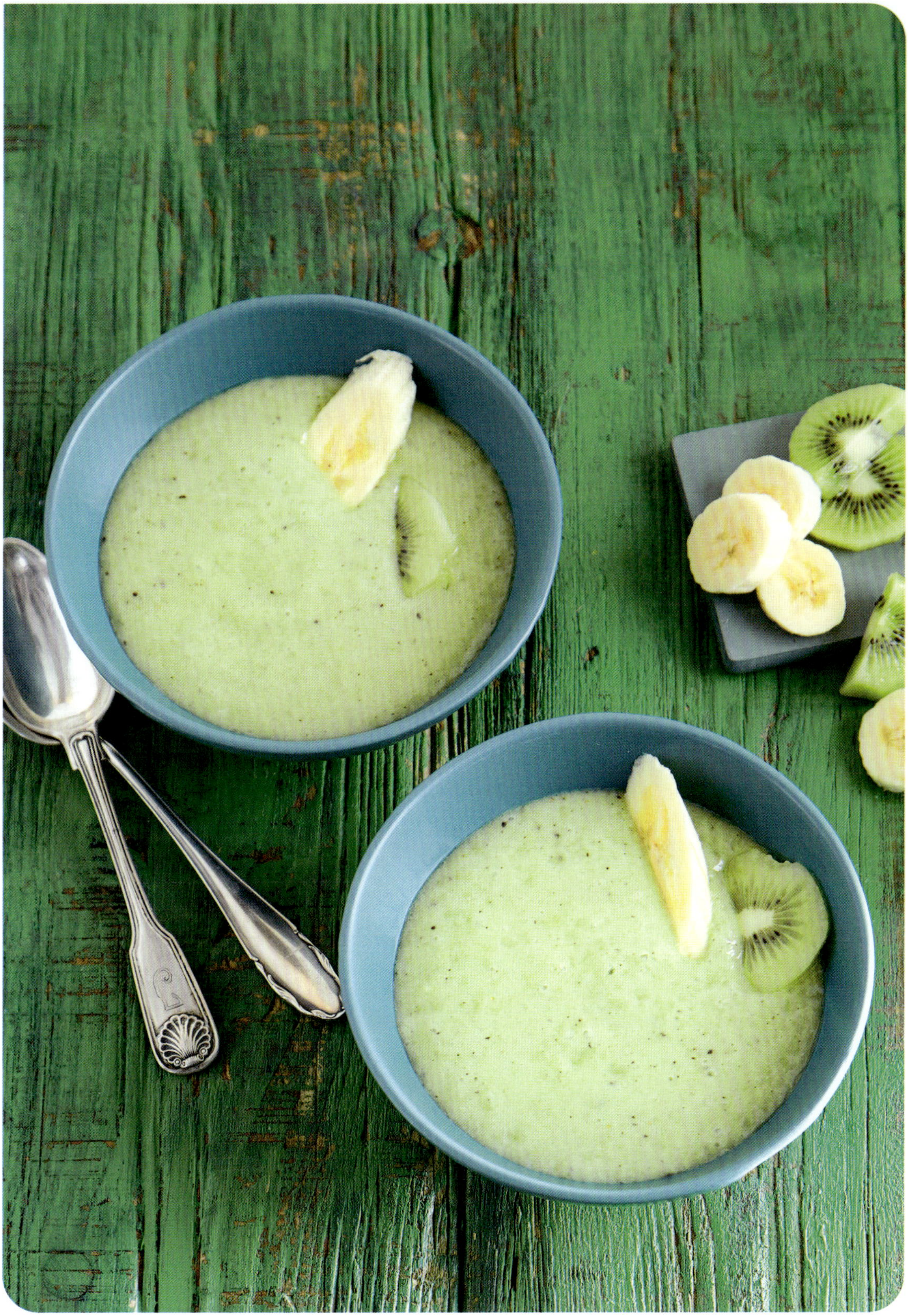

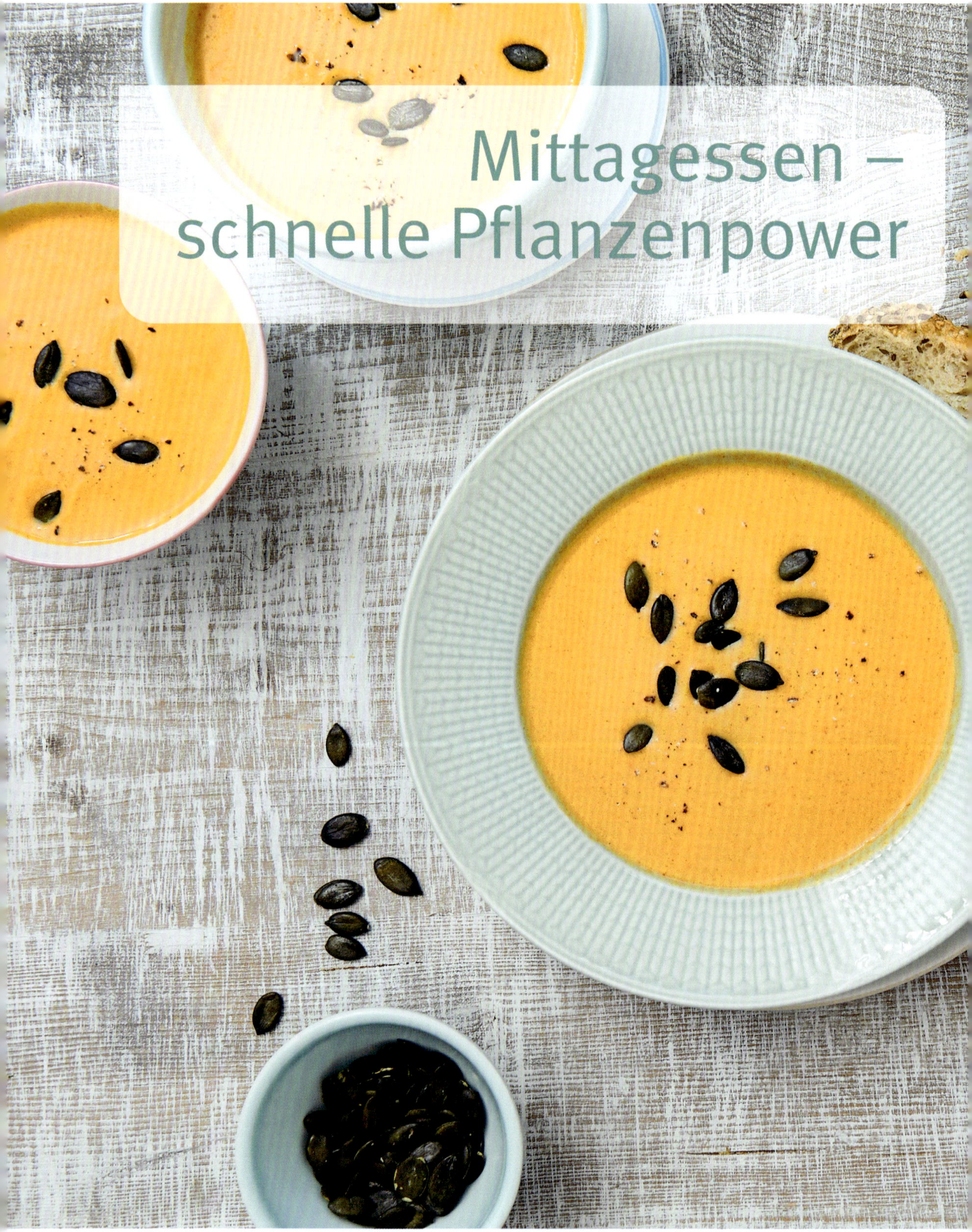

Mittagessen – schnelle Pflanzenpower

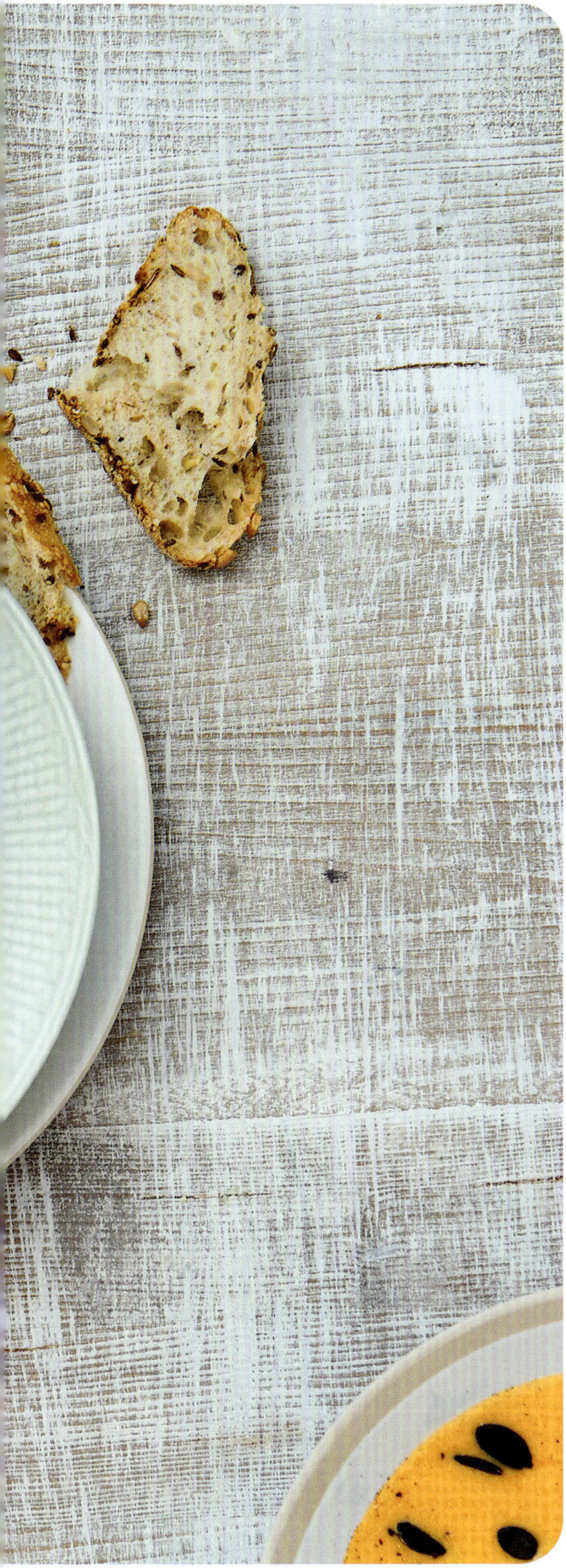

Hier finden Sie ein breites Angebot für alle Vorlieben. Wählen Sie zwischen basischen Gemüsesuppen, knackigen Salaten oder selbstgebackenen Brötchen mit veganem Aufstrich – je nach Lust und Zeit. Alle Gerichte sind schnell und einfach zuzubereiten. Brot, Aufstriche und Suppen können Sie prima vorbereiten. Die Salate sind extra für Berufstätige gedacht, so dass man sie »to go« ganz bequem mit zur Arbeit nehmen kann. Für die Suppen und Salate verwenden Sie optimalerweise hochwertiges Bio-Gemüse, am besten, wenn es außerdem Saison hat! Wichtig ist auch eine gute Gemüsebrühe als Basis – natürlich vegan, frei von Geschmacksverstärkern, Laktose, Hefe und Zucker. Lassen Sie sich im Bioladen oder Reformhaus beraten. Bei den Suppen stehen pürierte Cremesuppen und Suppen mit ganzen Stücken zur Auswahl, so dass für jeden Geschmack etwas dabei ist. Die Portionen sind großzügig berechnet. Beim Suppenfasten muss niemand hungern. Zum Würzen sind frische Kräuter ideal. Sie liefern neben dem Geschmack zusätzlich noch den Energie-Booster Chlorophyll und andere sekundäre Pflanzenstoffe. Wenn man die im Rezept angegebenen Kräuter gerade einmal nicht bekommt oder nicht mag, darf man sie natürlich auch durch andere Kräuter ersetzen.

« Kürbis-Suppe (Seite 140)

Kürbis-Suppe

Für 1 Person
ca. 25 Min.

1 kleine Zwiebel • 300 g Kürbisfruchtfleisch (z. B. Hokkaido) • 1 EL Olivenöl • 250 ml Gemüsebrühe • 1 TL Kürbiskerne • 1 TL nussiges Öl (Leinöl oder Walnussöl)

- Zwiebel fein würfeln. Kürbis in mundgerechte Stücke schneiden.
- Olivenöl in einem Topf erhitzen. Zwiebel darin anschwitzen. Kürbis zugeben, mit der Brühe ablöschen und zugedeckt ca. 8 Min. garen.
- Topf vom Herd ziehen und Inhalt mit dem Pürierstab mixen.
- Suppe in einen Teller füllen, mit Kürbiskernen und nussigem Öl anrichten.

Tomatensuppe mit Aprikose und Kokos

Für 1 Person
ca. 30 Min. plus Einweichzeit

4 getrocknete Aprikosen • 4 Tomaten • 1 EL Olivenöl • 250 ml Gemüsebrühe • 2 EL Kokosmilch • schwarzer Pfeffer aus der Mühle • 1 TL Leinöl

- Aprikosen in lauwarmem Wasser ca. 20 Min. einweichen. Dann abgießen und in Stücke schneiden.
- Tomaten kreuzweise einritzen, mit kochendem Wasser überbrühen und die Haut abziehen.
- Olivenöl in einem kleinen Topf erhitzen, Tomaten und Aprikosen zugeben. Tomaten grob zerkleinern. Brühe und Kokosmilch zufügen und zugedeckt 15 Min. köcheln lassen.
- Zu einer cremigen Suppe pürieren. Mit Pfeffer abschmecken. Leinöl daraufträufeln.

Möhren-Kartoffel-Suppe mit Pinienkernen

Für 1 Person
ca. 30 Min.

3 Möhren • 1 Kartoffel • 1 Knoblauchzehe • 1 EL Olivenöl • 250 ml Gemüsebrühe • 2 EL gehackte Petersilie • 1–2 TL Pinienkerne

- Möhren und Kartoffel schälen und in Stücke schneiden.

- Knoblauch abziehen, fein würfeln und im heißen Olivenöl andünsten.

- Gemüse zugeben und unter Rühren kurz mit anbraten. Brühe zugießen und zugedeckt 15 Min. köcheln lassen. Alles fein pürieren. Wenn nötig, noch etwas Wasser zugeben.

- Mit gehackter Petersilie und Pinienkernen bestreut anrichten.

Rotkohl-Pilz-Suppe mit Petersilie

Für 1 Person
ca. 35 Min.

200 g Rotkohl • 1 Stück Ingwer (etwa nussgroß) • 2–3 rosa Champignons (je nach Größe) • 1 EL Olivenöl • 400 ml Gemüsebrühe • Pfeffer • Piment, gemahlen • Anis, gemahlen • 1 EL gehackte Petersilie

- Rotkohl putzen, auf einer Reibe fein raspeln oder mit einem Kochmesser in feine Streifen schneiden. Ingwer fein hacken, Pilze putzen und blättrig schneiden.

- Öl in einem kleinen Topf erhitzen. Zunächst den Ingwer andünsten, dann den Kohl zugeben und unter Rühren 5 Min. anschwitzen.

- Mit der Brühe ablöschen. Mit Pfeffer, Piment und Anis würzen. Zugedeckt 20 Min. köcheln lassen.

- Pilze in den Teller geben, mit der heißen Suppe übergießen und kurz ziehen lassen.

- Petersilie daraufstreuen.

Steckrüben-Apfel-Creme mit Kokos

Für 1 Person
ca. 30 Min.

1 kleine Zwiebel • 200 g Steckrübe (etwa ½ kleine) • ½ Apfel • 1 EL Kokosöl • 200 ml Gemüsebrühe • 100 ml Kokosmilch • Apfelessig • schwarzer Pfeffer aus der Mühle • 1 TL Kokosraspel

- Zwiebel fein würfeln. Steckrübe in grobe Würfel schneiden. Apfel mit Schale ebenfalls in Stücke schneiden.

- Kokosöl in einem kleinen Topf erhitzen. Zuerst die Zwiebel darin anschwitzen, dann Steckrübe und Apfel zugeben und unter Rühren kurz andünsten.

- Brühe und Kokosmilch zugießen und zugedeckt ca. 8 Min. köcheln lassen.

- Mit dem Pürierstab zu einer cremigen Suppe verarbeiten. Mit Apfelessig und Pfeffer abschmecken. Mit Kokosraspeln anrichten.

Kichererbsen-Sesam-Suppe mit Zucchini

Für 1 Person
ca. 20 Min.

1 Knoblauchzehe • 1 kleine Zucchini • 1 EL Sesamöl • 100 g Kichererbsen (abgetropft, aus dem Glas) • 250 ml Gemüsebrühe • 2 TL Sesammus (Tahini, aus dem Glas, ersatzweise Cashew- oder Mandelmus) • etwas Curry • schwarzer Pfeffer aus der Mühle • 2 EL Kresse (abgeschnitten)

- Knoblauch hacken, Zucchini auf der Küchenreibe grob raspeln.

- Sesamöl in einem kleinen Topf erhitzen. Knoblauch unter Rühren darin sanft anschwitzen. Zucchiniraspel, Kichererbsen und Brühe zufügen und zugedeckt 5 Min. köcheln lassen.

- Sesammus unterrühren, mit Curry und Pfeffer würzen. Noch einmal zum Kochen bringen.

- Abschmecken und mit Kresse bestreut servieren.

Tipp: Wenn Sie die Suppe beim Fasten einsetzen, besser pürieren. So sind Hülsenfrüchte leichter verdaulich.

Süßkartoffel-Feigen-Suppe mit Chili

Für 1 Person
ca. 20 Min.

1 kleine Zwiebel • 1 Knoblauchzehe • 1 Süßkartoffel (ca. 250 g) • 1 Soft-Trockenfeige • 1 EL Olivenöl • 250 ml Gemüsebrühe • schwarzer Pfeffer aus der Mühle • 1 Msp. Chiliflocken • gemahlener Kardamom • 1 EL Balsamessig (oder Obstessig)

- Zwiebel und Knoblauch fein würfeln. Süßkartoffel in mundgerechte Stücke schneiden, Feige in feine Streifen schneiden.

- Öl in einem kleinen Topf erhitzen. Zwiebel und Knoblauch unter Rühren darin anschwitzen. Süßkartoffeln, Feige und Brühe zugeben. Mit Pfeffer, Chili, Kardamom und Essig würzen. Zugedeckt ca. 8 Min. köcheln lassen.

- Nochmals abschmecken und servieren.

Tipp: Schmeckt auch als pürierte Suppe sehr gut.

Kartoffel-Erbsen-Suppe mit Kräutern

Für 1 Person
ca. 30 Min.

1 kleine Zwiebel • 1 Knoblauchzehe • 1 EL Olivenöl • 1 Kartoffel • 300 ml Gemüsebrühe • 150 g tiefgefrorene Erbsen • 1 bunter Kräuterstrauß (ersatzweise 2 EL TK-Kräutermischung) • schwarzer Pfeffer aus der Mühle

- Zwiebel und Knoblauch fein würfeln, im heißen Olivenöl andünsten.

- Kartoffel in mundgerechte Würfel schneiden, zugeben und kurz mitdünsten.

- Mit der Brühe ablöschen, Erbsen zufügen und bei mittlerer Hitze 15 Min. zugedeckt garen.

- Kräuter fein schneiden. Suppe anrichten und mit Kräutern und Pfeffer bestreut servieren.

Tipp: Im Frühling und Sommer gibt es auf den Wochenmärkten wunderbare Bio-Kräutersträuße mit vielen bunten Kräutern. Sie bieten eine Fülle von Aromen und passen wunderbar zu einer leichten Gemüsesuppe. Alternativ kann man eine Bio-TK-Kräutermischung verwenden.

Sellerie-Kurkuma-Suppe mit Curry

Für 1 Person
ca. 35 Min.

1 Pastinake • 1 Knoblauchzehe • 1 cm Kurkumawurzel • ½ Knolle Sellerie (ca. 200 g) • ¼ grüne Paprikaschote • 1 EL Kokosöl • 1 TL Curry • 250 ml Gemüsebrühe

- Pastinake schälen und in feine Scheiben schneiden. Knoblauch und Kurkuma fein würfeln. Sellerie in mundgerechte Würfel schneiden. Paprika in feine Streifen schneiden.

- Kokosöl in einem Topf erhitzen, Knoblauch und Kurkumawurzel unter Rühren anschwitzen. Mit Curry bestäuben und rühren, bis sich alles verbindet.

- Mit der Brühe ablöschen. Pastinaken- und Selleriestücke in die Brühe geben und zugedeckt 8 Min. köcheln lassen. Dann Paprikastücke zufügen und 5 Min. mitgaren.

- Mit Curry abschmecken und in einer Suppenschale anrichten.

Bunte Minestrone

Für 1 Person
ca. 30 Min.

1 rote Zwiebel • 2 Knoblauchzehen • 1 Möhre • 1 Stange Staudensellerie • 1 kleine Petersilienwurzel • 50 g Wirsing (alternativ Mangold oder Brokkoli) • 1 Lauchzwiebel • 1 Kartoffel (alternativ 1 Stück Steckrübe oder Knollensellerie) • 1 EL Olivenöl • 400 ml Gemüsebrühe • schwarzer Pfeffer aus der Mühle • 2 EL gehackte gemischte Kräuter (frisch oder TK)

- Zwiebel und Knoblauch fein würfeln. Restliches Gemüse in mundgerechte Stücke schneiden.

- Öl in einem Topf erhitzen, zunächst Zwiebel und Knoblauch darin unter Rühren anschwitzen. Dann restliches vorbereitetes Gemüse zufügen und kurz mitbraten.

- Mit der Brühe ablöschen und 8–10 Min. garen. Mit Pfeffer abschmecken, mit Kräutern bestreuen und in einer Schale anrichten.

Tipp: Die Minestrone schmeckt auch mit anderen Gemüsesorten sehr gut, beispielsweise Paprika, Zucchini oder Süßkartoffel. Sie können so auch wunderbar Gemüsereste von den anderen Suppen verarbeiten. Bereiten Sie immer etwas mehr zu und frieren Sie den Rest portionsweise ein. So haben Sie jederzeit ein basisches Süppchen griffbereit!

» Bunte Minestrone

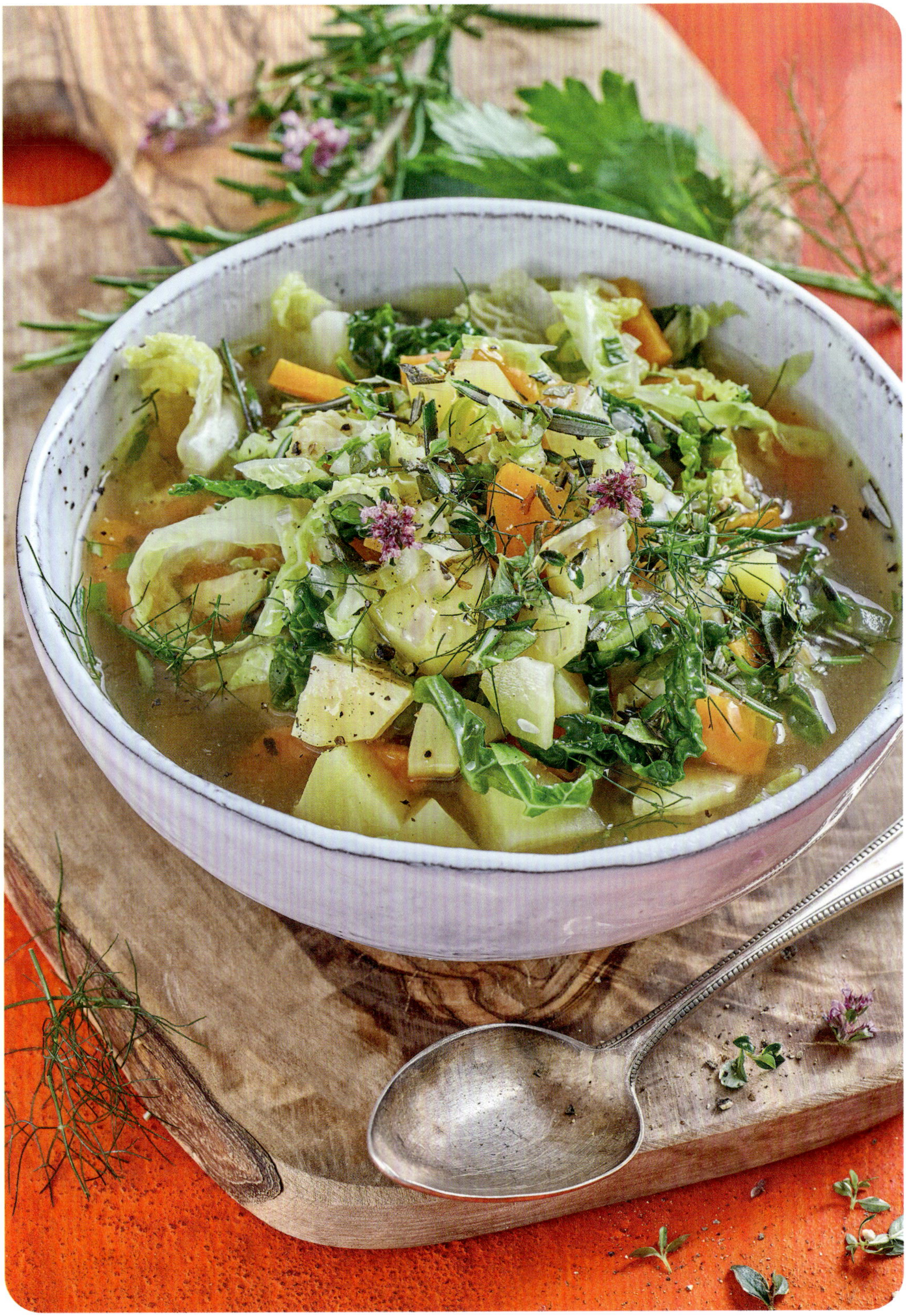

Kartoffel-Gurken-Salat mit Muskat

Für 1 Person
ca. 15 Min.

4 mittelgroße Pellkartoffeln vom Vortag • 1 Minigurke • 100 ml Gemüsebrühe • 1 EL Olivenöl • schwarzer Pfeffer aus der Mühle • Muskat • Piment

- Kartoffeln pellen und in Scheiben schneiden. Gurke in dünne Scheiben schneiden. Beides in eine Tupperbox oder ein anderes verschließbares Gefäß geben.

- Für das Dressing Brühe, Öl und Gewürze in ein kleines Deckelglas geben, gut verschließen und kräftig durchschütteln.

- Unmittelbar vor dem Verzehr das Dressing nochmals schütteln, auf einem Teller zu der Kartoffel-Gurken-Mischung geben und alles gut vermischen.

Tipp: Immer ein paar Kartoffeln mehr kochen und im Kühlschrank aufbewahren. So hat man schnell einen Salat parat. Außerdem enthalten gekochte und wieder abgekühlte Kartoffeln resistente Stärke – gut für die Figur und die Darmflora.

Reis-Salat mit Fenchel und Orange

Für 1 Person
ca. 25 Min.

½ Fenchelknolle • 1 Orange • 1 Frühlingszwiebel • 75 g gekochter Vollkornreis vom Vortag • 100 ml Gemüsebrühe • 1 EL Olivenöl • 1 TL Leinöl • Salz • schwarzer Pfeffer aus der Mühle • gemahlener Fenchel

- Fenchel fein würfeln. Orange halbieren, eine Hälfte auspressen, die andere Hälfte filetieren. Frühlingszwiebel in feine Ringe schneiden.

- Vorbereitete Zutaten mit dem Reis in eine verschließbare Box oder ein Glas geben. Brühe zufügen und untermischen.

- Öle, Orangensaft und Gewürze zu einem Dressing verquirlen und ebenfalls über den Salat geben. Alles gut mischen. Gefäß verschließen.

- Vor dem Essen einmal durchrühren. Wenn der Salat zu trocken ist, noch etwas Öl zufügen. Nach Belieben nachwürzen.

Chicorée-Mairübchen-Salat mit Cashew

Für 1 Person
ca. 20 Min.

1 Chicoréekolben • 1 Mairübchen • ½ kleine rote Zwiebel • 1 kleine Handvoll Rucola • 1 EL heller Essig • 1 EL Walnussöl • 1 EL Cashewmus • Salz • schwarzer Pfeffer aus der Mühle • 2–3 EL Wasser • 2 EL gehackte Petersilie

- Chicorée in Ringe und Mairübchen in Stifte schneiden. Zwiebel fein würfeln. Rucola klein zupfen. Alles in ein verschließbares Gefäß geben und mischen.

- Für das Dressing Essig, Öl, Cashewmus, Gewürze und Wasser gleichmäßig verquirlen und in ein kleines Schraubglas geben. Petersilie in Klarsichtfolie einschlagen.

- Vor dem Essen das Dressing noch einmal gut schütteln oder rühren. Über den Salat verteilen. Mit Petersilie bestreuen.

Sauerkraut-Salat mit Apfel

Für 1 Person
ca. 35 Min.

150 g Brokkoli • Meersalz • 100 g Frisch-Sauerkraut (nicht erhitzt, aus dem Reformhaus oder Bioladen) • ¼ rote Paprika • 1 EL Apfelessig • 1 EL Sesamöl • 1 EL Olivenöl • gemahlener Anis • schwarzer Pfeffer aus der Mühle • ½ kleiner Apfel

- Brokkoli in einem kleinen Topf in Salzwasser in 7 Min. bissfest kochen, dann abgießen und abkühlen lassen.

- Sauerkraut abtropfen lassen und leicht zerzupfen.

- Paprika in feine Streifen schneiden.

- Für das Dressing Essig, Öle, Gewürze und etwas Wasser gut verquirlen.

- Brokkoli, Paprika und Sauerkraut in eine verschließbare Box geben. Dressing zufügen und alles gut vermischen. Apfel im Ganzen einpacken.

- Vor dem Verzehr den halben Apfel frisch in den Salat schneiden. Alles mischen und nach Belieben nochmals mit Salz und Pfeffer abschmecken.

- Restlichen Apfel später essen.

Bunter Quinoa-Salat mit Zitrone

Für 1 Person
ca. 30 Min.

50 g Quinoa • 200 ml Gemüsebrühe • 2 kleine Tomaten • ½ kleine Zucchini • ¼ gelbe Paprika • 2 EL Mais • 2 EL Olivenöl • 2 EL Tomatensaft • 1 TL Zitronensaft • Meersalz • schwarzer Pfeffer aus der Mühle • 2 EL Schnittlauchröllchen

- Quinoa in der Gemüsebrühe bissfest kochen (ca. 20 Min.). Vorm Herd nehmen und abkühlen lassen.

- Tomaten vierteln, Zucchini in feine Stifte schneiden, Paprika fein würfeln. Mais abtropfen lassen. Alles zur abgekühlten Quinoa geben. Öl, Tomatensaft und Zitronensaft untermischen. Kräftig mit Salz und Pfeffer würzen. Schnittlauchröllchen unterheben.

- Zum Mitnehmen in ein verschließbares Gefäß geben. Vor dem Verzehr ggf. nochmals nachwürzen.

Klassischer Avocado-Dip

Für 1 Portion
ca. 10 Min.

1 reife Avocado • 1 Tomate • 3 Stiele Koriander • Saft von ½ Limette • 1 TL Leinöl • schwarzer Pfeffer aus der Mühle • Knoblauch nach Belieben

- Avocadofruchtfleisch und Tomate zerkleinern. Korianderblättchen abzupfen. Mit den restlichen Zutaten in ein Gefäß geben und fein pürieren.

- Den Dip auf selbstgebackenen glutenfreien Chia-Brötchen (Seite 44) oder zu rohem Gemüse reichen.

Tipp: Roher Knoblauch wird von vielen Menschen als unangenehm empfunden. Fügen Sie ihn nur hinzu, wenn Sie ihn mögen und gut vertragen. Wichtig dabei: den grünen Keim immer entfernen, er schmeckt bitter!

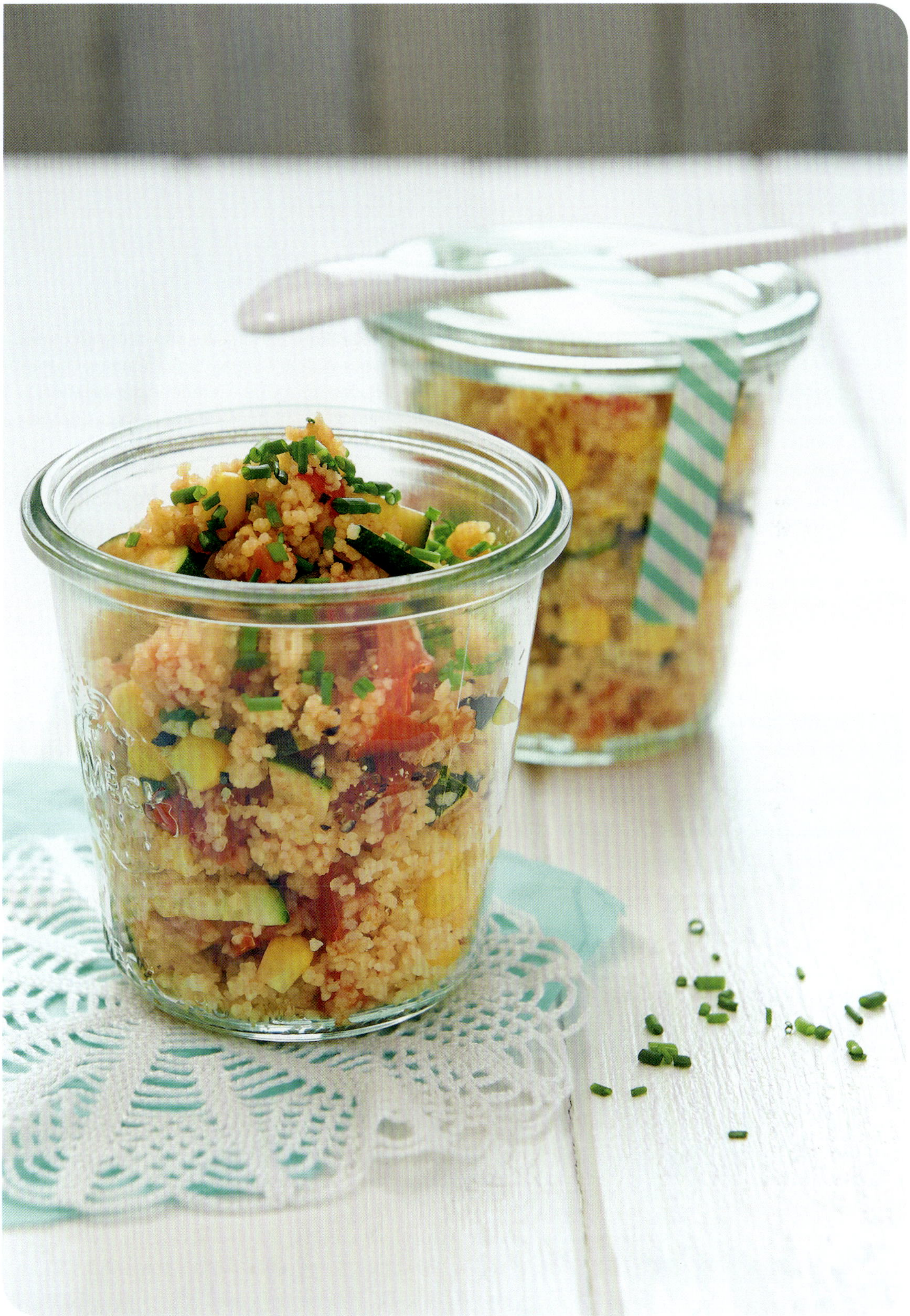

Petersilienwurzel-Meerrettich-Streich

Für 1 Portion
ca. 20 Min.

3 Petersilienwurzeln • ca. 100 ml Gemüsebrühe • 1 EL Walnussöl (alternativ Lein-, Sesam- oder Hanföl) • 1 EL Meerrettich

- Petersilienwurzeln schälen, kleinschneiden und in der Gemüsebrühe 5–7 Min. weichkochen. Dann abgießen, Brühe dabei auffangen.

- Petersilienwurzeln in ein Püriergefäß geben und etwas abkühlen lassen.

- Öl und Meerrettich zufügen und alles pürieren. Dabei so viel von der Gemüsebrühe zugeben, dass die gewünschte Konsistenz erreicht ist.

Tipp: Der Aufstrich schmeckt toll zu selbstgebackenen Brötchen (zum Beispiel Chia-Brötchen, Seite 44) oder zu einem Rohkostteller mit Gurke, Tomate und Zucchini.

Roter Hummus mit Anis

Für 1 Portion
ca. 15 Min.

1 Kugel Rote Bete (gekocht) • 100 g Kichererbsen (aus dem Glas) • 1 EL Sesammus (Tahini) • 1 EL Sesamöl • Salz • Pfeffer • gemahlener Anis • gemahlener Kardamom • 1 EL Zitronensaft

- Rote Bete abziehen und grob zerkleinern. Kichererbsen abtropfen lassen. Beides in ein Püriergefäß geben.

- Sesammus, Öl, Salz, Pfeffer, Anis, Kardamom und Zitronensaft zufügen. Zu einer geschmeidigen Masse verarbeiten. Nochmals abschmecken.

Tipp: Der Aufstrich passt gut zu Pellkartoffeln, Gemüsesticks, Brot oder Brötchen (z. B. selbstgemachte Chia-Brötchen, Seite 44). Wegen der langen Kochzeit von Roter Bete (je nach Größe bis zu 40 Min.) am besten direkt mehrere Kugeln kochen, vom Rest Salat oder Carpaccio machen.

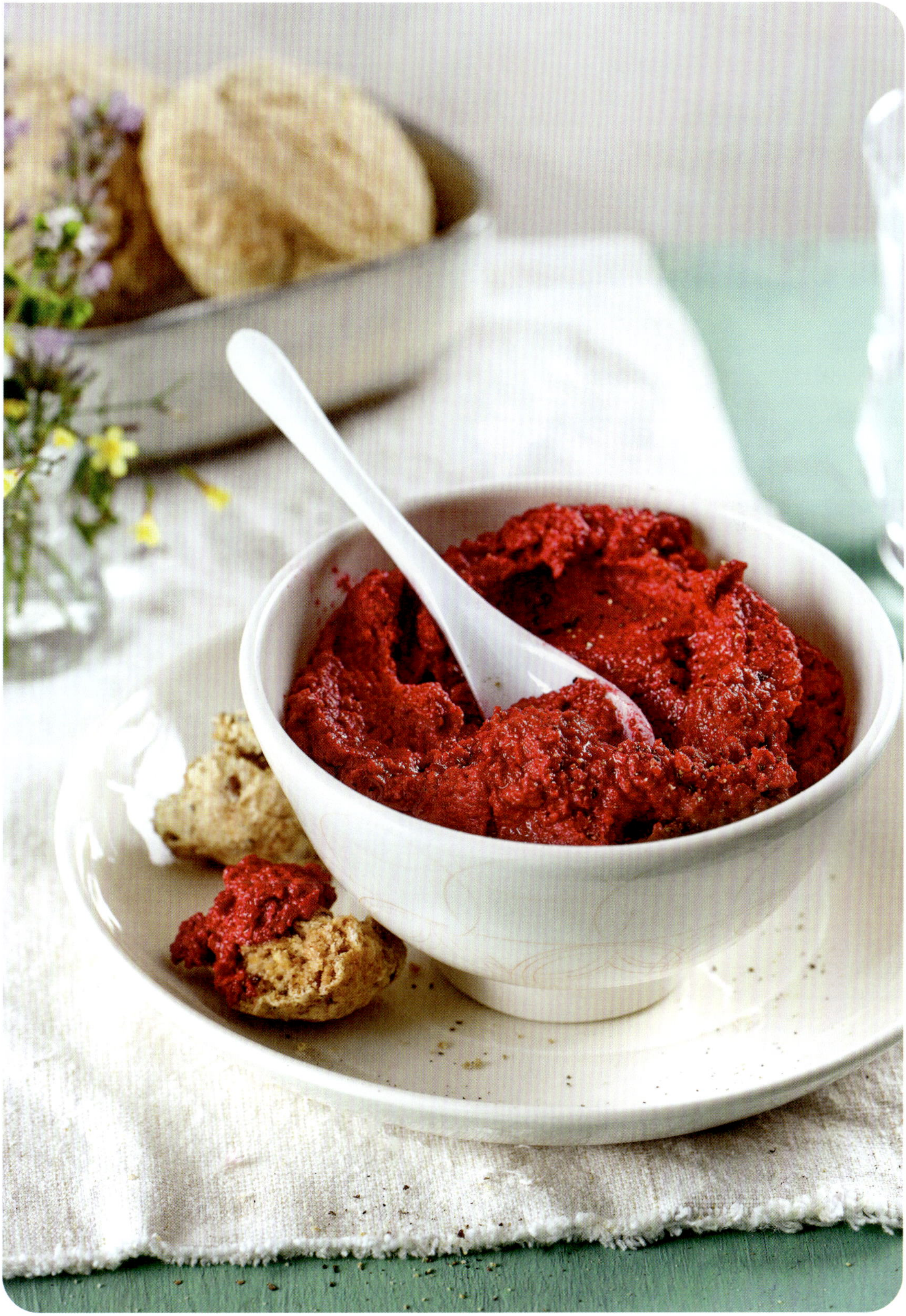

Abendessen – satt mit Basenkost

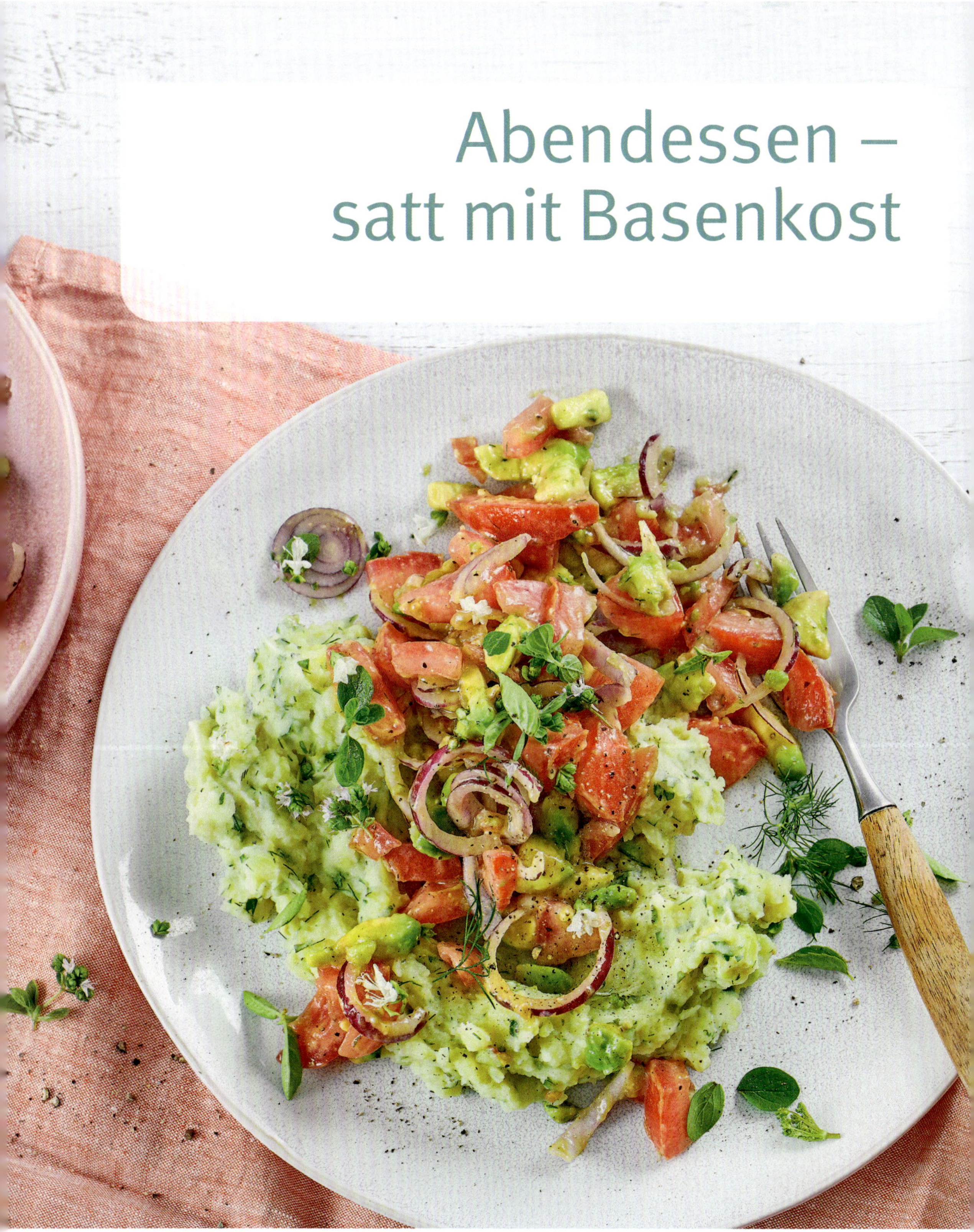

Ideal am Abend ist basische Gemüsekost mit glutenfreien Beilagen als Sattmacher. Dazu gehören Kartoffeln, Naturreis oder Basmatireis und glutenfreie Nudeln. Bei Nudeln gibt es inzwischen eine große Auswahl, etwa aus Reis-, Mais- oder Buchweizenmehl oder aus Hülsenfrüchten wie Linsen, Erbsen oder Kichererbsen. Sogar Algen-Pasta oder Edamame-Nudeln sind erhältlich, unterscheiden sich geschmacklich und hinsichtlich der Konsistenz aber deutlich von der herkömmlichen Pasta. Experimentieren Sie ruhig ein wenig und finden Sie Ihre glutenfreie Lieblings-Pasta. Alle Rezepte sind sehr einfach und in kurzer Zeit zuzubereiten. Damit sich das Kochen noch mehr lohnt, sind alle Rezepte für zwei (oder vier) Personen berechnet. Entweder findet sich jemand, der die leckeren Aufläufe und Gemüsepfannen mitessen möchte, oder man hebt einfach eine Portion für den Folgetag auf!

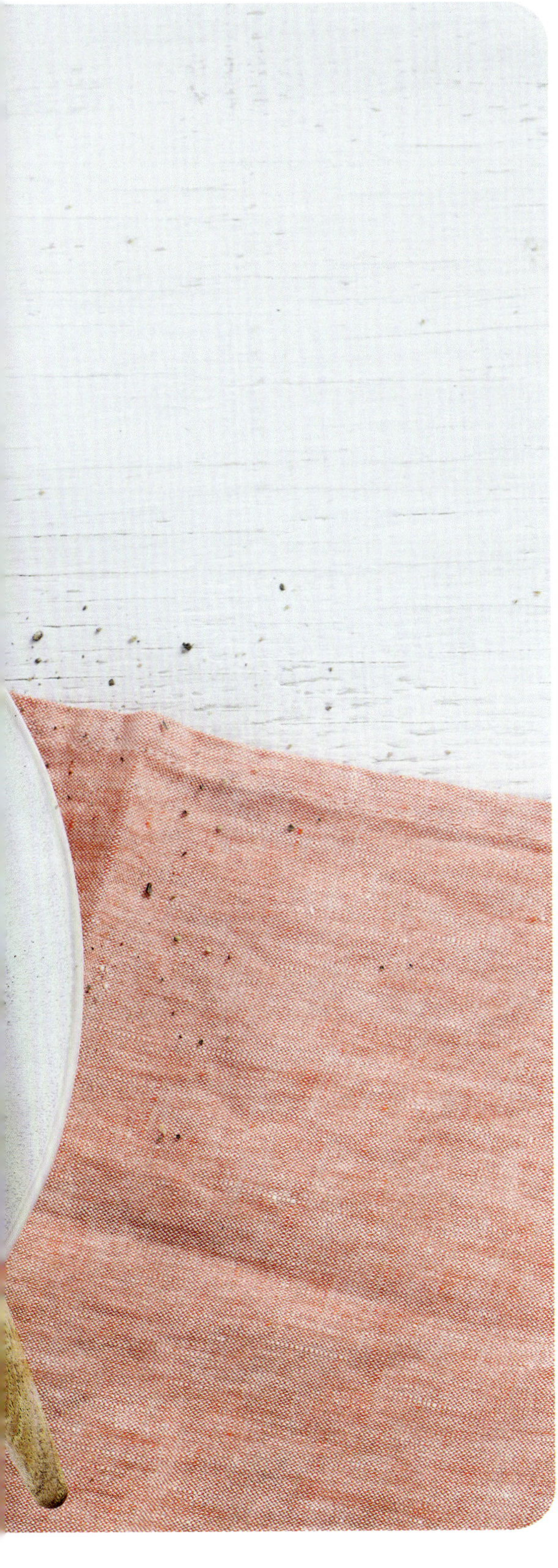

« Kartoffel-Stampf mit Tomaten-Topping (Seite 154)

Kartoffel-Stampf mit Tomaten-Topping

Für 2 Personen
ca. 30 Min.

6 mittelgroße mehligkochende Kartoffeln • Gemüsebrühe • 4 Tomaten • 2 reife Avocados • ½ rote Zwiebel • 2 EL Olivenöl • 2 EL Zitronensaft • Salz • schwarzer Pfeffer aus der Mühle • Muskat • 100 ml Hafermilch • 3 EL gehackte gemischte Kräuter (frisch oder TK) • etwas Butter

- Kartoffeln schälen und in der Gemüsebrühe in ca. 10 Min. weichkochen.

- In der Zwischenzeit Tomaten und Avocadofruchtfleisch würfeln. Zwiebel in sehr feine Ringe schneiden. Vorbereitete Zutaten mit Öl, Zitronensaft, Salz und Pfeffer marinieren und beiseitestellen.

- Kartoffeln abgießen, etwas Brühe zurückbehalten. Hafermilch zugeben und mit einem Kartoffelstampfer grob zerkleinern, so dass noch ein paar Stücke übrigbleiben. Kräuter untermischen. Mit Pfeffer und Muskat abschmecken. Mit einem Stich Butter verfeinern.

- Kartoffelstampf auf einem Teller anrichten. Avocado-Tomaten-Salat darauf platzieren.

Blumenkohl-Curry mit Kichererbsen

Für 2 Personen
ca. 25 Min.

1 Tasse Basmati-Reis (ca. 125 g) • Salz • 1 TL Kurkuma • 3 getrocknete Aprikosen • 1 kleine Zwiebel • 1 Knoblauchzehe • ½ Blumenkohl (ca. 250 g) • 1 kleine Zucchini • 1 EL Kokosöl • 200 ml Gemüsebrühe • 200 ml Kokosmilch • 100 g Kichererbsen (aus dem Glas) • Curry • Chiliflocken • Kräutersalz • 1–2 EL frischer Koriander, gehackt

- Reis mit der doppelten Menge Wasser (2 Tassen) in einen Topf geben. Salz und Kurkuma zufügen. Aprikosen kleinschneiden und zugeben. Reis zum Kochen bringen, dann Hitze reduzieren und zugedeckt ausquellen lassen. Nach 5 Min. den Herd ausschalten.

- Zwiebel in Spalten schneiden, Knoblauch fein würfeln. Blumenkohl in Röschen teilen. Zucchini in halbe Scheiben schneiden.

- Kokosöl in einer Pfanne erhitzen, vorbereitetes Gemüse darin unter Rühren 5 Min. andünsten.

- Mit Brühe und Kokosmilch ablöschen, Kichererbsen zufügen. Alles mit Curry, Chili und Kräutersalz würzen und zugedeckt 10 Min. garen.

- Pfannengemüse abschmecken. Mit gelbem Kurkumareis und den Korianderblättchen anrichten.

Kartoffel-Kürbis-Pfanne mit Nussbutter

Für 2 Personen
ca. 35 Min.

6 mittelgroße Kartoffeln • ½ kleiner Hokkaido (ca. 300 g) • 1 Orange • 2 Lauchzwiebeln • 2 EL Olivenöl • 250 ml Wasser • Salz • schwarzer Pfeffer aus der Mühle • Curry • Zimt • Chili • ½ Bund glatte Petersilie • 2 EL Butter • 50 g Haselnüsse, blättrig geschnitten

- Kartoffeln schälen und in mundgerechte Stücke schneiden. Kürbis würfeln. Orange auspressen. Lauchzwiebeln in Röllchen schneiden.

- Olivenöl in einer großen Pfanne erhitzen. Kartoffeln und Kürbis darin andünsten. Mit Orangensaft und Wasser ablöschen. Kräftig salzen und pfeffern. Mit Curry, Zimt und Chili nach Belieben abschmecken. Ca. 12 Min. zugedeckt garen. Lauchzwiebeln für die letzten Minuten ebenfalls zugeben.

- Petersilie grob hacken und unter das Gemüse heben.

- Butter in einer kleinen Pfanne oder einem Topf zerlassen. Haselnussblättchen darin einige Minuten schwenken.

- Gemüse auf Teller verteilen und mit Nussbutter anrichten.

Risi-Bisi mit Tomate

Für 2 Personen
ca. 45 Min.

1 Tasse Naturreis • 1 Knoblauchzehe • 1 EL Olivenöl • 2 Tassen Gemüsebrühe • 2 EL Tomatenmark • 2 Tomaten • 1 Kohlrabi • ½ Stange Lauch • 50 g TK-Erbsen • Salz • schwarzer Pfeffer • Paprikapulver • 2 EL Basilikum, gehackt

- Reis zweimal waschen und abtropfen lassen. Knoblauch hacken. Öl in einem Topf erhitzen. Knoblauch darin andünsten. Reis zugeben und unter Rühren kurz mitdünsten.

- Brühe und Tomatenmark zugeben, bei starker Hitze zugedeckt zum Kochen bringen. Dann Temperatur herunterregeln, 20 Min. sanft köcheln lassen.

- Tomaten vierteln, Kohlrabi fein würfeln, Lauch in Ringe schneiden.

- Vorbereitetes Gemüse zum Reis geben. Etwas Wasser zufügen, kräftig mit Salz, Pfeffer und Paprikapulver würzen und weitere 15–20 Min. zugedeckt köcheln lassen.

- Erbsen für die letzten 5 Min. zufügen.

- Reistopf nochmals abschmecken und auf Tellern anrichten. Gehacktes Basilikum daraufstreuen.

Wirsing-Sesam-Pfanne mit Pilzen

Für 2 Personen
ca. 45 Min.

1 Knoblauchzehe • 1 Stück Ingwer (etwa nussgroß) • 400 g Wirsing • 2 EL Olivenöl • 200 g rosa Champignons • 2 EL Sesammus (Tahini) • 2 EL Sahne oder Pflanzensahne • 400 ml Gemüsebrühe • Salz • Pfeffer • gemahlener Anis • 1–2 EL Sesamöl • 1 EL Sesam • ½ Bund glatte Petersilie

- Knoblauch und Ingwer hacken. Wirsing in feine Streifen schneiden.
- Olivenöl in einer Pfanne erhitzen, Knoblauch und Ingwer darin andünsten. Wirsing zugeben und unter Rühren ca. 5 Min. rundherum leicht anrösten.
- Champignons würfeln. Sesammus, Sahne und ein wenig Gemüsebrühe glatt verquirlen. Restliche Brühe zum Wirsing geben. Mit Salz, Pfeffer und Anis würzen. Zugedeckt in ca. 15 Min. weichdünsten.
- In einer zweiten Pfanne das Sesamöl erhitzen. Pilzwürfel darin unter Rühren 10 Min. braten. Nach 5 Min. den Sesam zugeben. Pilze mit Salz und Pfeffer würzen.
- Petersilie in Streifen schneiden. Sesam-Sahne-Mix über den Wirsing geben, nochmals bei offenem Deckel ca. 5 Min. köcheln lassen. Nach Belieben abschmecken.
- Wirsing auf einem Teller anrichten. Petersilie unter die Pilze mischen und den Pilz-Mix auf den Wirsing geben.

Rote Linsen-Nudeln aus dem Wok

Für 2 Personen
ca. 40 Min.

1 kleine Aubergine • 1 Kugel Rote Bete • 1 rote Zwiebel • 4 Tomaten • 3 EL Olivenöl • 500 ml Gemüsebrühe • 2 EL Balsam- oder Rotweinessig • schwarzer Pfeffer aus der Mühle • ¼ TL gemahlener Anis • ¼ TL Piment • 120 g rote Linsen-Nudeln (z. B. Spirelli) • 1 Handvoll Rucola

- Aubergine grob würfeln. Rote Bete und Zwiebel fein würfeln. Tomaten vierteln.
- Öl in einem Wok oder einer großen Pfanne erhitzen. Aubergine, Zwiebel und Rote Bete darin andünsten. 10 Min. unter häufigem Rühren von allen Seiten leicht anrösten.
- Mit der Brühe ablöschen.
- Essig, Gewürze und Nudeln zugeben. Zugedeckt 10–12 Min. garen, bis die Nudeln den richtigen Biss haben. Zwischendurch 1–2-mal durchrühren. Etwas Wasser zugeben, falls nötig.
- Rucola waschen, trockenschütteln und verlesen. Nudeln auf Teller verteilen und den Rucola darauf anrichten.

»» Rote Linsen-Nudeln aus dem Wok

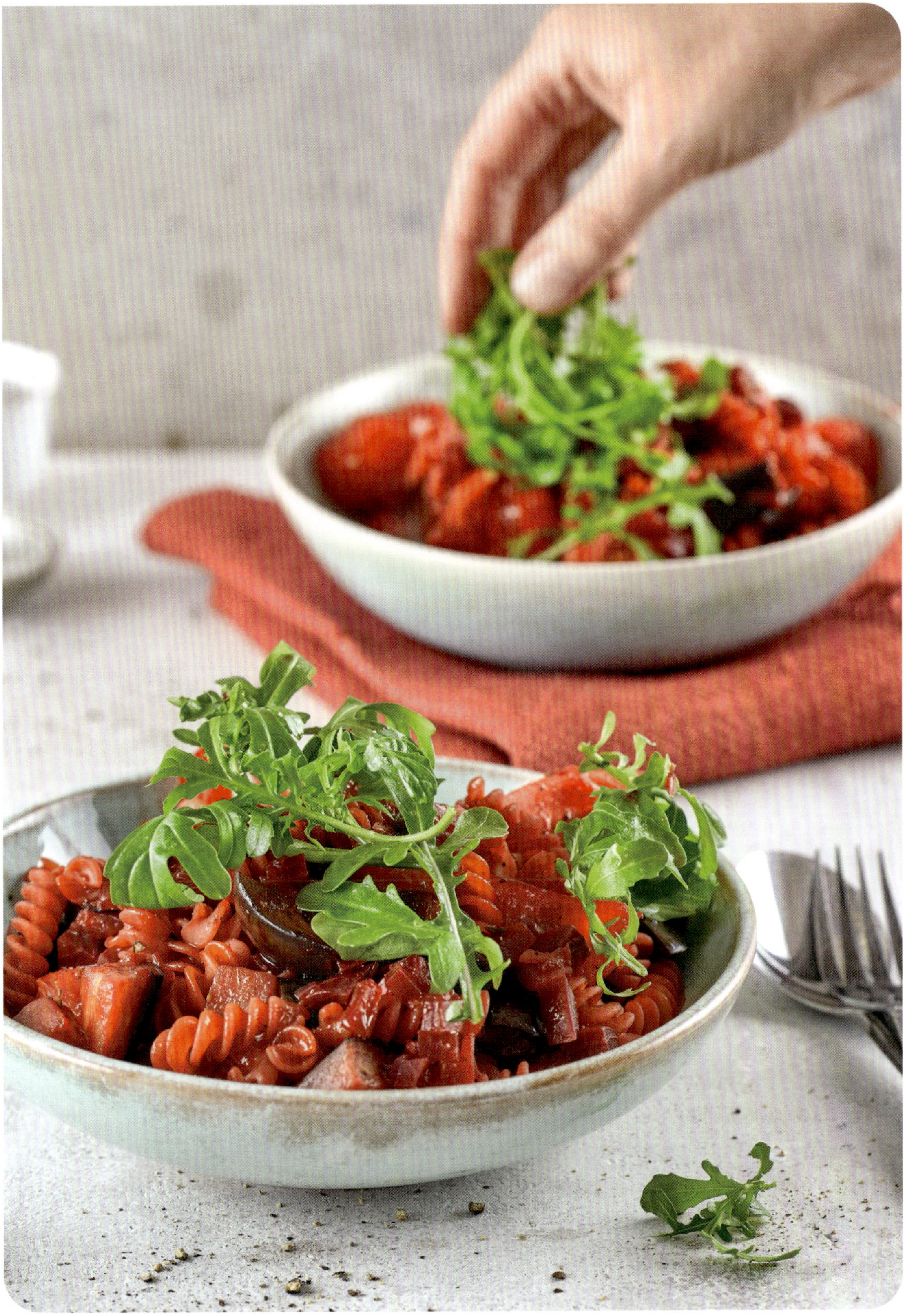

Fruchtiger Hirse-Kokos-Auflauf

Für 1 Auflaufform (ca. 4 Portionen)
ca. 20 Min. plus 35 Min. Backzeit

150 g Hirse • Salz • 4–5 Pflaumen (ca. 300 g) • etwas Kokosfett • Zimt • 1 TL Zitronensaft • 2 EL Ahornsirup • 1 Dose Kokosmilch (bio) • 2 EL ungeschwefelte Rosinen oder Sultaninen (bio) • 2 EL gemahlene Mandeln • 1 EL Kokosraspel

- Hirse in einem Sieb abspülen, mit der doppelten Menge leicht gesalzenem Wasser zum Kochen bringen, 3–4 Min. köcheln lassen. Dann Herd abstellen und die Hirse ca. 10 Min. ausquellen lassen. Backofen auf 200 Grad vorheizen.

- Eine Auflauf- oder Tarteform mit Kokosöl leicht einfetten. Pflaumen in Spalten schneiden und in die Auflaufform geben, mit Zimt bestäuben. Dann mit Zitronensaft und 1 EL Ahornsirup beträufeln.

- Hirse leicht abkühlen lassen. In einer Schüssel mit den festen Bestandteilen der Kokosmilch, ½ TL Zimt, Mandeln und Rosinen verrühren.

- Hirsemasse auf den Pflaumen glattstreichen. Mit Kokosraspeln bestreuen. 1 EL Ahornsirup gitterförmig auf dem Auflauf verteilen.

- Auflauf auf das Gitter stellen und 30 Min. backen. Dann für 5 Min. den Grill zuschalten und knusprig zu Ende backen.

Vermicelli mit Asia-Gemüse

Für 2 Personen
ca. 25 Min.

50 g Vermicelli (»Glasnudeln«, aus Mungbohnen) • 1 Stück Ingwer • 1 Knoblauchzehe • 2 Frühlingszwiebeln • 1 kleine Zucchini • 2 Handvoll Spinat • ½ Mango • 1 EL Olivenöl • ½ Dose Kokosmilch • Kräutersalz • Chiliflocken • 1 EL Limettensaft • 1 EL Erdnüsse • 2 EL Koriander, gehackt • Limettenspalten

- Glasnudeln mit kochendem Wasser übergießen, 5 Min. ziehen lassen. Dann abtropfen lassen und mit der Schere in mundgerechte Stücke schneiden.

- Mangofruchtfleisch würfeln.

- Ingwer und Knoblauch fein hacken. Frühlingszwiebeln in Röllchen und Zucchini in Stifte schneiden. Spinat verlesen, putzen und grob hacken.

- Öl in einer großen Pfanne erhitzen. Zuerst Knoblauch und Ingwer darin anschwitzen. Dann Zucchini und Frühlingszwiebeln zugeben und unter Rühren kurz anbraten. Spinat zufügen und 3 Min. mitgaren.

- Mit der Kokosmilch ablöschen, mit Kräutersalz, Chili und Limettensaft abschmecken. Mango, Erdnüsse und Koriander zufügen und zugedeckt weitere 3 Min. garen.

- Auf tiefen Tellern anrichten und mit Limettenspalten garnieren.

» Fruchtiger Hirse-Kokos-Auflauf

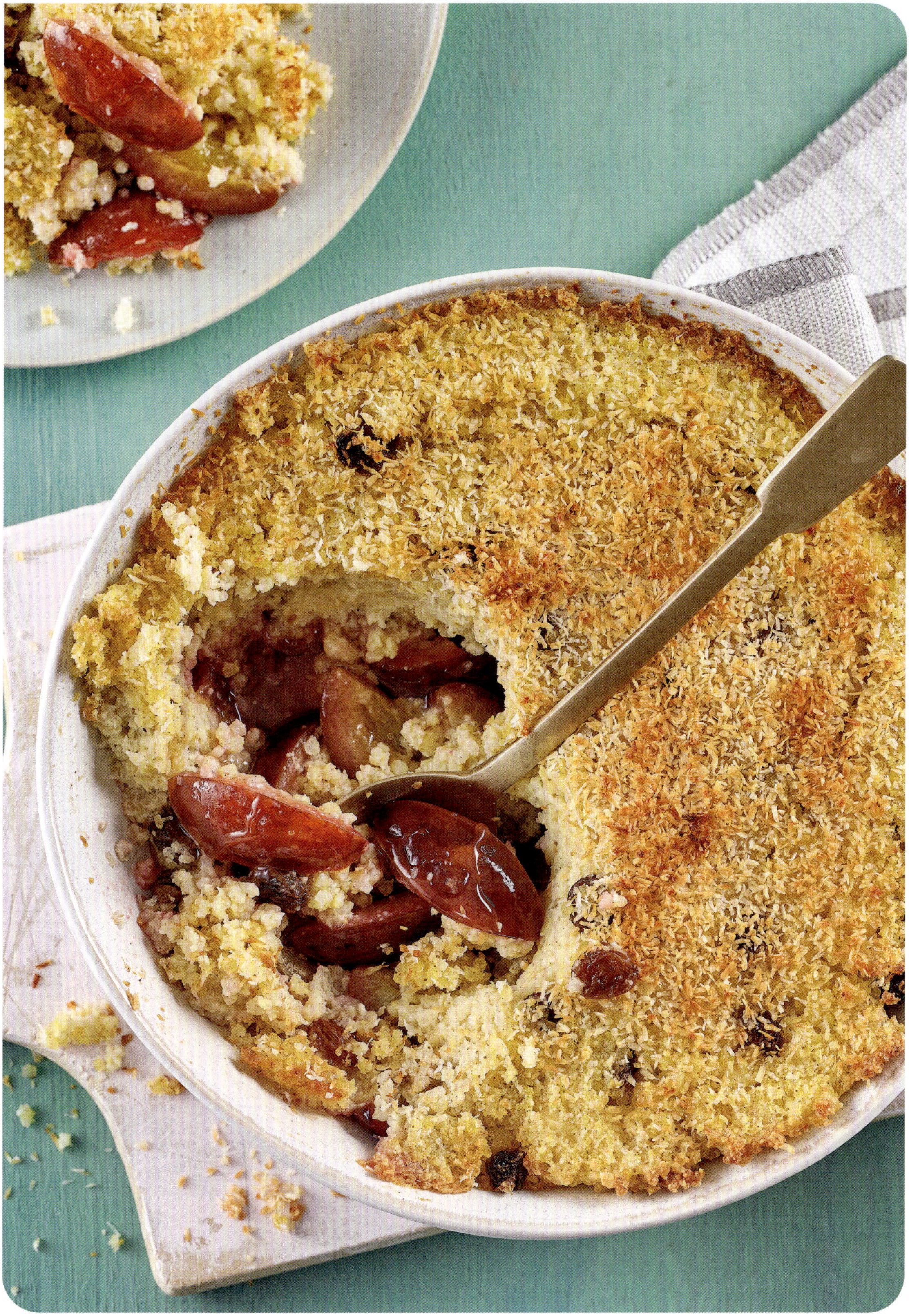

Hilfe aus der Naturheilkunde

Hier haben wir Präparate aus der naturheilkundlichen Therapie zusammengefasst. Dazu gehören homöopathische und pflanzliche Mittel (Phytotherapeutika) sowie Nahrungsergänzungsmittel.

Die Empfehlungen resultieren aus jahrelanger Praxiserfahrung. Damit Sie sie besser umsetzen können, geben wir ganz konkrete Beispiele. Zunächst werden Substanzen sortiert nach den häufigsten Krankmachern aufgelistet, am Ende finden Sie eine Tabelle mit Substanzen sortiert nach den häufigsten Symptomen.

Wichtiger Hinweis: Wenn Sie unsicher sind, lassen Sie sich von Ihrem Therapeuten oder in der Apotheke beraten.

Bei Schwermetallbelastung und chronischer Vergiftung

Schadstoffbindende Präparate: Schwermetalle und andere Fremdgifte müssen in der Leber an Gallensäuren gebunden und dann über den Darm ausgeschieden werden. Es gibt Mittel, die Schwermetalle und andere Gifte (v.a. nahrungsmittelbedingte Gifte) bereits im Darm binden bzw. abfangen.

- Huminsäure: Diese natürliche Pflanzensubstanz bindet schon im Darm belastende Stoffe (z.B. Schwermetalle), bevor sie überhaupt in den Körper übergehen. Beispiel: Activomin 3 × 2 Kapseln täglich – jeweils vor oder zu den Mahlzeiten, nach 14 Tagen verringern auf 3 × 1 Kapsel.
- Siliziumverbindungen: Sie besitzen eine Porenstruktur, die Schwermetalle und andere Schadstoffe binden kann. Beispiel: Enterosgel täglich 1 EL abends.

Und zur Ergänzung:

- Chlorella: Die Süßwasseralge hat sich zur Nachbehandlung nach einer Entgiftung bewährt. Achten Sie auf schadstoffgeprüfte Qualität. Beispiel: Chlorella Kapseln von Ralf Moll, 3 × 4 Presslinge.
- Pflanzliche Aminosäuren: Sie sind für die zweite Phase der Leberentgiftung zwingend notwendig. Inklusive der täglichen Ernährung sollten Sie auf eine Gesamtmenge von 1,5 Gramm pro Kilogramm Körpergewicht kommen (Beispiel: eine 60 kg schwere Person sollte über den Tag

verteilt 90 g Eiweiß zuführen). Wichtig: Keine tierischen Quellen wie Fleisch, Wurst oder Milchprodukte. Essen Sie stattdessen Nüsse, Hülsenfrüchte, Sojaprodukte (wie Tofu, aber keine stark verarbeiteten Produkte wie texturiertes Soja) und glutenfreie Getreide. Sollten Sie damit Ihren Bedarf nicht decken können (was sehr selten vorkommt!), nehmen Sie zur Ergänzung Eiweißpresslinge oder Eiweißpulver ohne Milcheiweiß. Beispiele: My Amino Presslinge, Bio Pro von Supz Nutrition oder Sunwarrior Eiweißpulver.

Membrantherapeutika: Diese Mittel wirken (unspezifisch) auf nahezu alle Zellmembranen, lassen diese flexibler werden und verbessern über diesen Weg gestörte Stoffwechselprozesse.

- Phosphatidylcholin (PC): Der auch als Lezithin bekannte Fettbegleitstoff ist ein Baustein jeder einzelnen Zellmembran und baut die Myelinschicht (Schutzhülle um die Nerven) wieder neu auf. Beispiel: PC Liquid von Bio Body, 1–3 TL täglich.
- Alpha-Lipon-Säure: Eine bindungsaktive schwefelhaltige Fettsäure, die sich an Aluminiumsalze bindet und diese ausscheidungsfähig macht. Zudem unterstützt sie Leber und Nervenzellen dabei, sich von Giften zu befreien. Die Fettsäure spielt als Coenzym in den Mitochondrien eine wichtige Rolle für den Energiestoffwechsel. Bei einer Entgiftungsmaßnahme ist sie vor allem sinnvoll, wenn das Nervensystem geschädigt ist. Sogenannte polyneuropathische Veränderungen äußern sich durch Kribbeln, Brennen oder Taubheitsgefühle zum Beispiel in den Gliedmaßen. Alpha-Lipon-Säure wirkt besonders im Gehirn entgiftend, da sie in der Lage ist, die Blut-Hirn-Schranke zu überwinden. Beispiel: Thiogamma oral 600, 3 x täglich 1 Tablette.
- Coenzym Q10: In aktivierter Form (Ubiquinol) unterstützt es die Lebertätigkeit und hilft, Nerven-Netzwerke zu reparieren. Auch an der Bildung der Myelinschicht ist es beteiligt. Beispiel: QuinoMit Q10 von Dr. Enzmann, 1–5 Hübe täglich.

Lebertherapeutika: Die Leber ist das wichtigste Entgiftungsorgan. Löwenzahn und vor allem Mariendistel unterstützen sie optimal. Beide Mittel unterstützen gleichzeitig die Verdauung und helfen gegen übermäßige Blähungen. Geeignete Mittel sind:

- Urtinktur Taraxacum Comp (Löwenzahn) von Ceres, 3 x täglich 5 Tropfen einspeicheln und schlucken.
- Urtinktur Carduus Marianus (Mariendistel) von Ceres, 3 x täglich 5 Tropfen, gut einspeicheln und schlucken.
- Mariendistel von Ralf Moll (3 × 1–2 Kapseln täglich)
- Sylimarin Loges (3 × 1 Kapsel täglich)

Gallentherapeutika: Manchmal braucht auch die Galle (eine Flüssigkeit zur Fettverdauung) ein wenig Unterstützung, um besser zu arbeiten. Sie merken das, wenn Sie schnell an einem unangenehmen Völlegefühl leiden. Hier helfen Extrakte aus Artischockenblättern oder das homöopathische Wermut-Mittel Absinthum, z. B. als Urtinktur von Ceres (3 × 5 Tropfen), mit wohltuender Wirkung auf den Verdauungstrakt.

Nierentherapeutika: Damit die Niere ihre Arbeit besser machen und wasserlösliche Stoffe effektiv aus dem Körper schwemmen kann, können pflanzliche Mittel (Nierentherapeutika) helfen. Die bekannteste Pflanze dafür ist die Goldrute (z. B. Solidago-Comp. von Ceres, 3 x täglich 5 Tropfen gut einspeicheln und schlucken). Alternativ trinken Sie über ein paar Wochen 2–3 Tassen Goldrutentee täglich.

Lymphtherapeutika: Wenn Sie merken, dass Sie zu Wasseransammlungen neigen, sollten Sie Ihr Lymphsystem unterstützen. Die folgenden Mittel helfen, die Lymphe wieder in Fluss zu bringen: Lymphomyosot von Heel (3 × 20 Topfen in einem Glas Wasser, schluckweise), oder Lymphdiaral Tropfen von Pascoe (1–3 × 5 Tropfen täglich).

Basenmittel: Ist das Milieu des Bindegewebes übersäuert, können Stoffwechselprodukte nicht so gut ausgeleitet werden. Deshalb sind Basenmittel eine sinnvolle Ergänzung. Hier einige geeignete Mittel:

- Basenkomplex mit Citraten, enthält eine ausgewogene Mischung von organischen und anorganischen Verbindungen (von Ralf Moll, 2 Kapseln täglich zu den Mahlzeiten)
- Präparate mit Rechtsdrehender Milchsäure, z. B. RMS (von Städtgen, 1–3 × 20 Tropfen)
- Rechtsregulat von Dr. Niedermaier (morgens und abends 10 ml im Mund einspeicheln, dann schlucken)
- Basencitrate nach Keil (3 × 1 Messlöffel täglich) oder Dr. Jacobs Basentabletten (3 × 4 täglich). (Diese beiden Präparate enthalten die wichtigsten basischen Mineralstoffe in sehr guter Verfügbarkeit und sind frei von unnötigen Füllstoffen.)

Antioxidanzien: Sie unterstützen die Ausleitungstherapie. Antioxidanzien schützen die Zellen vor dem Angriff freier Radikale, die während der Entgiftung vermehrt entstehen. Empfehlenswert: Vitalkomplex (von Dr. Wolz). Nur 20 ml des flüssigen Extrakts (das frei von Konservierungsstoffen ist) enthalten die bioaktiven Stoffe aus ca. 800 g Gemüse, Obst und Heilpflanzen in hochkonzentrierter Form.

Bei Darmfunktionsstörungen und Unverträglichkeiten

Probiotika: Hier haben sich hochdosierte Präparate mit Mikroorganismen bewährt. Probiotika dienen der Symbioselenkung, das heißt, sie verändern die Zusammensetzung der Darmflora auf günstige Weise und sorgen für mehr Vielfalt in der Bakterienkultur. Ein fitter Darm schützt die Zellen besser vor schädigenden Fremdstoffen. Beispiel: Pro EM San (von Tisso) mit 31 verschiedenen Bakterienkulturen und Pflanzenauszügen 1 x täglich 30 ml, am besten morgens 1–2 Stunden vor der ersten Mahlzeit.

Präbiotika: Auch Ballaststoffe kann man in Form von Nahrungsergänzungsmitteln zu sich nehmen. Es eignen sich Präparate mit Flohsamenschalen, Guarkernmehl, Inulin oder Frukto-Oligosacchariden. Bei allen diesen Wirkstoffen sollten Sie mit einer niedrigen Dosis beginnen und nur langsam erhöhen, um den Darm daran zu gewöhnen. Beispiel: Pro Präbioma von Tisso; 2 × 5 mg; enthält verschiedene Ballaststoffquellen, die gut aufeinander abgestimmt sind.

Alternativ ein Kombinationspräparat mit Pro- und Präbiotika, zum Beispiel: Pro Basan Complete (von Tisso; 2 g abends vor dem Schlafengehen in Wasser aufgelöst).

Wichtig: Pro- und Präbiotika sollten Sie mindestens 3–6 Monate einnehmen.

Polyphenole: Kombinieren Sie Probiotika mit Kräuter-, Pilz- und Fruchtextrakten – sie wirken darmberuhigend, antientzündlich und verdauungsfördernd. Das beruht auf den enthaltenen Polyphenolen. Sie gehören zu der großen Gruppe der gesundheitsfördernden sekundären Pflanzenstoffe. Besonders günstig: Auszüge aus Ananas, Angelikawurzel, Anis, Basilikum, Fenchel, Kamille, Grüntee, Hagebutte, Ingwer, Holunder, Olivenblätter, Oregano, Pfefferminze, Rosmarin, Süßholz, Salbei, Thymian, Traubenkernextrakt. Empfehlenswertes Komplexmittel: MucosaPlex (von Nicopur; 2 × 1 Kapsel täglich). Das Nahrungsergänzungsmittel enthält Grüntee- und Kamillenextrakt und hat einen hohen Betacarotin-Anteil.

Pflanzenextrakte: Zur Beruhigung der Darmschleimhaut haben sich bestimmte Pflanzenextrakte bewährt. Etwa Myrrhe, Kamille, Grüntee, Curcumin (z. B. Myrrhinil Intest mit Myrrhe, Kamille und Kaffeekohle; 3 × 4 Tabletten täglich).

Aminosäuren: Die Eiweißbausteine sind elementar wichtig für die Regeneration des Darmes. Besonders hervorzuheben sind folgende:

- L-Glutamin (mindestens 1500 mg täglich)
- L-Lysin (2 × 400 mg täglich)
- L-Prolin (2 × 500 mg täglich)
- L-Carnosin (1000 mg täglich)
- Leucin, Isoleucin, Valin (je ca. 14 mg/kg Körpergewicht).

Alternativ können Sie pflanzliche Eiweißpresslinge oder Pulver verwenden, zum Beispiel: My Amino Presslinge, Bio Pro von Supznutrition oder Sunwarrior Eiweißpulver.

Auch die Chlorella-Alge ist ein guter Lieferant hochwertiger Eiweißbausteine in einer Form, die der Körper gut aufnehmen kann. Beispiel: Chlorella-Algen von Ralf Moll; 3 × 4 Presslinge.

Mineralstoffe/Spurenelemente: Auch eine Auswahl von Mineralstoffen kann therapeutisch eingesetzt werden, um die Darmschleimhaut zu stabilisieren und das im Darm ansässige Immunsystem zu unterstützen. Hier wäre vorher eine Vollblutanalyse sinnvoll. Selen (täglich 150–300 µg, als Natriumselenit); Zink (täglich 20–40 mg, als Zinkorotat); Chrom (50–200 µg täglich); Mangan (1–4 mg täglich); Molybdän (50–250 µg täglich); Kupfer (0,5–2 mg täglich); Jod (100–200 µg täglich); Magnesium (600 mg täglich; als Magnesiumcitrat).

Empfehlenswerte Kombinations-Präparate sind:

- Mineral 650a (von Pure Encapsulations; Mineralstoffkomplex; 3 × 1 Kapsel täglich)
- Premium Minerale (von Mitocare; Mineralstoffkomplex mit Vitamin C, D und Pflanzenauszügen; bis zu 2 × 4 Kapseln täglich, 15 Minuten vor den Mahlzeiten)

Vitamine: Neben der täglichen Versorgung mit Vitaminen über die Ernährung kann es sinnvoll sein, die folgenden Vitamine gezielt als Nahrungsergänzung zuzuführen:

- Folsäure als 5-MTHF (Methyltetrahydroxyfolat; z. B. Folate 400 von Pure Encapsulations; 1 Kapsel täglich zu einer Mahlzeit)
- Vitamin C (600–1500 mg täglich)
- Vitamin A (1500–5000 IE täglich; 3000 IE entsprechen 1 mg)
- Vitamin D (2000–20.000 IE täglich; je nach Vitamin-D-Spiegel; Achtung: nur

in Verbindung mit Vitamin K2 -MK7, 100–400 µg täglich).
- Empfehlenswertes Kombinationspräparat: 360 Vital (von MITOcare; Vitamine, Mineralstoffe plus Pflanzenauszüge; 2 × 3 Kapseln täglich).

Enzyme: Das Enzym DAO (Di-Amin-Oxidase) ist notwendig für den Abbau von Histamin. Bei gesunden Menschen steht es ausreichend zur Verfügung. Bei Patienten mit Allergien und Unverträglichkeiten zeigen sich jedoch immer wieder enorme Enzymschwächen (z. B. Daosin von Stada; 1–2 Kapseln vor jeder Mahlzeit). Wichtig: Das Enzym muss circa 15 Minuten vor einer histaminhaltigen Mahlzeit eingenommen werden.

Begleitende Präparate (Entzündungshemmer): Um die Zellmembran zu stabilisieren und ein Gleichgewicht bei den Neurotransmittern zu schaffen, die auch im Darm wichtig sind, können zusätzlich weitere Nahrungsergänzungsmittel gegeben werden. Bewährt haben sich folgende Substanzen:
- Methyl-Sulfonyl-Methan (MSM)
- Methionin (am besten in Form von S-Adenosylmethionin = SAMe)
- Dimethylsulfoxid (DMSO, z. B. von Maison naturelle; Einnahme nur verdünnt; Herstellerangaben beachten)
- DMSA (Dimercaptobernsteinsäure, z. B. von Super Smart; 3 x täglich 1–2 Kapseln)
- Cholin/Phosphatidylcholin (z. B. PC Liquid von Bio Body, 1–3 TL täglich)
- Huminsäuren (z. B. Activomin; 3 × 2 Kapseln täglich – jeweils vor oder zu den Mahlzeiten; nach 14 Tagen verringern auf 3 × 1 Kapsel)
- Siliziumverbindungen (z. B. Enterosgel, täglich 1 EL abends)

Schleimhauttherapeutika: Wenn eine Entzündung der Darmschleimhaut vorliegt, sollte sie mit speziellen Präparaten beruhigt und regeneriert werden. Empfehlenswert: Colibiogen oral (von Laves; 1–3 × 5 ml; 30 Minuten vor der Mahlzeit). Es wirkt sehr gut bei Reizungen und Störungen der Darmbarriere. Zusätzlich Lactoferrin, ein körpereigenes Eiweiß, sozusagen eine Ursubstanz unseres Immunsystems, wichtiger Bestandteil der Muttermilch zum Schutz des Neugeborenen und zur Bildung einer gesunden Darmschleimhaut, wirkt zudem antientzündlich. Das derzeit reinste und beste Mittel gibt es bei Artgerecht (www.artgerecht.com; 3 x täglich 1–2 Kapseln).

Bei Stress

Bei Schlafstörungen

Wir benötigen Melatonin, um zur Ruhe zu kommen. Der normale Weg zur Melatoninbildung verläuft so: Durch proteinreiche (vorzugsweise pflanzliche!) Nahrung nehmen wir die Aminosäure Tryptophan auf, diese wird im Körper in die Aminosäure 5-HTP umgewandelt. Diese wiederum ist eine Vorstufe des Neurotransmitters Serotonin, im allgemeinen Sprachgebrauch als »Glückshormon« bezeichnet. Aus Serotonin entsteht dann letztlich Melatonin. Klingt kompliziert und zeigt, wie störungsanfällig solche Körperprozesse sein können. Fehlt es an der Ausgangssubstanz oder ist der Stoffwechsel irgendwo in der Kette gestört, steht Melatonin nicht ausreichend zur Verfügung. Melatonin ist als Nahrungsergänzungsmittel erhältlich, wir empfehlen jedoch, lieber eine Vorstufe einzunehmen, damit der Körper nicht »verlernt«, den Neurotransmitter selbst zu produzieren. Melatonin sollte nur in Ausnahmefällen (bei Jetlag oder Schichtarbeit) eine Option sein oder wenn die Vorstufen nicht wirken.

5-HTP (5-Hydroxytryptophan): Diese Serotoninvorstufe hat sich in der Praxis sehr gut als Schlafhilfe bewährt. Die Aminosäure wird aus der afrikanischen Schwarzbohne Griffonia simplicifolia gewonnen und wirkt in der Regel sehr schnell. Beginnen Sie mit einer Dosis von 50 mg. Falls die Wirkung nicht innerhalb von 15 Minuten einsetzt, können Sie eine weitere Dosis einnehmen und dies noch einmal wiederholen. Nebenwirkungen wie Schwindel, Übelkeit, Magen-Darm-Beschwerden oder Benommenheit sind jedoch möglich. Testen Sie deshalb zunächst, ob Sie die niedrige Dosis vertragen, bevor Sie eventuell erhöhen (bis auf 200 mg täglich). Empfehlenswerte Mittel: 5-HTP (von Biogena) oder CalmPro (von Neurolab).

L-Tryptophan: Nicht bei allen Patienten wirkt 5-HTP. In diesem Fall sollten Sie es mit der Vorstufe L-Tryptophan versuchen. Wir empfehlen eine Dosis von 500 bis 5000 mg täglich. Beginnen Sie wieder mit der niedrigsten Dosis und steigern Sie diese bei guter Verträglichkeit. Empfehlenswerte Mittel: TryptoPlus (von Neurolab; 2 x täglich 1 Kapsel, mittags oder abends).

Johanniskraut: Wenn Sie unter einer Schilddrüsenfehlfunktion leiden, sind die Aminosäuren 5-HTP und L-Tryptophan für Sie nicht optimal. Versuchen Sie es dann lieber mit dem serotoninfördernden Johanniskraut, am besten als Urtinktur von Ceres. Dann genügen 5 Tropfen am Abend. Auch empfehlenswert: Johanniskraut Presssaft von Schoeneberger (1 Messbecher am Abend), oder Neurapas Balance von Pascoe mit Johanniskrautextrakt, Baldrian und Passionsblumenextrakt (3 × 2 Tabletten täglich).

Bei Unruhe

Wenn nicht Schlaflosigkeit, sondern Unruhe und nervliche Überlastung das Problem sind, sollten Sie es mit den folgenden Hilfsmitteln versuchen. Sie wirken in erster Linie dämpfend auf die Stresshormone Cortisol und Adrenalin. Es handelt sich um Phytotherapeutika (pflanzliche Substanzen) oder im Fall von GABA wiederum um eine Aminosäure, die natürlicherweise im Körper vorkommt. Sie können die Präparate einzeln oder in Kombination einsetzen.

Ashwaganda (Withania somnifera): Das buschige, bis zu einen Meter hohe Kraut, das auch Schlafbeere genannt wird, bildet physalisähnliche Früchte. Kommerziell wird die Pflanze vor allem in Indien, Pakistan und Afghanistan angebaut. Ihre Wurzel gilt als wichtiges Heilmittel im Ayurveda. Nicht umsonst bezeichnet man sie auch als indischen Ginseng. Getrocknet und gemahlen wirkt sie beruhigend und schlaffördernd, aber auch konzentrationsfördernd. Ashwaganda zählt zu den sogenannten adaptogenen Pflanzen, die derzeit in aller Munde sind. Darunter versteht man Gewächse, die dem Organismus helfen, sich erhöhten Anforderungen anzupassen. Hier ist es die Stoffgruppe der Withanolide, die dem Inhaltsstoff von Ginseng ähnlich sind und Ashwaganda zu einer Heilpflanze machen. Bewährt hat sich ein Adaptogen-Komplexmittel mit Astragalus, Rosenwurz (siehe nächster Punkt), American Ginseng, Schisandra. Empfehlenswert: Adrenal von Nutramedix (2-mal täglich 15–20 Tropfen in Wasser aufgelöst).

Rosenwurz (Rhodiola Rosea): Gehört zu den adaptogenen Pflanzen und findet seit Jahrhunderten Anwendung in der russisch-skandinavischen Naturheilkunde sowie in der Traditionellen Chinesischen Medizin. Hat sich als Anti-Stress-Mittel bewährt, denn es senkt die Cortisol-Ausschüttung und sorgt gleichzeitig dafür, dass Stress besser kompensiert werden kann. Die Wirkung schreibt man den Antioxidanzien Salidrosid und Tyrosol sowie den Pflanzenstoffen Rosin, Rosavin und Rosarin zu. Auch hier verwendet man die Wurzeln. Empfehlenswertes Mittel: Adrenal von Nutramedix (2-mal täglich 15–20 Tropfen in Wasser aufgelöst).

GABA (Gamma-Amino-Buttersäure): Dieser Neurotransmitter dämpft die Ausschüttung von Stresshormonen, hemmt die Synapsen, beruhigt und entspannt den ganzen Körper. Besonders bei erschöpfungsbezogenen Symptomen ist es das Mittel der Wahl. Testen Sie eine Anfangsdosis von 100 mg. Erhöhen Sie nur bei entsprechendem Bedarf auf bis zu 3-mal täglich 200 mg (z. B. GABA pur von Neurolab; die Hauptdosis sollte abends eingenommen werden). Aber Vorsicht: Zu viel GABA kann ins Gegenteil umschlagen und wirkt dann anregend. GABA können Sie parallel mit schlaffördernden Substanzen wie L-Tryptophan oder 5-HTP einnehmen, da es einen völlig anderen Wirkmechanismus hat. GABA senkt den Blutdruck, ist daher bei niedrigem Blutdruck nicht empfehlenswert.

Passionsblumenextrakt: Wer ein pflanzliches Mittel bevorzugt, kann es alternativ mit Passionsblumenextrakt versuchen. Dieses Phytotherapeutikum wirkt auf die GABA-Rezeptoren und hat eine vergleichbare Wirkung wie GABA selbst. Beispiel: Pascoflair von Pascoe; bis zu 3 × 1 Tabletten täglich.

Magnesium: Der Mineralstoff wird bei Stress verstärkt verbraucht, es kann also leicht zu einer Unterversorgung kommen. Magnesium wirkt zudem beruhigend. Nehmen Sie es bevorzugt vor dem Schlafen. Die Dosis darf ruhig etwas höher sein (3 × 400 mg täglich). Wenn es zu Durchfällen kommt, unbedingt Dosis reduzieren. Magnesium am besten als Magnesium-Citrat einnehmen. Dann ist es am besten verwertbar.

Ergänzende Therapie: Taurin (100 mg täglich), L-Glutamin (500–1500 mg täglich), Glycin (400 mg täglich), Cholin/Phosphatidylcholin (200–500 mg täglich), Methylfolat (25–50 ug täglich), Melatonin (1–2 mg täglich), EPA/DHA aus Algen- oder Krillöl (1–10 g täglich), phosphoryliertes Serin/Ethanolamin (1000 mg täglich, bei erhöhtem Cortisolspiegel abends), Lavendelextrakt (z. B. Lasea). Dieser Lavendelextrakt wirkt auf die gleichen Rezeptoren wie die Wirkstoffgruppe der Benzodiazepine (Valium), die oft als Schlaf- und Beruhigungsmittel eingesetzt werden, aber viele Nebenwirkungen haben und sehr schnell zur Abhängigkeit führen. Lavendel ist hier eine gute Alternative. Empfehlenswerte Komplexmittel: GABA Max oder GABA Night (beides von Neurolab, 2 Kapseln täglich nachmittags oder abends).

Bei Antriebslosigkeit und Stimmungsschwankungen

Wenn Selbstbewusstsein, Tatkraft und Glücksgefühle fehlen und eine depressive Grundstimmung im Vordergrund steht, dann liegt vermutlich eher ein Mangel an den sogenannten Glücks- und Erfolgshormonen vor. Wichtig: Bei allen Fehlfunktionen von Nerven- und Hormonsystem benötigen die Mitochondrien eine zusätzliche Basisversorgung.

Serotoninsteigerung: 5-HTP (50–200 mg täglich; siehe »Bei Schlafstörungen«, Seite 164), N-Acetylcystein (150 mg täglich), Taurin (150 mg täglich), Magnesium (400–800 mg täglich), Vitamin C (1500 mg täglich), Vitamin B_6 (als Pyridoxal-5-Phosphat 25 mg täglich), Zink (20–40 mg täglich), Folsäure (als 5-MTHF 25 µg täglich), Vitamin B_{12} (als Adenosylcobalamin und Methylcobalamin jeweils 100–1000 µg täglich), S-Adenosylmethionin (SAM-e 200–1600 mg täglich), Omega-3-Fettsäuren EPA und DHA (1–10 g täglich), Vitamin D 3 (2000–20.000 IE täglich). Empfehlenswertes Kombinationspräparat: Balance D (von Neurolab; 2 Kapseln täglich).

Dopaminsteigerung: S-Adenosylmethionin (SAM-e 600–1600 mg täglich), L-Tyrosin (100–200 mg täglich), Mucuna Pruriens Extrakt (125 mg täglich), Süssholzwurzelextrakt (400 mg bis zu 8 mg täglich), Ginseng Extrakt (100–200 mg täglich). Empfehlenswertes Kombinationspräparat: AdrePlus (von Neurolab, 2 Kapseln täglich).

Basisversorgung: Die Basisversorgung ist unser Herzstück. Es handelt sich um Vitamine, Mineralstoffe, kleinste Eiweißbausteine, wichtige Fettsäuren und sekundäre Pflanzenstoffe als Einzelsubstanzen. Diese können nach Bedarf eingesetzt werden, oder als Stoffgruppe über einen Zeitraum von 5–6 Wochen. Über Ihren individuellen Bedarf sollten Sie sich von einem fachkundigen Therapeuten beraten lassen. Oder Sie greifen auf ein Kombinationspräparat zurück (Empfehlungen: siehe unten).

Alpha-Liponsäure (450 mg täglich), Biotin (135 mg täglich), Bromelain (10 mg täglich), Chrom (60 µg täglich), Coenzym Q10 (5 mg täglich), Curcuma (Curcumin, 500 mg täglich), Folsäure (als Methylfolat, 400–1000 µg täglich), L-Carnitin (30 mg täglich), L-Glutathion (135 mg täglich), Taurin (60 mg täglich), Mangan (2 mg täglich), Orotsäure (22 mg täglich), Pangamsäure (20 mg täglich), Selen (50–300 µg täglich), OPC (500 mg täglich), Vitamin B_1 (10–100 mg täglich), Vitamin B_2 (10–50 mg täglich), Vitamin B_3 (20–3000 mg täglich), Vitamin B_5 (10–1000 mg täglich), Vitamin B_6 (aktiviert als Pyridoxal-5-Phosphat, 10–100 mg täglich), Vitamin B_{12} (als Methylcobalamin 100–1000 µg täglich), Biotin (0,5 mg täglich), Kalium (1–4 g täglich, nicht bei Nierenleiden), Kalzium (500–1000 mg täglich), Bor (1–3 mg täglich), Chrom (50–200 µg täglich), Eisen (10–30 mg täglich, nur bei Eisenmangel), Jod (100–200 µg täglich), Mangan (1–2 mg täglich), Molybdän (75–200 µg täglich), Selen (als Natriumselenit, 70–300 µg täglich, sollte allein eingenommen werden), Zink (20–40 mg täglich), Omega-3-Fettsäuren (DHA und EPA, am besten aus Algen- oder Krillöl, 1–10 g täglich), Coenzym Q10 (als Ubiquinol 30 mg täglich), Acetyl-Cystein (0,5–2 g täglich).

Bewährt haben sich folgende Kombinationsmittel: Auch ohne Arzt oder Therapeuten können Sie ganz einfach mit folgenden Präparaten eine hohe Wirkstoffversorgung erreichen: Mineral 650a (von Pure Encapsulations; 3 × 1 Kapsel täglich), 360 Vital (von MITOcare; 2 × 3 Kapseln täglich) oder Pro Dialvit 44 (von Tisso; 2 × 5 Kapseln täglich). Zusätzlich eines der folgenden: Pro Sirtusan (von Tisso; 2 × 1 Kapsel täglich), Vitalkomplex (von Dr. Wolz; 1 × 20 ml täglich), oder das Nährstoffkonzentrat La Vita (1–2 EL täglich).

Schnelle Hilfe gegen die wichtigsten Symptome von A bis Z

Symptom	Was/Wie viel?	Wie lange?	Wirkung
Allergien	Probiotikum Pro EM San (1 x täglich 30 ml) oder Pro EM San pur (3 × 10 ml oder 1 × 30 ml täglich)	3–6 Monate	Verbessert die Zusammensetzung der Darmbakterien, stärkt und reguliert das Immunsystem
Antriebslosigkeit	S-Adenosylmethionin (SAM-e 600–1600 mg täglich); L-Tyrosin (2 x täglich 400 mg)	Mindestens 4–6 Wochen	Reguliert den Neurotransmitter-Stoffwechsel, fördert die Dopaminbildung; Wichtig für die Bildung des Schilddrüsenhormons T_4
Blähungen	Polyphenole aus Anis, Basilikum, Fenchel, Kamille (2 x täglich); auch als Tee	Nach Bedarf	Beruhigt den Darm, verhindert Gasbildung
Darmträgheit	Darm-Aktiv Pulver von Dr. Wolz (1–3 Messlöffel täglich); Magnesiumcitrat (Dosis steigern, bis zur gewünschten Wirkung); Flosalin (Flohsamenschalen mit Inulin; 2 x täglich 1 EL)	6 Monate	Aktiviert die Darmmuskulatur, verbessert die Stuhlkonsistenz
Depressive Verstimmung	5-HTP (50–200 mg täglich); SAM-e (200–1800 mg täglich); Vitamin D (2000–10000 IE täglich)	Über mehrere Monate, es kann einige Wochen dauern, bis eine Wirkung einsetzt	5-HTP ist eine Vorstufe von Serotonin, trägt zur Hormonbalance bei.
Durchfall	Colibiogen Oral (bis zu 3 x täglich 5 ml), Mutaflor (1–2 Kapseln täglich)	Mindestens 2–3 Monate	Beruhigt die gereizte Darmschleimhaut und baut sie auf
Einschlafstörungen	5-HTP (bis zu 200 mg täglich; Einnahme am Abend); Melatonin (2–20 mg täglich)	Bis zur Besserung	Wirkt innerhalb von 15 Minuten beruhigend
Empfindungsstörungen (Kribbeln, Brennen, Taubheitsgefühle)	Alpha-Lipon-Säure (600 mg täglich); Keltikan Forte (1 Kapsel täglich); Milgamma protect (1 Tablette täglich)	2–3 Monate oder bis zum Nachlassen der Symptome	Schützt die Zellmembran der Nervenzellen, sorgt für Neubildung von Nervenzellen
Infektanfälligkeit	Zelloxygen Immunkomplex (3 × 1 EL täglich)	2–3 Monate	Stärkt das Darm-Immunsystem
Kopfschmerzen	Magnesiumcitrat (bis zu 3 × 400 mg täglich), Hauptdosis am Abend	Regelmäßig, dauerhaft	Wirkt vorbeugend gegen wiederkehrende Kopfschmerzen

Symptom	Was/Wie viel?	Wie lange?	Wirkung
Konzentrations-störungen	Omega-3-Fettsäuren als Öl (1–2 EL täglich); L-Tyrosin (2 x täglich 400 mg); Vinpocetin (15 mg täglich); Cognitex Basics (1 Kapsel täglich)	2–3 Monate	Fördert die Durchblutung im Gehirn, Schutz und Regeneration der Nervenzellen
Müdigkeit	Chlorella Presslinge (3 × 5 täglich); Magnesiumcitrat (500 mg täglich); L-Tyrosin (2 x täglich 400 mg); Q10 (100 mg täglich als Ubiquinol)	2–3 Monate	Stärkt die Mitochondrien, fördert die Energieproduktion
Neurodermitis	Kanne Brottrunk (200 ml täglich, mit warmem Wasser), auch als Umschlag: Colibiogen oral (1–3 x täglich 5 ml); Pro EM san (1 x täglich 30 ml); Enterosgel (1 EL täglich); Activomin (3 x täglich 2 Kapseln)	Regelmäßig, dauerhaft und nach Bedarf	Saniert den Darm, unterstützt und beruhigt das Immunsystem
Schlafstörungen	L-Tryptophan (500 bis 5000 mg täglich), über den Tag verteilt, mit niedriger Dosis beginnen	Bis zur Besserung	Ist als Vorstufe an der Bildung des Schlafhormons Melatonin beteiligt
Sodbrennen	Basenkomplex nach Wahl; grüne Tonerde (morgens 1 TL in Wasser); rechtsdrehende Milchsäure (RMS Städtgen 3 × 40 Tropfen täglich)	Regelmäßig, bei Bedarf	Neutralisiert die Magensäure
Unruhe, Rastlosigkeit	GABA (bis zu 3 x täglich 200 mg), Hauptdosis am Abend	Bis zur Milderung der Symptome	Hemmt die Ausschüttung von Stresshormonen
Verquollenheit, Wasseransammlungen	Lymphomyosot von Heel (3 × 20 Tropfen täglich); Taraxacum Comp, Solidago Comp (beides von Ceres 3 × 5 Tropfen täglich)	Über mehrere Wochen	Verbessert den Lymphfluss, regt die Entgiftung an

Anhang

Nützliche Tipps und Adressen

Ralf-Moll-Fastenseminare:

Fastenwandern mit Ralf Moll: Buchen Sie ein unvergessliches Fastenseminar im Schwarzwald (ganzjährig), in der Toskana oder auf der Kanareninsel La Palma. Sie werden intensiv betreut und fasten je nach Typ mit Suppen, Früchten oder Säften.

Weitere Informationen:
www.typfasten.de
Telefon: 07454/92790
E-Mail: info@typfasten.de
Adresse:
Fastenzentrum Schwarzwald,
Birkhaldenstr. 29,
72172 Sulz am Neckar

Behandlung nach dem 360-Grad-Konzept:

Interessieren Sie sich für eine persönliche Behandlung bei Benjamin Börner? Hier finden Sie weitere Informationen über Behandlungsmethoden, Therapeuten, Anfahrt und vieles mehr:

Internet:
www.boerner-lebenswerk.com
Telefon: 07071/5669786
E-Mail:
info@boerner-lebenswerk.com
Adresse: Börner Lebenswerk – Benjamin Börner
Beim Kupferhammer 9,
72070 Tübingen

Fasten-Shop:

Bestellen Sie schnell und einfach zum Beispiel das Fastenpaket für Einsteiger und nützliche Fastenprodukte von Ralf Moll wie Chlorella-Algen, Mariendistel-Kapseln oder hochwertige Omega-3-Öle.

Internet: www.fasten-shop.de
Infoline: 07454/92790
Bestellfax: 07454/92791

Fasten-Suppen:

Bestellen Sie hier schnell und einfach die Fastensuppen von Ralf Moll.

Internet: www.fastensuppen.de

Kanne Brottrunk:

Alles über das probiotische Getränk erfahren Sie unter www.kanne-brottrunk.de

Mikroökologische Stuhluntersuchungen:

Bestimmungen des Mikrobioms, Stuhldiagnostik, Entzündungs- und Immunparameter.

Infos, Leistungen und Kontakt:
www.enterosan.de
(Labor L+S AG, Enterosan)

Zum Weiterlesen

Ralf Moll: Suppenfasten, TRIAS Verlag, Stuttgart

Ralf Moll: Typgerecht intervallfasten. Dauerhaft entgiften für mehr Fitness und Gesundheit, Südwest, München

Ralf Moll: Individuell entsäuern, Südwest, München

Ralf Moll/Gisela Held: Schlank statt sauer, Südwest, München

Ralf Moll/Gisela Held: Fasten für Berufstätige, Südwest, München

Danksagung

Wir danken unseren Mitarbeitern für ihr außerordentliches Engagement und ihre tatkräftige Unterstützung in unseren Einrichtungen. Unsere besondere Dankbarkeit gilt unseren Frauen Eva und Ines für ihre Inspiration und Liebe. Benjamin Börner dankt seinen Kindern Mira, Bela, Dana und Luna. Gisela Held, Ernährungsberaterin aus Filderstadt und Fastenleiterin bei den Ralf-Moll-Fastenseminaren, gebührt Dank für ihre beratende Mitwirkung an diesem Buch.

Sachregister

A
Abendessen 152
Abwechslung 37
Achtsamkeitsübungen 106
Adenosintriphosphat, siehe ATP 22
Alkohol 102
Allergien 29
Aminosäuren 37
Antibiotika 58
Antioxidanzien 24
Atmungskette 32
ATP 22, 32
Ausscheidung 81
Ayurveda 35

B
Bäder 53
Ballaststoffe 60
Basen 42
Bauchfett 46
BDNF 120
Befindlichkeitsstörungen 30
Bewegung 26
Bio-Produkte 40
Blähungen 59
Blutzucker 94
Blutzuckerspiegel 46
Brot 43
Burnout 28
B-Vitamine 34

C
Chelat-Therapie 52
China-Restaurant-Syndrom 63
Chlorophyll 22, 33
Citrat-Zyklus 32
Coenzym Q 10 35
Cortisol 105

D
Darm 41, 48
Darmflora 30, 48
Darmfunktionsstörungen 57
Darmprobleme 30
Diabetes 30
Docosahexaensäure 36
Dopamin 119
Durchfall 59

E
Eicosapentaensäure 36
Einlauf 83
Eisbergmodell 11
Elektrosmog 71
Endorphine 119
Energie, Grundlagen 22
Energiehaushalt, gestört 28
Energieräuber 50
Energietreppe 20
Entgiftung 81, 112
Entspannungstechniken 109
Entzündungen 41
Ernährung 32
Erschöpfung 10
Erschöpfung, chronische 28
Erschöpfung, Symptome 28
EZ-Wasser 99

F
Fallbeispiel Anna B. 12
Fallbeispiel Charlotte S. 74
Fallbeispiel Samuel N. 72
Fasten 45, 68
Fett 96
Flüssigkeitszufuhr 99
Food-Helden 38
Freie Radikale 24, 35
Frühstück 126

G
GALT 58
Gehmeditation 106
Glückshormon 118
Glutamat 63
Gluten 43, 62

H
Hämoglobin 23
Hauterkrankungen 29
Hormone 68

I
Infusionstherapie 68
Insulin 46, 94
Intervallfasten 45, 93

K
Kaffee 83, 100
Kohlenhydrate 94
Konserven 53
Kopfschmerzen, Fallbeispiel 12
Kosmetikprodukte 56
Kraftlosigkeit 74
Krankmacher 50
Kuhmilch 60

L
Laktose 62
Leaky-Gut-Syndrom 30, 59
Leber 114
Leberwickel 53, 85
Lymphsystem 114

M
Medikamente 64
Melatonin 105
Mikrobiom 30
Milch 60
Mineralstoffe 37
Mitochondrien 23
Mittagessen 138
Möbel 56
Muskeln 25

N
Nährstoffmangel 64
Nahrungsergänzungsmittel 54
Nahrungsmittelunverträglichkeit 62
Nervensystem 68
Nieren 115
Nitrosativer Stress 25

O
Obst 92
Omega-3-Fettsäuren 36, 97
Oxidativer Stress 24, 25
Oxytocin 119

P
Parasympathikus 69
Perfektion 28
Pestizide 40
Pflanzenöle 97
Photosynthese 22
Positiv-Programmierung 123
Powerstoffe 33
Präbiotika 48, 60, 116
Probiotika 48, 60, 116

Q
Q10 35

R
Regeneration 26
Resilienz 70
Resistente Stärke 49
Rohkost 35
Rotationsdiät 64
Runner's High 120

S
Säure-Basen-Einteilung 42
Säure-Basen-Verhältnis 42

Säuren 42
Schadstoffe 54
Schimmel 54
Schimmelpilzgifte 40
Schlaf 107
Schlafstörungen 29
Schwermetallbelastung 50
Schwermetalle 50
Selbsttest 16
Serotonin 118
Sonnenblumenöl 98
Sport 120
Stimmungsschwankungen 30
Stress 29, 68, 104
Stressfaktoren 105
Stressreaktion 70
Suppenfasten 80
Suppentage 46
Sympathikus 69
Symptome 28

T
Tierische Produkte 41
Tonerde 84
Traditionelle Chinesische Medizin, TCM 35
Transfette 98
Trinken 100

U
Übergewicht 30
Unverträglichkeiten 62

V
Vegane Ernährung 90
Veganer 66
Verdauungssystem 30
Vergangenheit 11
Vergiftung, chronische 54
Vitamin B_{12} 66
Vitamin D 68, 121
Vitamine 34
Vorrats-Check 91

W
Wasser 99
Weizen 43
Wohnumfeld 56
Zahnsanierung 52

Z
Zellatmung 23
Zellen 22
Zöliakie 62
Zucker 60, 94
Zufriedenheits-Übung 123
Zusatzstoffe 89

Rezeptregister

A
Abendtee mit Melisse 111
Apfel-Porridge mit Leinöl 61
Artischocken mit grünem Dip 117

B
Blaubeer-Smoothie 67
Blumenkohl-Curry mit Kichererbsen 154
Bunte Minestrone 144
Bunter Quinoa-Salat mit Zitrone 148

C
Carotin-Beauty-Smoothie 129
Chicorée-Mairübchen-Salat mit Cashew 147
Chinakohl-Salat mit Orange 47

E
Enzym-Smoothie mit Papaya 128

F
Früchteteller Variante Sommer 134
Früchteteller Variante Winter 134
Fruchtiger Hirse-Kokos-Auflauf 158

G
Glutenfreie Chia-Brötchen 44
Grüne Kiwi-Kaltschale 136
Grünes Zellwunder mit Avocado 128

K
Kartoffel-Erbsen-Suppe mit Kräutern 143
Kartoffel-Gurken-Salat mit Muskat 146
Kartoffel-Kürbis-Pfanne mit Nussbutter 155
Kartoffel-Stampf mit Avocado-Tomaten-Topping 154
Kichererbsen-Sesam-Suppe mit Zucchini 142
Klassischer Avocado-Dip 148
Kokos-Petersilie-Powerpaste 103
Kürbis-Suppe 140

L
Linsensuppe mit Spinat und Tomate 87

M
Möhren-Kartoffel-Suppe mit Pinienkernen 141

P
Petersilienwurzel-Meerrettich-Streich 150
Popeyes Powersmoothie 27
Powermüsli: die Basismischung 130
Powershot mit Ingwer und Limette 31

R
Reis-Salat mit Fenchel und Orange 146
Reis-Suppe mit Kokos und Datteln 135
Risi-Bisi mit Tomate 155
Rote Linsen-Nudeln aus dem Wok 156
Roter Hummus mit Anis 150
Rotkohl-Pilz-Suppe mit Petersilie 141

S
Sauerkraut-Salat mit Apfel 147
Sellerie-Kurkuma-Suppe mit Curry 144
Steckrüben-Apfel-Creme mit Kokos 142
Süßkartoffel-Feigen-Suppe mit Chili 143

T
Tomatensuppe mit Aprikose und Kokosmilch 140

V
Variante 1
– Knackig-nussiges Birchermüsli 130
Variante 2
– Cremig-feines Mandel-Müsli 132
Variante 3
– Fruchtig-süßes Beerenmüsli 132
Variante 4
– Warmes Kokos-Porridge 133
Variante 5
– Overnight-Müsli mit Chia 133
Vermicelli mit Asia-Gemüse 158

W
Warme Fruchtsuppe mit Granatapfel 136
Wirsing-Sesam-Pfanne mit Pilzen 156
Würzige Hafercreme 135

Bibliografische Information der Deutschen Nationalbibliothek
Die Deutsche Nationalbibliothek verzeichnet diese Publikation in der Deutschen Nationalbibliografie; detaillierte bibliografische Daten sind im Internet über http://dnb.d-nb.de abrufbar.

Programmplanung: Uta Spieldiener
Projektmanagement: Kathrin Hage
Text und Koordination: Dörte Wilke
Redaktion: Isabel Lück
Bildredaktion: Christoph Frick, Caroline Merdian
Umschlaggestaltung und Innen-Layout:
CYCLUS – Visuelle Kommunikation, Stuttgart

Bildnachweis
Umschlagfoto, Bild S. 3, Inhalt und People-Fotos:
Simone Schneider, Stuttgart
Autorenfotos:
www.passion2be.com – Fabian Schmidtke (links);
Uwe S. Meschede (rechts)
Foodfotos: Rogge & Jankovic, Köln;
Bilder S. 131, 138/139, 149: Stefanie Bütow, Hamburg
Bild S. 137: Anke Schütz, Buxtehude
Zeichnung: Grafikbüro Schaaf, Bellheim
Die abgebildeten Personen haben in keiner Weise etwas mit dem Thema zu tun.

1. Auflage 2021

TRIAS in Georg Thieme Verlag KG
Rüdigerstraße 14, 70469 Stuttgart, Germany
www.trias-verlag.de

Printed in Germany

Satz: Reemers Publishing Services GmbH, Krefeld
gesetzt in Adobe Indesign CC 2020
Druck: Westermann Druck Zwickau GmbH, Zwickau

Gedruckt auf chlorfrei gebleichtem Papier

ISBN 978-3-432-11256-5
Auch erhältlich als E-Book:
eISBN (ePub) 978-3-432-11257-2

1 2 3 4 5 6

Wichtiger Hinweis: Wie jede Wissenschaft ist die Medizin ständigen Entwicklungen unterworfen. Forschung und klinische Erfahrung erweitern unsere Erkenntnisse. Ganz besonders gilt das für die Behandlung und die medikamentöse Therapie. Bei allen in diesem Werk erwähnten Dosierungen oder Applikationen, bei Rezepten und Übungsanleitungen, bei Empfehlungen und Tipps dürfen Sie darauf vertrauen: Autoren, Herausgeber und Verlag haben große Sorgfalt darauf verwandt, dass diese Angaben dem Wissensstand bei Fertigstellung des Werkes entsprechen. Rezepte werden gekocht und ausprobiert. Übungen und Übungsreihen haben sich in der Praxis erfolgreich bewährt.

Eine Garantie kann jedoch nicht übernommen werden. Eine Haftung des Autors, des Verlags oder seiner Beauftragten für Personen-, Sach- oder Vermögensschäden ist ausgeschlossen.

Geschützte Warennamen (Warenzeichen) werden nicht besonders kenntlich gemacht. Aus dem Fehlen eines solchen Hinweises kann also nicht geschlossen werden, dass es sich um einen freien Warennamen handelt.

Datenschutz
Wo datenschutzrechtlich erforderlich, wurden die Namen und weitere Daten von Personen redaktionell verändert (Tarnnamen). Dies ist grundsätzlich der Fall bei Patienten, ihren Angehörigen und Freunden, z.T. auch bei weiteren Personen, die z.B. in die Behandlung von Patienten eingebunden sind.